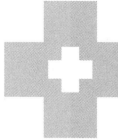

四川省医院卫生统计
工作手册

周 力 潘惊萍 段占祺 编 著

西南交通大学出版社
·成 都·

图书在版编目（ＣＩＰ）数据

四川省医院卫生统计工作手册 / 周力，潘惊萍，段占祺编著. —成都：西南交通大学出版社，2019.8
ISBN 978-7-5643-7010-7

Ⅰ. ①四… Ⅱ. ①周… ②潘… ③段… Ⅲ. ①医院 –卫生统计 – 四川 – 手册 Ⅳ. ①R197.32-62

中国版本图书馆 CIP 数据核字（2019）第 169310 号

Sichuan Sheng Yiyuan Weisheng Tongji Gongzuo Shouce

四川省医院卫生统计工作手册

周　力　潘惊萍　段占祺 / 编　著

责任编辑 / 姜锡伟
封面设计 / 墨创文化

西南交通大学出版社出版发行

（四川省成都市金牛区二环路北一段 111 号西南交通大学创新大厦 21 楼　610031）

发行部电话：028-87600564　　028-87600533

网址：http://www.xnjdcbs.com

印刷：成都蜀通印务有限责任公司

成品尺寸　210 mm×285 mm
印张　14.75　字数　445 千
版次　2019 年 8 月第 1 版　　印次　2019 年 8 月第 1 次

书号　ISBN 978-7-5643-7010-7
定价　98.00 元

本书编委会

前　言

为适应深化医药卫生体制改革与卫生发展的需要，认真贯彻实施国家、四川省新的卫生健康统计调查制度，加强全省卫生健康统计工作，规范全省卫生健康统计工作流程，确保源头数据的准确性与可靠性，四川省卫生信息学会组织编写了《四川省医院卫生统计工作手册》和《四川省基层医疗机构卫生统计工作手册》。两本手册适用于全省各级卫生行政统计管理人员、各级各类医疗卫生机构。

本书适用于全省各级各类医院，内容包括 7 章和相关附录。第一章为医院统计工作任务与制度，对各级各类医院卫生统计工作任务、统计人员设置、职责和统计工作制度做了统一要求；第二章为医院统计指标解释与收集方法，规范了医院卫生资源、医疗服务的相关指标定义、收集整理及统计方法；第三章为直报系统操作指南，详细介绍了医院卫生统计直报系统填报流程；第四章为医院统计数据质量控制，建立了统计质量控制制度，对质量控制方法、内容等进行了说明；第五章为基本统计知识，对统计工作基本概念、步骤及常用统计指标、方法进行了解释；第六章为医院统计数据分析与利用，对医院常用的统计分析进行讲解，对医院数据利用提出较高要求；第七章为疾病诊断相关分组，对疾病诊断的分组及其应用作了介绍；附录为相关法律法规及文件，收集了《中华人民共和国统计法》《全国卫生健康统计工作管理办法》等相关法律法规。

本书坚持普及实用知识、解决实际问题、注重实践操作的原则，是各级各类医院贯彻执行国家、四川省卫生统计调查制度的重要依据和业务指南，也是医学科研与医学教育机构了解卫生统计工作的重要参考书籍。

本书是在四川省卫生健康委员会的领导和关怀下，由四川省卫生信息学会组织会员及相关参与单位的专家和编写人员共同编制完成有。在此向他们致以诚挚的感谢！

本书编写主要参与单位：四川省卫生健康信息中心、四川省卫生信息学会卫生统计专业委员会、四川大学华西公共卫生学院、四川省医学科学院·四川省人民医院、成都市第三人民医院、成都大学附属医院、宜宾市卫生健康委、自贡市卫生健康信息中心、绵阳市中心医院、成都市龙泉驿区妇幼保健院、攀枝花市卫生健康信息中心、攀枝花市中心医院等。

由于时间仓促，本书难免存在疏漏和不足之处，敬请广大读者予以批评指正，以便再版时修订完善。

本书编委会

2019 年 3 月

目　录

第一章　医院统计工作任务与制度 ·· 1

　　第一节　医院统计工作基本任务 ······································ 1

　　第二节　医院统计工作制度 ·· 1

　　第三节　医院统计人员工作职责 ······································ 2

　　第四节　医院统计工作流程 ·· 3

第二章　医院统计指标解释与收集方法 ···································· 4

　　第一节　机构基本信息 ·· 4

　　第二节　卫生资源统计 ·· 5

　　第三节　医疗卫生服务统计 ··· 29

　　第四节　医院统计信息化 ··· 35

第三章　直报系统操作指南 ··· 48

　　第一节　数据填报 ··· 48

　　第二节　机构分析 ··· 65

　　第三节　领导驾驶舱 ··· 79

第四章　医院统计数据质量控制 ··· 89

　　第一节　质量控制体系 ··· 89

　　第二节　质量控制方法与流程 ······································· 90

　　第三节　质量控制内容 ··· 91

　　第四节　病案首页信息质控 ··· 94

　　第五节　基于 PDCA 的统计质量持续改进 ····························· 95

第五章　基本统计知识 ·· 100

　　第一节　统计基本概念 ·· 100

　　第二节　统计工作基本步骤 ·· 101

　　第三节　总量指标 ·· 107

　　第四节　相对数指标 ·· 107

　　第五节　集中位置与变异程度 ······································ 112

　　第六节　动态数列 ·· 118

　　第七节　统计表与统计图 ·· 120

　　第八节　主要经济社会指标解释 ···································· 125

第六章　医院统计数据分析与利用 ··· 130

　　第一节　医院统计分析概述 ··· 130

　　第二节　医院统计分析示例 ··· 132

第七章　疾病诊断相关分组 ··· 137

　　第一节　疾病诊断相关分组概述 ··· 137

　　第二节　DRGs综合评价应用示例 ··· 140

参考文献 ··· 149

附录　相关法律法规文件 ··· 150

　　《中华人民共和国统计法》 ··· 150

　　《中华人民共和国统计法实施条例》 ··· 156

　　《中共中央办公厅　国务院办公厅印发〈防范和惩治统计造假、弄虚作假督察工作规定〉》 ··· 161

　　《统计执法检查规定》 ··· 164

　　《中共四川省委办公厅　四川省人民政府办公厅关于进一步加强和

　　　规范统计工作严肃统计工作纪律的通知》 ································· 169

　　《全国卫生统计工作管理办法》 ··· 171

　　《国家卫生计生委办公厅关于印发〈住院病案首页数据填写质量规范（暂行）〉和

　　　〈住院病案首页数据质量管理与控制指标（2016版）〉的通知》 ············· 175

　　《四川省卫生和计划生育委员会关于印发〈四川省卫生计生统计工作管理办法〉的通知》 ··· 182

　　《四川省卫生和计划生育委员会关于进一步提高统计数据质量的通知》 ··········· 188

　　《医院统计报表》 ··· 189

　　医院统计主要指标计算公式 ·· 226

第一章　医院统计工作任务与制度

第一节　医院统计工作基本任务

《中华人民共和国统计法》(总则第二条) 规定："统计的基本任务是对经济社会发展情况进行统计调查、统计分析，提供统计资料和统计咨询意见，实行统计监督。"《四川省卫生计生统计工作管理办法》规定："卫生计生统计工作的基本任务是对卫生计生改革与发展情况进行统计调查、统计分析，提供统计资料和信息咨询，实行统计监督。"

医院统计是卫生健康统计的重要组成部分，是医院自身和全行业科学决策、管理的基础，其基本工作任务为：

一、严格执行统计法律法规和卫生健康统计调查制度

医院统计的首要任务是依据统计法律法规具体实施法定统计调查工作，制订本单位工作方案，如实搜集统计资料，及时准确填报法定报表，为行政部门实施全行业管理，掌握居民健康需求和医疗卫生服务利用情况，编制区域卫生和健康相关规划，开展专项评价如医疗服务安全质量监测和社会经济效益评价等提供科学依据。

二、开展统计综合分析与统计咨询

结合医院实际，利用报表和日常工作记录等资料，运用卫生统计学理论和方法，深入挖掘统计信息，完成综合分析与专题分析报告；医院统计业务科室及人员应积极主持或参与科研工作，提供统计咨询服务。

三、提供医院精细化管理决策支持

为适应医院统计工作的多维、精细、全方位发展要求，需将统计思维融入医院日常工作中，依托医院信息化数据支撑，通过日常的数据报表为医院管理层全面掌握工作进度，制订医疗工作计划，提升医疗服务质量与效率，优化医院内部管理等提供综合统计信息。

第二节　医院统计工作制度

为确保医院统计工作有序开展，保障统计资料的真实性、准确性、完整性和及时性，医院必须建立统计工作制度，内容包括：

一、数据收集

原始记录与资料登记是统计数据的源头，是保障数据质量的基础。医院统计部门应根据统计调查制度与医院管理要求，拟定院内统计原始数据采集的内容、方法、流程、记录格式，并负责设计所用的表册，指导数据来源科室规范地进行日常统计数据采集；数据来源于信息系统的，统计部门应严格把关，准确设计数据采集流程，执行国家统计指标口径，确保统计数据质量。

二、数据核查

根据原始数据采集的流程和方法，采用实时核查、环节核查、终末核查等方式进行数据审核；针对原始数据的性质和特点，综合应用非空核查、逻辑核查、计算核查等方法，建立医院统计数据质量控制体系，做好数据核查记录，定期进行数据质量分析。

三、统计报表

医院应严格执行《四川省卫生健康统计调查制度》和各专项调查制度，根据调查制度规定的统计口径，如实搜集、整理统计资料，按照统计报表上报时限要求，及时、准确、完整地填报各项报表，并按规定执行法定报表审签制度。

四、统计分析

医院统计部门应按照医院内部管理与外部发展的需要，做好统计数据的定期综合分析与不定期专题分析；同时，应深入挖掘统计资料，进行或协助其他科室进行科研项目申报与论文发表，在许可范围内为院内外科研课题组提供数据统计分析服务或咨询建议。

五、资料保存

统计资料保存应按照方便使用的原则进行分类管理，原则上，医院统计部门负责保存全院性统计资料，各业务科室负责保存本科室相关原始记录与资料。医院统计年报表、各类法定报表的审签纸质文档、电子数据库等重要文件资料按年度移交档案室进行规范管理与备份，医院统计年报表、统计年鉴永久保存，各类法定报表纸质文档、电子数据库至少保存 30 年，其他统计相关资料数据至少保存 5 年。

统计人员对在统计工作中获得的原始数据，不得对外提供、泄漏，不得用于统计以外的目的，尤其是在统计工作中知悉的患者信息、职工信息、运营信息等，应当予以保密。

第三节　医院统计人员工作职责

《中华人民共和国统计法》第二十九条对统计人员主要职责进行了界定："统计机构、统计人员应当依法履行职责，如实搜集、报送统计资料，不得伪造、篡改统计资料，不得以任何方式要求任何单位和个人提供不真实的统计资料，不得有其他违反本法规定的行为。"同时进一步要求："统计人员应当坚持实事求是，恪守职业道德，对其负责搜集、审核、录入的统计资料与统计调查对象报送的统计资料的一致性负责。"此外，第三十一条对统计人员自身素质也提出了相应要求，即"统计人员应当具备与其从事的统计工作相适应的专业知识和业务能力"。

结合医院工作实际，医院统计人员应遵循以下岗位工作职责：

（1）做好统计工作政策的上传下达，以统计学理论方法为指导，牢固树立统计意识。

（2）按照法定报表及医院管理需求，拟订院内统计工作方案，完善内部数据收集与反馈制度。

（3）如实收集统计资料，汇总、整理、审核，进行分类统计并建立统计数据台账。

（4）做好统计数据质量控制工作，建立健全从数据源头到数据出口涵盖多环节、全流程的统计数据质量控制体系。

（5）执行统计报表逐级审签制度，及时、准确、完整地上报各类法定报表资料。

（6）定期进行或参与医院业务、医疗质量等数据统计分析，撰写专题或综合分析报告，服务于医院管理决策。

（7）做好数据备份，妥善保存各类统计资料。

（8）努力钻研更新统计业务知识，提高统计业务能力和水平。

第四节　医院统计工作流程

医院应在图 1.1 所示流程基础上，认真学习研究《四川省卫生计生统计工作管理办法》和《四川省卫生健康统计调查制度》，结合本单位业务和管理实际，优化并完善本单位卫生统计工作流程。各类原始记录与登记表格样式可参见第二章（医院统计指标解释与收集方法）。

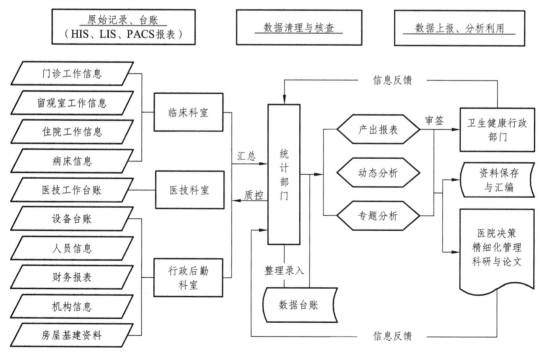

图 1.1　医院统计工作流程示意

第二章 医院统计指标解释与收集方法

第一节 机构基本信息

（1）分支机构：因地理位置相对远离主体机构，由卫生行政部门批准设置，人事、经费、业务活动等纳入主体机构统一管理，不具备法人单位资格的机构。医疗卫生机构的法人代表是其所设置分支机构监督管理的第一责任人。

（2）挂靠：无特定资质的一方通过向有特定资质的一方支付一定的代价而取得以有资质一方的名义参与特定医疗活动的行为，但在行政上对外是两个机构。

（3）机构第一名称：医疗机构只准使用一个名称，确有需要时，经核准机关核准可以使用两个或者两个以上名称，但必须确定一个为第一名称；该名称必须与"医疗机构执业许可证"登记的名称一致，与医疗机构的印章、银行账户、牌匾以及医疗文件中使用的名称一致。

（4）主体机构：主体机构相对于分支机构，具有法人单位资格，有独立的法人、独立的领导班子、独立的经济核算。主体机构中一般至少有一个及以上分支机构或一个及以上挂靠单位。

（5）从属机构：从属机构相对于主体机构。一个主体机构因业务活动需要，可以在远离主体机构的地方设立若干分支机构或业务活动点，这些机构或活动点不具备法人资格，在行政上不能对外。

（6）一个单位有多个机构名称：一个法人单位为了宣传效应，让社会更广泛地接受和了解自己的实力与精湛技术，结合它所从事的业务活动，经核准机关核准取得多个与它所从事的业务活动相匹配的名称而有多个机构名称，但必须确认以机构在卫生行政部门审批注册的名称为第一名称。

（7）机构是否启用：医疗机构是否经过设置、审批、登记、校验过程取得了"医疗机构执业许可证"或其他医疗卫生机构是否取得了法人单位证书，并已开展正常的业务活动。

（8）基层单位：各级卫生行政主管部门所辖的全部医疗卫生机构均为基层单位。

（9）合并与吞并：由于行政区划调整、体制改革等原因合并或被经济实力较强的单位兼并，并对"医疗机构执业许可证"进行了变更、注销或重新设置。

（10）筹建：已经获取"医疗机构执业许可证"或法人单位登记证书尚未配备人员或者未开展业务。

（11）开业：包括正常营业、停业后开业或新开业。

（12）撤销：行政区划调整、体制改革、破产、经营不善等原因不再继续举办的机构，并在原登记机关注销了"医疗机构执业许可证"。

（13）停业：因基建、扩建或经营不善等原因且经登记机关批准停止经营活动，除改建、扩建、迁建原因外，医疗机构停业不得超过一年。

（14）母婴保健技术服务执业许可证：由各级卫生行政部门对所辖区域的医疗行业，比如大型医院、诊所、社区医院等提供医疗卫生服务的单位发放的一种执业许可证。它的出现是为了进一步贯彻落实《中华人民共和国母婴保健法》，规范母婴保健专项技术准入，加强专项技术服务和法律证件的管理，促进医疗保健机构依法提供母婴保健技术服务。国家卫生健康委员会决定在全国范围内开展母婴保健专项技术服务检查，对通过检查达到一定条件的医疗单位发放的一种行政证件，有效期限为3年。

（15）卫生监督协管服务：卫生监督协管是指乡镇卫生院、村卫生室及社区卫生服务中心（站）等基层医疗卫生机构，协助区（县）卫生监督机构，在辖区内依法开展食品安全信息报告、职业卫生咨询指导、饮用水卫生安全、学校卫生、非法行医和非法采供血信息反馈报告等工作，并接受卫生监督机构的业务指导。

卫生监督协管服务内容包括：① 定期进行卫生巡查，发现或怀疑有食物中毒、食源性疾病、食品污染等对人体健康造成危害或可能造成危害的线索和健康事件，发现农村集中式供水、城市二次供水和学校供水异常情况，以及可疑传染病患者和非法行医、非法采供血液等相关信息，及时报告有关部门并协助调查。② 发现从事接触或可能接触危害因素的服务对象，对其开展职业病防治宣传教育、咨询、指导。③ 开展食品安全、饮水安全、职业病防治等法律法规与卫生知识宣传，协助对相关从业人员进行培训。

第二节　卫生资源统计

一、机构基本情况

（一）指标解释

（1）医疗卫生机构：从卫生、民政、工商行政、机构编制管理部门取得"医疗机构执业许可证"或法人单位登记证书，为社会提供医疗保健、疾病控制、卫生监督服务或从事医学科研和医学在职培训等工作的单位。

医疗卫生机构包括医院、基层医疗卫生机构、专业公共卫生机构、其他医疗卫生机构。

① 医院包括综合医院、中医医院、中西医结合医院、民族医医院、各类专科医院和护理院、医学院校附属医院，不包括专科疾病防治院、妇幼保健院和疗养院。

公立医院包括登记注册类型为国有和集体的医院。

民营医院指除登记注册类型为国有和集体以外的医院，包括私营、联营、股份合作（有限）、台港澳合资合作、中外合资合作等医院。

② 基层医疗卫生机构包括社区卫生服务中心（站）、乡镇（街道）卫生院、村卫生室、门诊部、诊所（医务室）。

政府办基层医疗卫生机构主要指卫生行政部门、街道办事处等行政机关举办的社区卫生服务中心（站）、乡镇卫生院。政府办社区卫生服务中心（站）指卫生行政部门、街道办事处、新疆生产建设兵团、林业局、农垦局等机关举办的社区卫生服务中心（站），不包括公立医院举办的社区卫生服务中心和社区卫生服务站（属事业单位举办）。

非政府办乡镇卫生院和社区卫生服务中心（站）指政府办以外（如国有及民营企业、事业单位、个人、其他社会组织举办）的乡镇（街道）卫生院和社区卫生服务中心（站）。

③ 专业公共卫生机构包括疾病预防控制中心、专科疾病防治机构、妇幼保健机构、健康教育机构、急救中心（站）、采供血机构、卫生监督机构、取得医疗机构执业许可证的计划生育技术服务中心。

④ 其他医疗卫生机构包括疗养院、临床检验中心、医学科研机构、医学在职教育机构、卫生监督（监测、检测）机构、医学考试中心、农村改水中心、人才交流中心、统计信息中心等卫生事业单位。

统计界定原则为：

① 医院、基层医疗卫生机构、妇幼保健和专科疾病防治机构以卫生行政部门发放的"医疗机构执业许可证"为依据；疾病预防控制中心、卫生监督机构、采供血机构等其他医疗卫生机构以取得法人单位登记证书为依据。

②　对于一个单位两块牌子的医疗机构，原则上以医疗机构执业许可证为依据。××医院（社区卫生服务中心）可按社区卫生服务中心进行编码和统计。

③　医疗卫生机构下设的分支机构：取得执业（登记）证书的分支机构要求填报，如人员、经费和工作量不能与上级单位分开，仅要求填报第一项（基本情况），其他数字计入上级单位中。未取得执业（登记）证书的分支机构不要求填报，分支机构数字计入上级单位中。

④　下列机构不要求填报：卫生新闻出版社、卫生社会团体、药品检定所；高中等医药院校本部（附属医院除外）；未取得医疗机构执业许可证的计划生育指导中心（站）；卫生行政机关；军队医疗卫生机构（总后卫生部统一收集并提供军队医院收治地方病人数据）；我国香港和澳门特别行政区以及台湾省所属医疗卫生机构。

（2）机构属性代码：机构属性代码由卫生行政部门依据"卫生机构（组织）分类代码证"申报表确定。设置/主办单位中"其他社会组织"包括联营、股份合作制、股份制、港澳台商和外商投资等医疗卫生机构。

（3）分支机构年报：统计界定除乡镇卫生院在村卫生室工作的执业（助理）医师和注册护士允许重复统计外（川卫健统 1-2 表和川卫健统 1-3 表均可统计），其他数字不得重复统计。分支机构单独统计并填报本单位人财物、医疗服务量、公共卫生服务量数字，不能单独统计的计入所属上级单位中（不得重复统计）。

（4）医院等级：由卫生主管部门评定（以取得的证书为准），级别分为一级、二级、三级、未定级；等次分为甲等、乙等、未定等。以医院等级评审结果为依据，未通过医院等级评审的医院填写"未定级"。

（5）政府主管部门确定的临床重点专科个数、年内政府投资的临床重点专科建设项目个数分别由国家、省级和市级卫生行政部门确定。

（6）基本医保（新农合）定点医疗机构：包括城镇职工、城镇居民、城乡居民基本医保以及新农合定点医疗机构。

（7）住院医师规范化培训基地：设在由国家和省级卫生行政部门认定的三级医院和少数具备条件的二级医院。包括政府认定的全科医生临床培养基地（不包括政府认定的全科医生基层实践培训基地）。全科医生临床培养基地原则上设在三级综合医院和具备条件的二级综合医院。"全科医生"（含中医类别）招生、在校及毕业人数限全科医生临床培养基地医院填报，其他住院医师规范化培训基地医院不得填报。

（8）全科医生实践基地：由国家和省级卫生行政部门认定，原则上设在有条件的基层医疗卫生机构（社区卫生服务中心、乡镇卫生院）和专业公共卫生机构。每个全科基地应当与 2 所以上基层医疗卫生机构和 1 所以上专业公共卫生机构建立合作培养关系，作为实践基地承担全科医生基层医疗和公共卫生服务实践训练。

（9）是否达到建设标准：由上级主管部门按照国家发改委和卫生部下发的《中央预算内专项资金项目——县医院、县中医院、中心乡镇卫生院、村卫生室和社区卫生服务中心建设指导意见》审核是否达标（包括业务用房面积和设备配置）的各类机构，不含专科医院（未出台建设标准）。2009 年以来中央财政专项资金项目建设单位一般视为达到建设标准。

（10）实行乡村一体化管理的村卫生室数、乡镇卫生院数：乡村一体化管理是指按照卫生部办公厅《关于推进乡村卫生服务一体化管理的意见》（卫办农卫发〔2010〕48 号）的要求，对乡镇卫生院和村卫生室行政业务、药械、财务和绩效考核等方面予以规范的管理体制。

（11）相关代码：组织机构代码采用《全国组织机构代码编制规则》（GB/T 11714—1997），登记注册类型代码采用《经济类型分类与代码》（GB/T 12402—2000），卫生机构类别代码和机构分类管理代码采用《卫生机构（组织）分类与代码》（WS 218—2002），行政区划代码采用《中华人民共和国行政区划代码》（GB/T 2260—1999），乡镇街道代码采用《县级以下行政区划代码编制规则》（GB/T 10114—2003）。

（12）是否设立"四个基金"：是否根据省财政厅、省卫生厅《关于明确基层医疗卫生机构基金计提办法的通知》（川财社〔2011〕214号），设立医疗风险基金、事业基金、职工福利基金和奖励基金。

（13）服务人口数：按本乡镇/街道、村委会/居委会常住人口填报。

（二）资料的收集与整理

机构基本情况的统计内容主要应满足医疗机构基本情况登记表的填报，具体内容要求见表2.1。相关数据信息资料来源主要通过"医疗机构执业许可证"和所在辖区的县（区、市）卫生健康局批文确定；新增机构须有统计部门提供的22位卫生机构（组织）代码，医政、行政审批部门才进行审批办理"医疗机构执业许可证"；各级医疗卫生机构应对本单位机构相关信息变动情况及时登录"卫生健康统计网络直报系统"的"机构信息维护"模块进行"机构信息"代码的更新维护，上网维护修改提交核查，县（区、市）卫生健康行政部门数据管理员应及时核实机构修正补充的信息的情况并完成审查通过。图2.1为医疗卫生机构信息收集流程。

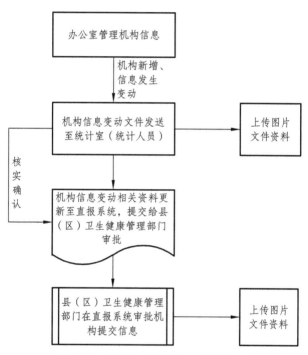

图 2.1　医疗卫生机构信息收集流程

表 2.1　医疗机构基本情况登记表

单位名称：　　　　　　　　　　　　　　　　　　　　　　　　　　　　　　　年　　月

序号	调查条目	指标值
1	基本情况（Y是；N否）	
2	机构属性代码（要求新设机构和属性代码变动机构填写）	
3	登记注册类型代码	
4	医疗卫生机构类别代码	
5	机构分类管理代码	
6	行政区划代码	
7	单位所在乡镇街道名称	
8	乡镇街道代码	

序号	调查条目	指标值
9	所在居委会/村委会代码	
10	设置/主办单位代码	
11	政府办医疗卫生机构隶属关系代码	
12	单位所在地是否为民族自治地方	
13	是否为分支机构	
14	分支机构上级机构组织机构代码	
15	基本信息	
16	单位所在地地址	
17	邮政编码	
18	联系电话	
19	单位电子邮箱（E-mail）	
20	单位网站域名	
21	单位成立时间（年）	
22	法人代表（单位负责人）	
23	第二名称是否为社区卫生服务中心	
24	社区卫生服务中心是否取得医疗机构执业许可证	
25	社区卫生服务中心组织机构代码	
26	下设直属分站（院、所）个数	
27	其中：社区卫生服务站个数	
28	政府主管部门评定的医院级别： （1 一级；2 二级；3 三级；9 未定级）	
29	政府主管部门评定的医院等次： （1 甲等；2 乙等；3 丙等；9 未定等）	
30	医院最近一次等级评定批准文号	
31	医院最近一次等级评定批准时间	
32	是否政府主管部门认定的区域医疗中心	
33	区域医疗中心类别（1 综合性；2 专科性）	
34	区域医疗中心级别（1 国家；2 省级；3 市级）	
35	政府主管部门评定的临床重点专科个数	
36	部级	
37	省级	
38	市级	
39	年内政府投资的临床重点专科建设项目个数	
40	部级	
41	省级	
42	市级	
43	落实医改措施情况	

序号	调查条目	指标值
44	是否达到基础设施建设标准	
45	120急救网络是否覆盖医院	
46	是否为政府确定的住院医师规范化培训基地医院（含全科医生临床培养基地）	
47	当年招生人数	
48	其中：全科医生	
49	其中：中医类别全科医生	
50	当年在培人数	
51	其中：全科医生	
52	其中：中医类别全科医生	
53	当年毕业人数	
54	其中：全科医生	
55	其中：中医类别全科医生	
56	是否为政府认定的全科医生实践基地 （限第二名称为社区卫生服务中心填）	
57	医保定点医疗机构 （1 基本医保定点机构；2 新农合定点机构；0 非定点机构）	
58	是否与医保经办机构直接结算	
59	是否与新农合经办机构直接结算	
60	信息系统建设情况（可多选） （1标准化电子病历；2管理信息系统；3医学影像（PACS）；4实验室检验；0无）	
61	药房总数	
62	其中：门诊药房	
63	住院药房	
64	中药房	
65	综合业务情况（月报）	
66	是否实行养老保险制度改革	
67	是否实行院长（主任）聘任制	
68	是否预留门诊号源给下级转诊机构	
69	是否建立以三级医院为核心的医疗联合体	
70	是否参与三级医院组建的医疗联合体	
71	是否在基层医疗机构设立延伸病房或延伸门诊	
72	基层机构是否设有三级医院延伸病房	
73	基层机构是否设有三级医院延伸门诊	
74	是否开展"志愿者服务"活动	
75	是否推行就诊患者"居民健康卡"一卡通	
76	是否推行节假日、双休日门诊	
77	是否开展便民门诊	
78	是否开展错峰门诊	

序号	调查条目	指标值
79	是否落实手术分级管理制度	
80	是否建立手术医师准入制度	
81	是否建立"服务百姓健康行动"相关领导机制	
82	信息系统建设情况（多选） （1 标准化电子病历；2 管理信息系统；3 医学影像（PACS）；4 实验室检验；0 无）	
83	是否设置"分级诊疗经办机构"	
84	是否设立"分级诊疗便捷服务窗口"	
85	是否设立警务室	
86	是否参加医疗风险互助金	

二、人员数

（一）指标解释

（1）编制人数：按照政府主管部门核定的编制人数填报，要求政府办医疗卫生机构（含机关医务室）填报，非政府办医疗卫生机构不填编制人数。

（2）在岗职工数：在单位工作并由单位支付工资的人员。包括在编及合同制人员、返聘和临聘本单位半年以上人员（如护士、医师等），不包括离退休人员、退职人员、离开本单位仍保留劳动关系人员、返聘和临聘本单位不足半年人员。多点执业医师一律计入第一执业单位在岗职工数，不再计入第二、三执业单位在岗职工数。

在编职工指占用编制的在岗职工。

合同制人员指与单位签订劳动合同，无编制并由单位支付劳动报酬的在岗职工。

返聘和临聘人员指与单位未签订劳动合同，但由单位支付工资报酬的在岗职工。

（3）卫生技术人员：包括执业医师、执业助理医师、注册护士、药师（士）、检验及影像技师（士）、卫生监督员和见习医（药、护、技）师（士）等卫生专业人员。不包括从事管理工作的卫生技术人员（如院长、副院长、党委书记、医务科科长等）。

统计界定原则为：

①执业（助理）医师、注册护士、卫生监督员一律按取得医师、护士、卫生监督员执业证书且实际从事临床或监督工作的人数统计，不包括取得执业证书但从事管理工作的人员（如院长、书记、医务科科长等）。

②全科医生数：包括医疗卫生机构中取得执业（助理）医师证书且执业范围为"全科医学专业"的人员，基层医疗卫生机构取得全科医生转岗培训、骨干培训、岗位培训和住院医师规范化（全科医生）培训合格证的执业（助理）医师。

③在住院部工作的执业（助理）医师数：在医院住院部工作的各级医师数，包括既在门诊又在住院部从事临床工作的执业（助理）医师。

④注册护士：包括截止当年年底已取得注册证书的在编、聘用、合同制护士，换证护士。不包括首次注册尚未拿到证书的护士。护理专业毕业生在没有取得注册护士证书之前，计入"其他卫生技术人员"。

⑤其他卫生技术人员：包括见习医（药、护、技）师（士）等卫生专业人员，不包括药剂员、检验员、护理员等。见习医师（士）指毕业于高中等院校医学专业但尚未取得医师执业证书的医师和医士。

（4）其他技术人员：从事医疗器械修配、卫生宣传、科研、教学等技术工作的非卫生专业人员。

（5）管理人员：担负领导职责或管理任务的工作人员。包括从事医疗保健、疾病控制、卫生监督、医学科研与教学等业务管理工作的人员，主要从事党政、人事、财务、信息、安全保卫等行政管理工作的人员。

（6）工勤技能人员：承担技能操作和维护、后勤保障、服务等职责的工作人员。工勤技能人员分为技术工和普通工。技术工包括护理员（工）、药剂员（工）、检验员、收费员、挂号员等，但不包括实验员、技术员、研究实习员（计入其他技术人员）、经济员、会计员和统计员等（计入管理人员）。

（7）乡村医生和卫生员：乡村医生指从当地卫生行政部门获得"乡村医生"证书的人员；卫生员是指村卫生室中未获得"乡村医生"证书的人员，计入卫生人员，但不计入卫生技术人员。

（8）接受继续医学教育人数：继续医学教育对象年内参加本专业相关的继续医学教育活动且不低于25学分的人数。

（9）参加政府举办的岗位培训人次数：各级政府举办的包括卫生技术人员和其他人员在内的所有在岗职工的培训人次总数。

（10）领导干部参加培训人次数：本年度内单位领导班子成员参加县级以上主管部门、党校（行政学院）组织的各类培训的人次数，一个班子成员一年内参加几次培训，就作几人次统计。政府办医疗卫生机构（门诊部、诊所、医务室、村卫生室除外）填报。

（11）中层干部参加培训人次数：本年度内单位中层正副职管理干部参加县级以上主管部门、党校（行政学院）组织的各类培训的人次，一个中层干部一年内参加几次培训，就作几人次统计。政府办医疗卫生机构（门诊部、诊所、医务室、村卫生室除外）填报。

（12）人事干部参加培训人次数：本年度内单位人事（组织）部门正副职管理干部参加县级以上主管部门、党校（行政学院）组织的各类培训的人次，一个人事干部一年内参加几次培训，就作几人次统计。政府办医疗卫生机构（门诊部、诊所、医务室、村卫生室除外）填报。

（13）当年考核合格的乡村医生数：按照《乡村医生考核办法》，经县级乡村医生考核委员会（可在乡镇卫生院设考核小组负责具体考核工作）考核合格的乡村医生数。每两年组织一次乡村医生考核。

（14）乡招村用：由乡镇卫生院招聘医务人员供村卫生室使用。

（15）取得母婴保健技术服务资质的人员：《母婴保健专项技术服务许可及人员资格管理办法》第十条规定，凡从事《中华人民共和国母婴保健法》规定的婚前医学检查、遗传病诊断、产前诊断、施行结扎手术和终止妊娠手术以及家庭接生技术服务的人员，必须符合《母婴保健专项技术服务基本标准》的有关规定，经考核合格，取得"母婴保健技术考核合格证书""家庭接生员技术合格证书"。第十一条规定："从事遗传病诊断、产前诊断技术服务人员的资格考核，由省级卫生行政部门负责；从事婚前医学检查技术服务人员的资格考核，由设区的市级以上卫生行政部门负责；结扎手术和终止妊娠手术以及从事家庭接生技术服务人员的资格考核，由县级以上地方卫生行政部门负责。母婴保健技术人员资格考核内容由卫生部规定。第十二条规定：母婴保健技术人员资格考核办法由各省、自治区、直辖市卫生行政部门规定。

（二）资料的收集与整理

各级各类医院应设立职工登记卡、职工信息登记簿或建立人力资源管理系统（人事系统）信息数据库。

职工登记卡可依照卫生人力基本信息调查表内容（川卫健统2表）建立。信息化程度较高的机构有专门的人事管理系统时，可以在系统中进行人员变动信息的增加、删除、修改和批量数据信息的导入、导出。当医院人员有调入、调出、离退休、死亡或职工职务、专业技术资格、学历等个人基本情况发生变动时，应在1个月内更改职工登记卡、表，并及时登录"四川省卫生健康统计数据综合采集与决策支持系统"（以下简称"直报系统"）更新卫生人力基本信息调查表（川卫健统2表）相关信息。

　　职工登记簿可通过"直报系统"中"数据报批"导出 DBF 文件（可用 Excel 方式打开）生成，月或年末打印归档保存，亦可直接在单位人力资源信息数据中生成导出。

　　保证川卫健统 1 表与川卫健统 2 表数据一致的措施：月末将职工登记簿（卡）与人事部门进行核对，应重点核查调入、调出、离退休、死亡及个人基本情况变动等有关人员的记录。核实后，按不同的标志对人员进行分类并保存，并登录"直报系统"填报川卫健统 1 表。

　　报表涉及的人员培训信息数据可通过相关部门培训工作登记簿或直接从机构科教信息系统（继教管理系统）中获取。

　　人员信息收集填报工作流程可参见图 2.2。

　　月末或年末根据工作需要建立人员分类统计台账，格式可参见表 2.2 设置。

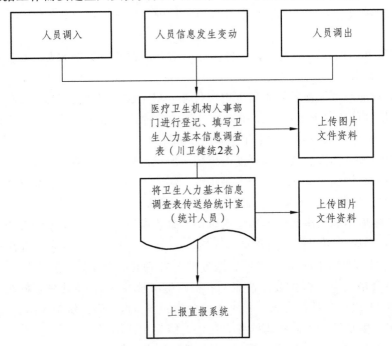

图 2.2　医疗卫生机构人力信息收集流程

表 2.2　人员分类统计台账

单位名称：　　　　　　　　　　　　　　　　　年（或期间）　　　　　　　　　　　　　　　　单位：人

时期（年/月）	在岗职工人数				卫生技术人员												
						执业（助理）医师											
						其中：			执业医师					执业助理医师			
	编制人数	计	在编人数	合同制人员	返聘和临聘人员（半年及以上）制人员	计	计	注册为全科医学专业的人数	取得全科医生培训合格证书的人数	注册多地点执业的医师数	计	临床类别	中医类别	口腔类别	公共卫生类别	计	临床类别	中医类别	口腔类别	公共卫生类别

人员分类统计台账（续1）

卫生技术人员										管理人员	工勤技能人员	离退休人员		年内培训情况						
注册护士		药师（士）			检验技师（士）	影像技师（士）	其他卫生技术人员							参加政府举办的岗位培训人次数					接受继续医学教育人数	进修半年以上人数
							见习医师		其他技术人员											
计	其中：助产士	计	西药师（士）	中药师（士）			计	内：中医				计	其中：年内退休人员	计	领导干部参加培训人次数	中层干部参加培训人次数	中：人事干部参加培训人次数	其他		

人员分类统计台账（续2）

时期（年/月）	注册多地点执业的执业（助理）医师数	医院护工人数	其中：取得护理员执业资格人数	到上级医院进修学习人员数	其中：县级医院骨干医师到三级医院进修学习人员数	其中：到国外医院进修（学习）人员数	到省外医院进修人员数	到省内医院进修人员数	内：到部级医院进修人员数	到省级医院进修人员数	到市（州）级医院进修人员数	到县（区、市）级医院进修人员数	医院组织志愿者人数	取得母婴保健技术服务资质人员数

三、床　位

（一）指标解释

（1）编制床位：由卫生健康行政部门核定的床位数。

（2）实有床位：又称实际开放床位，指年底固定实有床位数，包括正规床、简易床、监护床、超过半年的加床、正在消毒和修理床位、因扩建或大修而停用床位。不包括产科新生儿床、接产室待产床、库存床、观察床、临时加床和病人家属陪侍床。

（3）特需服务床位：按特需服务收费并报物价部门备案的特种病房、高等病房、家庭式产房等床位数。

（4）负压病房床位：负压隔离病房中的监护床之和。负压隔离病房是指在特殊装置之下，病房内的气压低于病房外的气压，外面新鲜空气可流进病房，病房内被患者污染过的空气不会泄露出去，而是通过专门的通道及时排放到固定的地方。传染病负压隔离病房一般由病室、缓冲间、卫生间三部分组成。负压病房一般在传染病院、胸科医院等设置。

（5）实际开放总床日数：年内医院各科每日夜晚 12 点开放病床数总和，不论该床是否被病人占用，都应计算在内。包括消毒和小修理等暂停使用的病床，超过半年的加床。不包括因病房扩建或大修而停用的病床及半年以内的临时增设病床。

（6）实际占用总床日数：医院各科每日夜晚 12 点实际占用病床数（即每日夜晚 12 点住院人数）总和，包括实际占用的临时加床在内，不包括家庭病床占用床日数。病人入院后于当晚 12 点前死亡或因故出院的病人，按实际占用床位 1 天进行统计，同时统计"出院者占用总床日数" 1 天，入院及出院人数各 1 人。

（7）出院者占用总床日数：所有出院人数的住院床日之总和。包括正常分娩、未产出院、住院经检查无病出院、未治出院及健康人进行人工流产或绝育手术后正常出院者的住院床日数。

（8）观察床：门急诊用于观察病情暂不明确患者情况的床位。

（9）全年开设家庭病床总数：年内撤销的家庭病床总数（即撤床病人总数）。

（二）资料的收集与整理

（1）编制床位数以发放的"医疗机构执业许可证"核定的床位数或按卫生健康主管部门批准的文件为准。

（2）床位数是期末医院各科室清点核实汇总数，按指标解释口径来计算。

（3）根据工作需要可按年建立全院床位分科登记工作台账，表式可参见表 2.3 设置。

表 2.3　医疗机构床位登记台账

单位名称：　　　　　　　　　　　　年（或期间）　　　　　　　　　　单位：张

年（月）度	编制床位	实有床位					观察床数
		计	其中：特需服务床位	负压床位	ICU床位	CCU床位	

四、房屋及基本建设

（一）指标解释

基本建设、设备各项指标解释与综合医院、乡镇卫生院、社区卫生服务中心（站）和疾病预防控制中心等建设标准一致。危房面积由上级主管部门核定。

（1）占地面积：有不动产权证，或其他相关文件证明归本单位实际合法使用的土地面积，医院包括急诊部、门诊部、住院部、医技科室、保障系统、行政管理和院内生活用房等七项设施的建设用地，道路用地、绿化用地、堆晒用地和医疗废物与日产垃圾的存放、处置用地。

（2）房屋建筑面积：单位购建且有不动产权证和正在办理不动产权证的房屋建筑面积，不包括租房面积。

（3）租房面积：卫生机构使用的、无不动产权证的房屋建筑面积。无论其是否缴纳租金，均计入租房面积。

（4）本年批准基建项目：本年度内通过立项审批的基建项目数。

（5）本年实际完成投资额：本年内以货币形式表示的在建项目的实际完工程度。

（6）国家拨付使用但无不动产权证的建筑面积：由各级财政投资、社会援建等方式修建的，不动产权不能办理给机构的房屋建筑面积。

（7）业务用房面积：医疗卫生机构除职工住宅之外的所有房屋建筑面积，包括医疗服务（急诊、门诊、住院、医技）、公共卫生服务、医学教育与科研、后勤保障、行政管理和院内生活等设施用房。

（8）房屋竣工面积：在报告期内房屋建筑按照设计要求，已全部完成，达到了住人或使用条件，经验收鉴定合格，正式移交给单位（或建设单位）的各栋房屋建筑面积的总和。

（二）资料的收集与整理

（1）房屋信息数据可直接从资产管理或财务管理部门的账簿或资产登记簿中获取，亦可直接从机构资产管理信息系统或财务系统导出数据生成统计表（卡），各级机构应要求财务人员按财会制度在固定资产总账科目下设置二级科目——房屋，建立固定资产登记簿（卡），内容按不动产权证内容如实填写，以满足财务核算的需要，同时提供统计原始数据来源。

（2）新建房屋在竣工验收后即登记入固定资产登记簿（卡），相关信息统计入"卫生机构年报表"（川卫健统 1-1 表），办理不动产权证后，再完善登记簿（卡）相关内容。

（3）根据工作需要可按年（月）建立房屋及基本建设统计工作台账，表式可参见表 2.4 设置。

表 2.4　房屋及基本建设情况统计台账

单位名称：　　　　　　　　　　　　　　　　　　　年度（或期间）

时间（月/年）	占地面积（平方米）	房屋建筑面积（平方米）						租房面积（平方米）			国家拨付使用但无不动产权证的建筑面积	房屋租金（万元）	本年批准基建项目建筑面积（平方米）	本年实际完成投资额（万元）				本年房屋竣工面积（平方米）	本年新增固定资产（万元）	本年因新扩建增加床位（张）
		计	其中：业务用房面积					计	其中：业务用房面积					计	其中：财政性投资	单位自有资金	银行贷款			
			计	内：临床科室	预防保健科室	医技科室	业务用房中：危房面积													

五、设　备

（一）指标解释

（1）设备的统计界定按实有设备统计，包括安装和未安装设备，不含订购尚未运抵设备。

（2）同批购进相同型号设备台数：该批设备购进时间、名称、生产厂家、型号及价格等完全一致。

（3）购买单价：1 台设备购买价格，包括设备原值和设备安装等辅助费用。

（4）理论设计寿命：产品设计时的预计不失去使用功能的有效使用时间。

（5）万元以上设备：包括医疗设备、后勤设备等在内的全部万元以上设备。按设备购买价格（包括设备原值和设备安装等辅助费用）统计。

（二）资料的收集与整理

（1）各级各类医院应设立设备登记卡和设备登记簿，信息化程度高的医院，应当通过医院资源管理系统（HRP）进行设备管理。设备登记卡可依照医用设备调查表（川卫健统 3 表）建立，设备登记簿可通过"直报系统"中"数据报批"导出 DBF 文件（可用 Excel 方式打开）生成，亦可从设备管理信息系统中直接生成，月末打印归档保存。

（2）单位应要求财务人员按财会制度在固定资产总账科目下设置二级科目，按设备类别、品名、规格、型号设明细分类账，建立固定资产登记簿（卡）。使用科室或个人建立固定资产领用卡，以便于管理、核查。

（3）期末根据财会账目、建立固定资产登记簿（卡），结合核查各科室实有设备，核查后根据分类，统一填写统计表。已损坏、修理后仍不能使用的设备按财务制度规定程序报废后，不再进行统计。

（4）应在设备购进、调出或报废 1 个月内更改设备登记卡，并及时登录"直报系统"更新医用设备调查表（川卫健统 3 表）相关信息。对于同批购进相同型号设备可只建立一张登记卡，在登记卡"同批购进相同型号设备台数"栏注明台数。

（5）医疗卫生机构医用设备信息收集流程参见图 2.3。

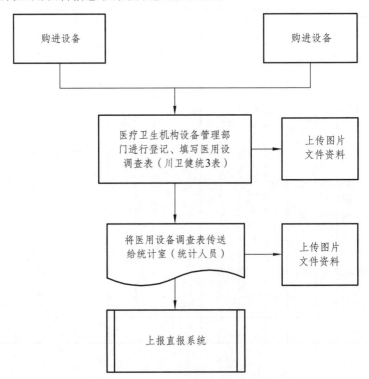

图 2.3 医疗卫生机构医用设备信息收集流程

（6）根据工作需要可按年或月建立医疗设备及使用工作台账，表式可参见表 2.5 设置。

六、收入与支出、资产与负债

（一）指标解释

本部分指标解释与《政府会计制度（2019 版）》《企业会计制度》《民间非营利组织会计制度》一致。

（1）医疗收入中包括药品收入实行收支两条线的基层医疗卫生机构，医疗收入为实际医疗收费。

（2）财政补助收入：其中的基本支出补助和项目支出补助按财政补助科目填报。

表 2.5　医疗机构设备及使用情况统计台账

单位名称：　　　　　　　　　　　　年度（或期间）

时间（或科室）	万元以上设备总价值（万元）	万元以上设备台数				MRI 检查门诊及住院人次数					CT（不含 PET、SPECT）门诊及住院检查人次数					800 mA 及以上 X 线门诊及住院检查人次数					月内下达中央预算内（省级财政）采购资金	月内实际使用中央预算内（省级财政）采购资金
		计	其中:10万~49万元	50万~99万元	100万元及以上设备	计	门诊检查人次数		住院检查人次数		计	门诊检查人次数		住院检查人次数		计	门诊检查人次数		住院检查人次数			
							计	其中:阳性数	计	其中:阳性数		计	其中:阳性数	计	其中:阳性数		计	其中:阳性数	计	其中:阳性数		

*增加：大型设备平均候诊时间。

　　财政补助收入＝基本支出补助＋项目支出补助。基本支出补助包括在职人员经费和离退休人员经费。项目支出补助指专项任务下达的补助经费，包括基本建设、公共卫生服务等业务经费。基本建设资金指年内财政拨付的基本建设（包括设备配置）项目资金。

　　（3）基本药物收入：医院、基层医疗卫生机构使用国家基本药物目录药品和省级增补药品的收入。

　　（4）中药收入及中药费：包括中成药和中草药（中药饮片）。

　　（5）人员支出：医疗和药品支出中的在职人员的基本工资、绩效工资、津贴、社会保险缴费等，但不包括对个人家庭的补助支出。基本工资指事业单位工作人员的岗位工资和薪级工资。

　　（6）新技术新项目收入：新技术新项目产生的门诊收入或住院收入。新技术新项目界定：3 年内，本医疗机构首次开展的诊疗方式方法，即检查诊断方式与治疗手段，包含新设备及新材料带来的新的诊疗方式方法，不含新药物及设备升级。

　　（7）基础性绩效工资：分配给单位在编职工的基础性绩效工资总数。限政府办医疗卫生机构（门诊部、诊所、医务室、村卫生室除外）填报。

　　（8）奖励性绩效工资：分配给单位在编职工的奖励性绩效工资总数（不含根据川财社〔2011〕214号提取的奖励基金）。限政府办医疗卫生机构（门诊部、诊所、医务室、村卫生室除外）填报。

　　（9）院内中药制剂：按照《中华人民共和国药品管理法》规定，获得"医疗机构制剂许可证"的医疗机构，根据临床需要，以中医理论为指导，选用中药材，经过剂型选择、工艺路线设计、工艺条件筛选、中试试验等研究，配置的适合临床应用，安全可靠的制剂。该院内制剂需经食品药品监督管理部门批准，并取得制剂批准文号，经过批准可在医疗机构内部使用或有关医疗机构之间调剂使用。

　　（10）中医专科收入：国家级、省级、市州级、县（院）级重点中医专科（专病）单位和建设单位的专科年业务总收入。

　　（11）中医非药物疗法收入：除中西医药物以外的所有用中医辨证施治原则指导下的医疗保健技术的收入总和。

　　（12）固定资产：按扣减累计折旧后的净值填报。

　　（13）中医医疗服务收入：中医医疗服务收入是指应用中医药理论和技术完成诊断治疗，按《全国医疗服务价格项目规范》确定的中医医疗服务项目收入（包含各地新增的中医医疗服务项目收入），具体包括中医辨证论治、中医诊断、中医治疗和中医综合等部分。不包括中药收入。

（14）药事服务费：医院向患者提供药品所需要除医师的处方成本（处方费）外的其他成本，包括药师执业服务的劳务成本和药品部门的运营成本。

（二）资料的收集与整理

（1）收入与支出、资产与负债所有数据来源于医院单位预算会计报表中的资产负债表、收入支出总表和医疗收入支出明细表、药品收支明细表、其他收支明细表、财政补助收支明细表；建立完备信息系统的单位可直接从财务管理系统或会计核算管理系统中导出。

（2）新技术新项目收入数据收集方法首先由医院医务科（处）等相关医疗技术项目管理部门核定统计期间开展的新技术新项目名称，医院财务等物价管理部门根据核定的项目名称确定新技术新项目诊疗费用代码及收费标准，各级医院根据医院具体情况确定数据收集方法；可由信息统计部门设计新技术新项目分科登记表，下发相关临床医技科室按月统计上报数据汇总，信息化程度高的医院直接通过诊疗项目费用代码提取统计时段内的新技术新项目收入。

（3）财务科室每月 10 日前提供财务报表相关指标数据给统计人员，统计人员登录"直报系统"医疗服务月报表进行填报。

（4）根据工作需要建立收入、支出、资产状况统计工作台账，表式可参见表 2.6、表 2.7 设置。

七、基本公共卫生服务

基本公共卫生服务的有关指标解释与《国家基本公共卫生服务项目》一致。此部分统计指标仅限由政府确定的提供基本公共卫生服务项目的医疗机构填报。

（一）指标解释

（1）国家规定的基本公共卫生服务项目：包括居民健康档案、健康教育、预防接种、儿童保健、孕产妇保健、老年人保健、高血压患者管理、2 型糖尿病患者管理、严重精神障碍患者管理、卫生监督协管、肺结核患者管理、中医药健康管理、传染病及突发公共卫生事件报告和处理。

（2）居民健康档案累计建档人数：按照本年度《国家基本公共卫生服务规范》中《城乡居民健康档案管理服务规范》要求建立的城乡居民健康档案累计人数。按常住人口统计，不包括已居住本地不足半年的流动人口档案数。规范化电子建档人数指按照《城乡居民健康档案管理服务规范》《健康档案基本架构与数据标准（试行）》《基于健康档案的区域卫生信息平台建设指南（试行）》要求建立的电子健康档案人数。不包括已录入计算机但不符合建档标准的人数。

（3）0～6 岁儿童、孕产妇、65 岁以上老人健康管理人数：年末按照本年度《国家基本公共卫生服务规范》要求，为 0～6 岁儿童、孕产妇、65 岁以上老人建立健康档案并提供相关健康管理服务的人数（包括中医药健康管理人数，不包括不再提供服务的人数）。按照社区卫生服务机构或乡镇卫生院（包括承担建档任务的县区市妇幼保健院）建档人数填报。

（4）高血压、糖尿病、严重精神障碍规范管理人数：年末按照本年度《国家基本公共卫生服务规范》要求，建立高血压、糖尿病、严重精神障碍患者健康管理档案并提供相关服务的患者人数。

（5）0～3 岁儿童、65 岁以上老人中医药健康管理人数：年末按照本年度《国家基本公共卫生服务规范》要求，为 0～3 岁儿童、65 岁以上老人建立健康档案并提供中医调养和老年人中医体质辨识的人数。

（6）年末服务（常住）人口数：社区卫生服务机构指覆盖的服务人口数或本街道人口数。乡镇卫生院服务人口数一般指本乡镇人口数。这 2 类机构一般都有摸底数（估算数）。一般以常住人口（包括户籍人口和常住本地半年以上的人口）为服务人口，也有部分地方以户籍人口为服务人口。

单位名称：

表 2.6 医院收支情况统计台账

年度（或期间）

医院收入情况统计台账

期（年/月）	合计	总收入																																						财政补助收入				科教项目收入	其他收入
		医疗收入																																						其中：基本支出	项目支出	内：基本建设资金		
		门诊收入																住院收入																									
		小计	其中：挂号收入	诊察收入	检查收入	化验收入	治疗收入	手术收入	卫生材料收入	药品收入	内：西药收入	中草药收入	中成药收入	院内中药制剂收入	药事服务收入	其他门诊收入	小计	其中：床位收入	诊察收入	检查收入	化验收入	治疗收入	手术收入	护理收入	卫生材料收入	药品收入	内：西药收入	中草药收入	中成药收入	药事服务收入	其他住院收入												

医院收支情况统计台账（续）

期（年/月）	总费用/支出																												总收入中：保险收入			药物收入中：基本药物收入			医疗收入中：新技术、新项目收入		
	合计	医疗业务成本	其中：临床服务成本	医疗技术成本	医疗辅助成本	财政项目补助支出	科教项目支出	管理费用	其中：退休费	其他支出	人员经费	其中：基本工资	津贴补贴	奖金	绩效工资	内：基础性绩效工资	奖励性绩效工资	卫生材料费	药品费	其中：基本药物支出								新农合补偿收入	城镇居民医保收入	城镇职工医保收入	计	住院	门诊	计	住院	门诊

总费用中

表 2.7 医院资产负债统计台账

单位名称：　　　　　　　　　　　　　　　　　　　　　　　　　年度（或期间）

时期（年/月）	总资产							负债与净资产						
	计	流动资产	非流动资产					计	流动负债	非流动负债	其中：长期负债	净资产		
			计	其中：固定资产	内：万元以上设备总价值	在建工程	无形资产					计	其中：事业基金	专用基金	其他净资产

（7）接受健康教育人次数：年内接受健康知识讲座等健康教育活动的人次数。

（8）中医药健康管理：2013 年 7 月 31 日，国家卫生健康委、国家中医药管理局联合印发了《中医药健康管理服务规范》。根据要求，开展中医药健康管理服务的乡镇卫生院、村卫生室和社区卫生服务中心（站）每年应为 65 岁及以上老年人提供 1 次中医药健康管理服务，在中医体质辨识的基础上对不同体质老年人从情志调摄、饮食调养、起居调摄、运动保健、穴位保健等方面进行相应的中医药保健指导；对辖区内居住的 0～36 个月龄儿童，应向家长提供儿童中医饮食调养、起居活动指导，并在儿童 6 月龄、12 月龄时给家长传授摩腹和捏脊方法，在 18 月龄、24 月龄时传授按揉迎香穴、足三里穴的方法，在 30 月龄、36 月龄时传授按揉四神聪穴的方法。

（二）资料的收集与整理

乡镇卫生院、村卫生室、社区卫生服务中心（站）负责首次建立居民健康档案、更新信息、保存档案；其他医疗卫生机构负责将相关医疗卫生服务信息及时汇总、更新至健康档案；各级卫生行政部门负责健康档案的监督与管理。

乡镇卫生院、村卫生室、社区卫生服务中心（站）应通过多种信息采集方式建立居民健康档案，及时更新健康档案信息。

使用全省统一的基层公共卫生管理系统的机构可直接从系统中统计生成公共卫生信息数据。

按月度、年度分别建立公共卫生服务统计台账，表式见表 2.8。

表 2.8 公共卫生服务统计台账

单位名称：　　　　　　　　　　　　　　　　　　　　　　　　　年度（或期间）

时期（月/年）	上年末服务（常住）人口数	其中：0～6岁儿童数	内：0～3岁儿童数	65岁及以上人口数	月末居民健康档案累积建档人数	其中：规范化电子建档人数	月内公众健康咨询活动总受益人数	月内健康知识讲座总受益人数	月内0～6岁儿童预防接种人次数	月末0～6岁儿童健康管理人数	月末孕产妇健康管理人数	月末65岁以上老人健康管理人数	月末高血压患者累计规范管理人数	月末糖尿病患者累计规范管理人数	月末严重精神障碍患者规范管理人数	月末肺结核患者健康管理人数	月内传染病和突发公共卫生事件报告例数	卫生监督协管巡查次数	月末中医药健康管理人数	其中：0～3岁儿童中医药健康管理人数	65岁以上老人中医药健康管理人数

八、分科构成数据指标（临床专业床位设置与医疗工作）

（一）指标解释

（1）各科室解释与《医疗机构诊疗科目名录》一致。儿科包括小儿外科和儿童保健科等相关科室，妇产科包括妇女保健科、计划生育科等相关科室。

（2）川卫健统 1-1 表综合医院、专科医院、妇幼保健院（所、站）、专科疾病防治院（所、站）、疗养院、护理院（站）按第 2 栏科室名称填报，妇幼保健院（所、站）、妇儿（婴）医院和妇产医院只允许填写妇产科、妇女保健科、儿科、小儿外科、儿童保健科，中医医院、中西医结合医院、民族医医院按第 3 栏科室名称填报。

（二）资料的收集与整理

分科数据填报主要来源于门诊分科统计表、住院工作动态和床位分科统计表。

九、中医类指标

（一）指标解释

（1）中医治未病服务人次数：中医医院治未病科（中心）的门诊服务人次数。

（2）开展中医医疗技术个数：中医医疗技术指以中医理论为指导的，以简、便、廉、验为特点的，能发挥中医药特色优势的临床实用技术，包括针刺、灸类、刮痧、拔罐、推拿等中医诊疗技术。按照《中医医疗技术目录》中实际开展的技术项目个数统计。

（3）中药制剂品种数中药制剂：医疗机构根据本单位临床需要经批准而配制、自用的固定的中药处方制剂。包括本院注册的医疗机构中药制剂以及省级食品药品监督管理局批准的外院调剂使用的中药制剂。

（4）5 000 元以上中医诊疗设备台数：按照单价在 5 000 元以上的中医诊疗设备（含民族医医诊疗设备）台数统计（不含 5 000 元以下设备台数）。中医诊疗设备是指在诊疗活动中，在中医理论指导下应用的仪器、设备、器具、材料及其他物品（包括所需软件）。

电针治疗设备包括温热电针治疗、冷针针灸、分证型治疗、子午流注治疗设备；中药熏洗设备包括熏蒸、熏洗、泡洗设备；中医电疗设备包括高频、中频、低频电疗设备；中医磁疗设备包括磁振热治疗、特定电磁波治疗、穴位磁疗、磁场效应治疗设备；中医康复训练设备包括智能关节康复器、智能疼痛治疗仪、智能下肢反馈康复训练系统、多功能神经康复诊疗系统、下肢智能反馈训练系统、声信息治疗仪；煎药机包括中药煎煮壶、振动式药物超微粉碎机。

（二）资料的收集与整理

（1）数据填报主要来源于门诊工作统计表、住院工作统计表和其他相关的工作登记表。
（2）根据需要建立中医服务统计日常工作台账。表 2.9 为部分指标台账表式。

十、双向转诊类指标

所有发生转诊的门诊和住院病人均需要填报双向转诊信息调查表；患者发生一次转诊，转诊机构填报双向转诊单（存根），接诊机构填报双向转诊单（患者或同行医务人员持有）。

表2.9　中医服务统计台账

单位名称：　　　　　　　　　　　　　　　　　　　　年度（或期间）

时期（月/年）	是否设有中医科	中医总诊疗人次数	是否与老年人家庭建立医疗契约关系	老年中医药医疗保健人次数	是否开展医养融合发展	中医药健康养老服务人次数	是否开设中医康复科	中医康复科病床数	中医康复服务人次数	是否开展治未病服务	治未病服务人次数

（一）指标解释

（1）转诊方式界定：患者转出（离开）医疗机构，转诊方式填转出；患者转入（进入）医疗机构，转诊方式填转入。

（2）转入/转出单位：转诊机构填患者将去往的机构（不明确的，可空缺）；接诊机构填患者来源机构。

（3）转入科室：接诊机构填报。

（4）接诊医生：接诊机构填报。

（5）初步印象：转诊医生根据患者病情做出的初步诊断；转诊方式为住院的需要填写ICD-10疾病编码。

（二）资料的收集与整理

（1）转诊信息数据来源于门诊转诊和住院转诊信息登记，根据登记填报双向转诊信息个案调查表和按月汇总统计转诊工作数据。

（2）建立双向转诊工作统计台账，表式常见表2.10。

十一、医疗卫生机构综合业务

（一）指标解释

（1）养老保险制度改革：医院编制内的工作人员是否按照《国务院关于机关事业单位工作人员养老保险制度改革的决定》（国发〔2015〕2号）和《四川省人民政府关于机关事业单位工作人员养老保险制度改革的意见》（川府发〔2015〕16号）要求实施事业单位养老保险制度改革，实行社会统筹与个人账户相结合的基本养老保险制度，编制外人员应依法参加企业职工基本养老保险。

（2）院长（主任）聘任制：院长由同级政府聘任，工资实行年薪制，由基础工资和绩效工资组成，绩效工资根据绩效考评结果发放。

（3）医疗联合体：简称医联体，是指在一定区域内，由一个或多个医疗技术水平相对较高、综合实力较强的医疗机构为核心，联合区域内的一个或多个下级医疗机构组建成的责任与利益共享的联合体。

医联体的4种模式：

① 医疗集团由三级公立医院牵头，联合下级医院、社区卫生服务机构或专业康复机构，形成资源共享协调分工的管理模式，在医联体内以人才共享、技术支持、检查互认、服务衔接为纽带进行合作。

表 2.10 双向转诊统计台账

单位名称：
年度（或期间）

时期（月/年）	与本机构签订双向转诊协议的二级及以上上级医疗机构数	与本机构签订双向转诊协议的基层医疗机构数	门诊转诊人次数	转入人次数	上级机构转入人次数	下级机构转入人次数	转出人次数	转往上级机构人次数	转往下级机构人次数	住院病人转诊人数	转入人数	上级机构转入人数	下级机构转入人数	转出人数	转往上级机构人数	转往下级机构人数

② 县域医共体以县级医院为县域医疗龙头，形成县乡村三级医疗卫生机构分工协作机制，构建三级联动的县域医疗服务体系。

③ 专科联盟以具有专科资源和特色力量的医疗机构为支撑，组建区域间若干特色专科联盟，形成补位发展模式，重点提升重点疾病救治能力。

④ 远程医疗协作网让具有优质医疗资源的公立医院向边远贫困地区发展远程医疗协作网，提供远程教学、医疗和培训服务，用信息化手段促进资源流动，提高医疗服务整体效率。

（4）延伸病房：上级医疗机构医务人员到下级医疗机构病区执业，实现诊疗同质化。

（5）延伸门诊：上级医疗机构医务人员到下级医疗机构门诊坐诊，为基层群众提供医疗服务。

（6）骨干医师：县级医院主治医师或从事本专业 3 年以上的注册执业医师。

（7）巡回医疗：由市州卫生健康行政部门组织辖区内对口支援医务人员和本地医务人员到辖区内各偏远村镇开展流动医疗工作。

（8）"医患手牵手行动"：按照四川省卫生厅《关于在四川省医疗卫生系统深入贯彻落实党的群众路线教育实践活动 扎实推进"服务百姓健康行动"的通知》（川卫办发〔2013〕384 号）要求开展的医务人员联系患者家庭的措施，即医疗机构每个临床科室成立 3～5 个"医患手牵手行动"医护团队，每个团队每年选择 3～5 个所服务患者及家庭，建立长期关怀机制，细化长期关怀的措施。

（9）日间手术：医疗机构选择一定适应证的患者，在 1～2 个工作日内安排患者的住院、手术、手术后短暂观察、恢复和办理出院，患者不在医院过夜的服务模式。

（10）预约诊疗：医患双方通过网站、114 电话、自助挂号机、手机 APP、微信、院内窗口预约、双向转诊等途径事先约定在固定时间、地点由医方为指定患者提供医疗服务。

（11）便民门诊：为只需开药或只需开检查的诊断明确的慢病或轻症患者提供医疗服务的门诊。

（12）错峰门诊：在非就诊高峰或非常规工作时间开设的门诊服务。

（13）义诊：按照原卫生部《关于组织义诊活动实行备案管理的通知》（卫医发〔2001〕365 号）的要求，义诊是各级各类医疗、预防、保健机构组织医务人员为群众提供医疗、预防、保健等咨询服务的非商业性社会公益活动，须经县级卫生健康行政部门备案实行备案管理。

（14）志愿者服务：医疗机构组织医务人员以志愿者身份深入社区、农村，特别是流动人口集中生活工作的场所以及康复、养老等机构，开展公共卫生、医疗服务和健康教育等志愿服务。医疗机构组织医务人员开展志愿服务不需变更执业地点。

（15）居民健康卡：按照全省统一标准，由市（州）卫生行政部门主导，银行参与发行的居民健康卡，不包括机构为方便患者（实名）就诊所发行的、仅供机构内使用的就诊卡。

（16）对口支援：由技术水平较高、综合能力较强的医疗机构对技术水平相对较低、医疗服务能力较弱的医疗机构实施援助的一种政策性行为。相关调查指标由人员派出机构填报，受援机构协助采集数据。

（17）（双向转诊）是否预留门诊号源给下级转诊机构：三级医院是否预留一定数量的号源给下级机构，以便下级机构能顺利转诊病人。

（18）（双向转诊）是否设置"分级诊疗经办机构"、是否设立"分级诊疗便捷服务窗口"：是否根据省卫计委《关于完善医疗机构双向转诊工作的通知》（川卫办发〔2014〕285号）要求，设置分级诊疗经办机构负责双向转诊的组织、实施以及考核工作，设立分级诊疗便捷服务窗口，方便双向转诊患者就诊。

（19）（双向转诊）转入人（次）数：从其他医疗机构通过双向转诊方式转入本机构的患者人（次）数。门诊或急诊病人填写人次数，住院病人填写人数。

（20）（双向转诊）转出人（次）数：从本机构通过双向转诊方式转往其他医疗机构的患者人（次）数。门诊或急诊病人填写人次数，住院病人填写人数。

（21）医用高值耗材：直接作用于人体、对安全性有严格要求、生产使用必须严格控制、价值相对较高的消耗型医用器械。包括心脏介入类、外周血管介入类、神经内科介入类、电生理类、心外科类、骨科材料及器械类、人工器官、消化材料类、眼科材料类（人工晶体等）、神经外科类（硬脑膜、钛网等）、胃肠外科类（吻合器等）等。

（22）取得护理员执业资格人数：经卫生主管部门批准的医疗机构或培训机构培训并考核合格取得执业资格证书人员数。2009年根据《国务院关于大力发展职业教育的决定》，经卫生部职业技能鉴定指导中心批准，由中国生命关怀协会在全国开展卫生行业护理员国家职业资格证书的推广工作。卫生行业护理员国家职业资格证书推广工作先期计划在全国的十个城市（含地区）开展，在北京和个别重点城市建立护理员的教师培训基地，通过实践对试用的培训教材进行修订，切实落实职业技能鉴定相关政策和专业技术要求。试验期的工作在2010年12月31日前完成，通过试验取得经验向全国推广，以便培训工作在保证质量的前提下有序发展。

（23）手术分级管理制度：《卫生部办公厅关于印发医疗机构手术分级管理办法（试行）要求》（卫办医政发〔2012〕94号）第三条规定，医疗机构实行手术分级管理制度，同时先发手术分级管理目录。明确对各级职称医师实施手术类别作了规定。

（24）手术医师准入制度：每一名执业医师的开展手术及手术分级必须经过一定申请和批准程序，取得相应资格方可进行。

（25）签约服务户数：社区卫生服务机构及乡镇卫生院根据辖区实际户数和人口数，组建社区医生服务团队，在居民自愿的前提下，以家庭为单位与辖区居民签订服务协议为居民提供集预防、保健、康复、健康管理为一体的综合性、连续性服务户数。

（26）医疗风险互助金医疗风险互助金制度：按照自发、自愿、自筹、自管、自用的原则建立的医疗风险互助保障制度。医疗风险互助金是指由医疗机构及从业人员为分担医疗风险共同缴纳的资金，适用范围为：赔（补）偿经医患双方协商、人民调解、行政调解、司法调解、法院判决等认定的医患纠纷费用。

（27）大型设备平均候检时间：从开具检查单缴费后到开始检查所需时间。大型设备指CT、MRI、DSA，检查为预约检查的，应包括整个预约等待期。

（28）门诊患者分时段预约诊疗人次：分时段预约诊疗即医患双方通过网站、114电话、自助挂号机、手机APP、微信、院内窗口预约、双向转诊等途径事先约定在固定时间、地点由医方为指定患者提供医疗服务。统计预约并就诊的人次数，不含爽约人次数。

（29）门诊平均候诊时间：从完成现场挂号，到医生接诊所需时间。仅统计现场挂号人次的平均候诊时间。

（30）门诊平均诊疗时间：从医生开始接诊到诊疗结束所需时间，计算方法为医生工作时间除以就诊人次数。包括患者缴费、做其他检查（治疗）后医师处置（查看报告等）时间。

（31）住院病人平均候床时间：开具入院证到正式入院所需时间。

（32）是否建立"四个联系"相关工作机制：是否按照四川省卫生厅《关于在四川省医疗卫生系统深入贯彻落实党的群众路线教育实践活动　扎实推进"服务百姓健康行动"的通知》（川卫办发〔2013〕384 号）要求，全面推进"四个联系"，即院领导联系服务科室、行政后勤联系服务临床（各行政后勤选择 1~3 个临床科室联系服务）、辅助科室联系服务诊疗一线、医务人员联系服务患者家庭（每个临床科室成立 3~5 个医患手牵手行动医护团队，每个团队每年服务 3~5 个患者家庭）。

（33）诊间结算：患者可直接在医生诊疗期间结算医疗费用。

（34）移动设备支付：患者使用其移动终端（通常是手机）对其医疗费用进行账务支付。

（35）通过远程手段开展培训的期（班）次：医疗机构之间利用通信技术、计算机及网络技术，与医疗技术相结合而开展的异地、交互式的教学培训。

（36）是否设有中医科：医疗机构诊疗科目中是否有中医、中西医结合、民族医专业或其二级科目，同时有提供中医药服务的场所（诊室）。

（37）中医科室建设是否达到标准：乡镇/街道卫生院、社区卫生服务中心中医科室建设达到《乡镇卫生院中医科基本标准》或《城市社区卫生服务中心基本标准》。

（38）中医药服务人次数（中医总诊疗人次数）：全院所有用中医诊疗技术手段和方式的服务人次数，即指接受中医药服务（中药饮片、中成药、中药院内制剂、中医非药物疗法）的人次数。非药物疗法诊疗人次数指全院除中西药物以外的所有用中医辨证施治原则指导下的医疗保健技术的服务人次数。

（39）与老年人家庭建立医疗契约关系：通过建议家庭医生等形式与 65 岁及以上老年人家庭建立中医医疗契约关系。

（40）老年中医药医疗保健人次数：医疗机构为 65 岁以上老年人提供医疗、预防保健、健康管理等服务人次数。

（41）是否开展医养融合发展与养老机构：建立协作机制，养老机构设立医疗机构或医疗机构设立养老机构，或有条件的中医医院、设立中医科的乡镇卫生院和社区卫生服务中心开展以中医药健康管理为基础的社区和居家中医药健康养老服务等。

（42）中医药健康养老服务人次数：开展老年慢病防治和康复护理以及以上门诊视、健康查体、保健咨询等中医药健康管理为基础的社区和居家中医药健康养老服务服务人次数。

（43）是否开设中医康复科：是否开设康复科并设置病房和病床，不包含其他科室中中医康复专业。

（44）中医康复科病床：中医康复科设置病床数，不包括其他科室中设置的中医康复病床数。

（45）中医康复服务人次数：所有运用中医药技术手段开展康复服务的人次数。

（46）中医治未病服务人次数：运用中医药治未病服务项目服务人次数。

（47）是否开展互联网+中医医疗服务：是否开展通过基于互联网、手机等中医医疗服务软件产品，提供网络预约诊疗、家庭医生服务、健康资讯、远程会诊、双向转诊等技术服务。

（48）是否开展中医诊疗模式创新：是否开展建立和完善新形势下符合中医学术规律、有利于发挥中医特色优势、方便人民群众看病就医的创新性诊疗模式，如融医疗、预防、保健、养生、康复于一体、全链条的医院发展模式，涵盖医院、社区、家庭的延伸服务模式，多专业联合诊疗服务模式，多种方法并用的综合治疗模式和大医精诚的中医药文化弘扬模式等。

（49）是否建有中医馆：乡镇/街道卫生院、社区卫生服务中心是否将中医科室集中设置，建成多种中医药方法和手段综合使用、装修装饰体现中医药文化特色，中医药文化氛围浓郁并相对独立的中医药综合服务区。

（50）中医馆是否达到标准：乡镇/街道卫生院、社区卫生服务中心中医馆建设是否达到《乡镇卫生院社区卫生服务中心中医综合服务区（中医馆）建设指南》及我省建设标准的要求。

（51）推广实施中医诊疗方案的病种数：医疗机构按照国家公布的中医优势病种诊疗方案或根据临床实际制订的中医诊疗方案开展临床治疗的病种数。

（52）开展中医医疗技术类别数：《中医医疗技术目录》中的"技术类别"的种类数，如针刺类技术、灸类技术、刮痧类技术等。

（53）开展中医医疗技术项目数：《中医医疗技术目录》中的"技术名称"中的项目数，如毫针技术、头针技术、耳针技术、麦粒灸技术、隔物灸技术、刮痧技术、撮痧技术等。

（54）中医诊疗设备：机构按照《国家中医药管理局办公室关于公布中医诊疗设备评估选型推荐品目（2011 版第一批）的通知》《国家中医药管理局办公室关于公布中医诊疗设备评估选型推荐品目（2011 版第二批）的通知》等文件一级分类所配备的中医诊疗设备，如诊断、针疗、灸疗、中药外治、推拿、牵引、中医光疗、中医电疗、中医超声治疗、中医磁疗、中医热疗、中药设备、其他。

（55）贫困人口就医精准识别：医疗机构可以通过 Excel 手工查询或系统改造等方式实现贫困人口识别。

（56）贫困人口住院治疗"先诊疗，后结算"：贫困患者在住院诊疗时，不须缴纳住院押金，可先行治疗，待本次所有诊疗过程结束后再统一结算。

（57）贫困人口住院治疗"一站式服务"：一站式服务指医疗机构有效整合基本医疗保险、城乡居民大病保险、各类补充医疗保险、商业保险、医疗救助、疾病应急救助、医药爱心扶贫基金等救助制度，建立"一站式"报销服务流程，实现贫困患者出院只需缴纳个人自付费用。

（二）资料的收集与整理

（1）根据门诊、住院、医技、中医特色服务等工作统计获取综合业务指标数据进行汇总填报。

（2）按要求建立相应的数据工作台账，表式可参见表 2.11 ~ 表 2.17 格式调整内容设置。

表 2.11　对口支援工作统计表

单位名称：　　　　　　　　　　　　　年度（或期间）

时期（月/年）	是否口支援派出机构	医院对口支援派驻医务人员数	其中：省级卫生行政部门安排的对口支援任务派驻医务人员数	市州卫生行政部门安排的对口支援任务派驻医务人员数	其他系统安排的对口支援任务派驻医务人员数	其中：三级医院派驻数	二甲医院向县级医院派驻数	三级医院向民族地区中心卫生院派驻数	其他医疗卫生机构下派数	下派医务人员诊治基层患者数	下派医务人员在受援医院开展学术讲座次数	下派医务人员在受援医院开展示范手术台次数	下派医务人员在受援医院培训基层医务人员数	下派医务人员在受援医院开展新技术数	下派民族地区对口帮扶：医务人员数量	在当地诊疗人次数	巡回医疗活动：派出医务人员数	其中：在贫困地区开展的次数	诊治农牧民人次数	巡回医疗活动免费发放药品金额

表 2.12　健康服务工作统计表

单位名称：　　　　　　　　　　　　年度（或期间）

时期（月/年）	是否开设老年病科	是否投保医疗意外险	是否提供健康体检、疗养康复、临床关怀、医学美容等特需医疗服务	特需医疗服务人次数	其中：医疗美容服务人次数	健康体检人次数	临终关怀人次数	疗养康复人次数

表 2.13　优质服务工作统计表

单位名称：　　　　　　　　　　　　年度（或期间）

时期（月/年）	是否开展义诊活动	开展义诊场次	开展义诊服务人次	是否开展日间手术	日间手术例数	签约服务户数	病区数	其中：实施优质护理病区数	"医患手牵手行动"关怀患者人数	医院志愿者服务量	是否建立"四个联系"相关工作机制	是否开展诊间结算服务	是否提供移动设备支付

表 2.14　诊疗服务工作统计表

单位名称：　　　　　　　　　　　　年度（或期间）

时期（月/年）	急诊留观人次数	急诊留观时间	门诊复诊人次数	预约就诊人次数	口腔科复诊人次数	预约就诊人次数	产科复诊人次数	预约就诊人次数	门诊患者分时段预约诊疗人次	预约入院人数	住院患者分时段预约人数

表 2.15　放射检查服务工作统计表

单位名称：　　　　　　　　　　　　年度（或期间）

时期（月/年）	CT、MRI等大型设备检查人次数	CT检查人次数	阳性人次数	PET-CT检查人次数	阳性人次数	SPECT检查人次数	阳性人次数	MRI检查人次数	阳性人次数	DSA检查人次数	阳性人次数	306道脑磁图检查人次数	阳性人次数

表 2.16　远程会诊工作统计表

单位名称：　　　　　　　　　　年度（或期间）

时期（月/年）	院外会诊人次数	远程会诊人次数	是否建立远程医疗服务系统	远程医疗服务人次数	是否与三级医院建立远程医疗服务关系	通过远程手段开展的培训期（班）次	通过远程手段开展的培训总人次

表 2.17　新技术、新项目工作统计表

单位名称：　　　　　　　　　　年度（或期间）

时期（月/年）	是否开展新技术、新项目	开展新技术、新项目数	新技术、新项目检查（诊疗）人次数

十二、指标计算

（一）卫生资源配置指标

（1）平均每千人口床位数：某地区平均每千人口拥有的床位数。床位数包括本辖区内的全部床位数。

$$平均每千人口床位数 = \frac{某地区期末床位数}{该地区期末人口数} \times 1\,000$$

（2）平均每千人口卫生技术人员数：某地区平均每千居民拥有的卫生技术人员数。卫生技术人员数包括本地区内全部卫生机构中的卫生技术人员。

$$每千人口卫生技术人员数 = \frac{某地区期末卫生技术人员数}{该地区期末人口数} \times 1\,000$$

（3）平均每千人口医师数：某地区平均每千人口拥有的医师数。医师数包括执业医师和执业助理医师数。

$$平均每千人口医师数 = \frac{某地区期末医师数}{该地区期末人口数} \times 1\,000$$

（4）平均每千人口护士数：某地区平均每千人口拥有的护士数。

$$平均每千人口护士数 = \frac{某地区期末护士人数}{该地区期末人口数} \times 1\,000$$

还可计算平均每千人口疾控、妇幼保健人员数等指标。

以上指标是反映卫生事业的发展水平和对居民的医疗服务保证程度的主要指标，也是编制卫生事业发展规划的重要指标。

（5）平均每名职工（或每张床位）占有固定资产（或医用设备）金额：

$$每名职工（或每张床位）占有固定资产金额 = \frac{固定资产总金额}{职工总数人（或床位总张数）}$$

（6）每床建筑面积：

$$每床建筑面积 = \frac{建筑总面积}{实有总床位数}$$

上述指标在一定程度上反映了医疗卫生机构开展业务活动所具备的物质基础。

（二）医疗卫生机构内部构成与比例关系的指标

（1）各类人员占总人员数百分比：医疗卫生机构每百名人员数中某类人员所占比例。

$$某类人员占总人员数的百分比 = \frac{期末某类人员数}{期末人员总数} \times 100\%$$

另可以计算各类卫生技术人员占卫生技术人员总数的百分比，各科床位、人员占总数的百分比，还可以按年龄、性别、政治面貌，文化程度等计算相应的构成百分比。

根据构成指标可评价医疗卫生机构人员、床位结构的合理性。

（2）床位与执业（助理）医师之比：平均每张床位数中配有几个执业（助理）医师，通常按 $1:X$ 计算。

$$床医比 = \frac{执业（助理）医师}{实有床位数}$$

另外还可计算：

床护比，指平均每张床位数中配有几个注册护士。

$$床护比 = \frac{注册护士数}{实有床位数}$$

医护比，指平均每个执业（助理）医师配有几个注册护士。

$$医护比 = \frac{注册护士数}{执业（助理）医师}$$

床位与卫生技术人员之比，指平均每张床位数中配有几个卫生技术人员。

$$床位与卫生技术人员之比 = \frac{卫生技术人员数}{实有床位数}$$

第三节　医疗卫生服务统计

医院担负着辖区内居民的基本医疗、防病治病任务。基本医疗是其主要工作之一，对于不断提高城乡居民健康水平起着十分重要的作用。

医疗工作统计主要是通过调查了解医疗卫生机构医疗工作的各种统计信息，正确反映、评价医疗工作质量、效率和社会效益等情况，为各级卫生行政部门及领导制订检查计划，加强科学管理，研究居民疾病发生与变化规律提供科学依据。

医疗工作的原始记录包括病案首页、门（急诊）工作日志、病室工作日志、病房交接班本以及观察室、手术室、各种功能检查室、治疗室、门诊、住院药房、手术室的原始登记簿等。这些资料是病人的医疗个案记录或是各部门的日常工作记录，也是统计资料的主要来源和依据。这类资料要同时满足科室业务工作和统计工作的需要，避免重复，并要求有关人员如实填写。

信息化程度较高的医疗机构，要实现网络化统计，在医院 HIS 系统及各个应用系统的互联互通下，根据科学的统计指标体系和统计调查方法完成统计设计、统计数据的采集、处理、传递和保存。

各科室应安排有专人在相应的系统中负责信息采集和审核工作，统计部门负责网上信息的管理、制作与维护，及时更新统计内容，及时为需求部门提供准确信息。

一、门诊工作统计

（一）指标解释

（1）总诊疗人次数：所有诊疗工作的总人次数。统计界定原则为：① 按挂号数统计，包括门诊、急诊、出诊、预约诊疗、单项健康检查、健康咨询指导（不含健康讲座）人次。患者 1 次就诊多次挂号，按实际诊疗次数统计，不包括根据医嘱进行的各项检查、治疗、处置工作量以及免疫接种、健康管理服务人次数、健康体检人次数。② 未挂号就诊、本单位职工就诊及外出诊不收取挂号费的，按实际诊疗人次统计。

普通门诊就诊人次数指副高职称以下执业（助理）医师提供的门诊人次数。包括取得执业（助理）医师资格的管理人员提供的人次数。

专家门诊就诊人次数指副高职称以上执业医师提供的门诊人次数。

急诊人次就诊人次数指医师在急诊室或急诊时间内诊疗的急诊病人人次。

健康检查人数指在基层医疗机构内、外进行的全身健康检查人数（含招工、入学、征兵、婚检、换证体检等）。

（2）复诊人次：病人经过初诊后再次来院看病就诊人次数。

初、复诊（复诊，再次诊治）的概念是以疾病为依据的。病人患任何一种急（慢）性病，第一次到医院门诊就诊均为初诊，医院计算为一个新病例；下次续诊时，即为复诊。同一个病人，罹患另一种疾病到同一个医院门诊，医院将其作为另外一个新病例，并列入初诊。任何慢性病病人，只要是该年度第一次到某医院门诊就诊，均算为初诊，以后本年度再到该院门诊时，一概称为复诊。

（3）预约诊疗人次数：包括网站、114 电话、自助挂号机、手机 APP、微信、院内窗口预约、双向转诊等预约诊疗人次之和。

（4）双休日和节假日诊疗人次数：国家规定的双休日及国家法定的节假日的诊疗人次数，含地方性节假日。

（5）出诊诊疗人数：医生到病人家中或单位的诊疗人次数。不包括赴其他医院会诊或赴家庭病床诊疗人次。

（6）观察室留观病例数：出观察室的病人数。

（7）观察室死亡人数：门、急诊观察室收治观察的患者在观察过程中死亡的人数。

急诊与观察室的工作量，应分别进行填报，不得重复计算。未设门诊观察室的医院，只填急诊诊疗人次数及急诊诊疗人次数中的死亡人数。

（8）健康检查人数：在医院内、外进行的全身健康检查人数（含招工、入学、征兵、婚检、换证体检等）。

（9）职业健康检查人次数：在卫生行政部门认定的职业健康检查机构进行职业健康检查（全身检查）的人次数。

（10）上级医院向下转诊人次数、下级医院向上转诊人次数：双向转诊指在建立双向转诊制的县区，一般常见病和多发病由社区医生诊疗，需要转诊的则转入上级医院接受住院治疗。医院对转入病人进行住院治疗后，将恢复期病人转回社区接受康复护理等后续治疗。

（11）急诊危重病人抢救人次：以实际抢救人次统计，指患者在急诊诊疗过程中进行了多次抢救，按实际抢救次数计。

（12）门诊和急诊医师总工作日：在门诊和急诊从事临床工作的各级医师的实际工作日合计，半天按 0.5 个工作日统计。

（13）门诊药房社会化：公立医院的门诊药房完全社会化经营，与医院解除了隶属关系，设在医院内的药房不是患者用药的必然选择。

（二）资料的收集与整理

门诊工作统计的原始记录必须认真填写，注意保存。统计人员应将原始记录按日或按月收集整理，进行登记汇总。

建立较完备信息系统的单位可以从 HIS 的挂号模块直接采集数据。在建立挂号模块时，应按医院服务统计台账（表 2.18）、健康服务工作统计表（表 2.19）标准设计统计查询内容，统计人员应提供统计指标的口径，定期核查数据指标关系逻辑，确保统计数据真实可靠。

表 2.18　医院服务统计台账

单位名称：　　　　　　　　　　　　　　年度（或期间）

年度（月份/科室）	门诊总诊疗人次							出诊人次	社区服务人次	职工诊疗人次	其他	健康检查人次
	合计	门诊挂号人次										
		计	普诊人次	急诊人次	专家门诊人次	其中：预约挂号人次						

表 2.19　健康服务工作统计表

单位名称：　　　　　　　　　　　　　　年度（或期间）

时期（月/年）	是否开设老年病科	是否投保医疗意外险	是否提供健康体检疗养康复、临床关怀、医学美容等特需医疗服务	特需医疗服务人次数	其中：医疗美容服务人次数	健康体检人次数	临终关怀人次数	疗养康复人次数

（三）指标计算

（1）日均诊疗人次数：一定时期内平均每个工作日的诊疗人次数。

$$日均诊疗人次数=\frac{门诊人次数}{同期工作日数}+\frac{急诊人次数}{同期日历日数}$$

注：医院开展无假日门诊，此指标可采用下列公式计算：

$$日均诊疗人次数=\frac{急诊人次数}{同期日历日数}$$

此指标反映基层医疗卫生机构门诊工作负荷，为安排门急诊医疗工作提供依据。

（2）每名医师日平均诊疗人次数：

$$每名医师日平均诊疗人次数=\frac{期内日均诊疗人次数}{同期平均医师人数}$$

（3）诊疗人次计划完成百分比：基层医疗卫生机构某科实际诊疗人次与计划诊疗人次的百分比。

$$诊疗人次计划完成百分比=\frac{期内实际诊疗人次}{同期计划诊疗人次}\times100\%$$

此指标可评价基层医疗卫生机构诊疗人次数报告期计划完成情况。

二、住院工作统计

住院工作统计是医疗工作统计的主要内容之一。住院者动态、病床使用情况和出院病人的治疗效果等统计资料，反映住院工作的医疗数量、质量和工作效率。住院医疗服务有关指标解释与住院病案首页"填写说明"一致，依据住院病案首页进行统计。

（一）指标解释

（1）出院人数：所有住院后出院的人数。包括治愈、好转、未愈、死亡及其他人数。

统计界定原则为：

①"死亡"包括已办住院手续后死亡、未办理住院手续而实际上已收容入院的死亡者。

②"其他"指正常分娩和未产出院、未治和住院经检查无病出院、无并发症的人工流产或绝育手术出院者。

③ 3 日确诊人数指入院后确诊日期–入院日期≤3 日的出院人数。

（2）期初原有人数：报告期初实有住院人数。如月报是指当月一日零点，年报是指当年一月一日零点实有住院人数。期初原有人数应与上一个报告期的"期末实有人数"相同。

（3）入院人数：报告期内经门、急诊医生签发入院证，并办理入院手续者。由于病情危急，经门、急诊医生签证入院，虽尚未办理入院手续但已进入病房或手术室抢救的病人，均应按入院人数统计。

（4）急诊、住院危重病人抢救及成功人次数：按实际抢救人次数进行统计。急危重病人经抢救后，治愈、好转或病情得到缓解者，视为抢救成功。病人有数次抢救，最后 1 次抢救失败而死亡，则前几次抢救计为抢救成功，最后 1 次为抢救失败。

（5）入院与出院、术前与术后、临床与病理诊断符合人数：主要诊断完全相符或基本符合的人数。

（6）住院病人手术人次数：施行手术和操作的住院病人总数。1 次住院期间施行多次手术的，按实际手术次数统计。

（7）医院感染例数：病人住院期间新发生的感染例数。包括住院获得出院后发生的感染，不包括入院前已开始感染或入院时已处于潜伏期的感染。

（8）无菌手术（Ⅰ级切口）愈合例数：出院病人在住院期间施行的属于Ⅰ级切口（无菌切口）的手术次数，不包括无菌手术后切口未愈合即出院、转院或死亡的手术次数，以住院病案首页为依据。按愈合等级分为甲级愈合（指切口愈合良好）、乙级愈合（指切口愈合欠佳）、丙级愈合（指切口化脓）。

（9）医疗纠纷：患者及其家属等关系人对医疗机构及其医务人员提供的医疗护理等服务及效果不满意而与医疗机构发生的纠纷。

（10）医疗事故报告例数：按鉴定日期（不以发生日期）统计。

（11）医疗纠纷和医疗事故赔付金额：按当年实际赔付金额统计，包括之前发生当年赔付的金额，不包括当年发生尚未赔付的金额。赔付金额应包括免除的医药费用和另行支付的现金和支票。

（12）肾透析人次数：门诊和住院肾透析人次之和。

（13）甲级病案例数：出院病人病案首页中，病案质量为"甲"的病例数。

（14）临床用血总量（U）：每 200 毫升全血统计为 1U；手工分离成分血按每袋 200 毫升全血制备分离统计为 1U，机采成分血每 1 人份统计为 1U（采集双人份为 2U）；机采血浆按每 100 毫升为 1U 统计。

（15）门诊和住院处方总数：包括年内门诊和住院所开的处方总数。使用抗生素处方数指使用《抗菌药物临床应用分级管理目录（试行）》中抗菌药物的处方数。中医处方数包括中医（含中草药）、中西医结合、民族医处方数。

（二）资料的收集与整理

住院工作统计的资料来源，主要有病室工作日报和出院病案。护士交班本是核对病室工作日报入出院人数的凭证，可确保统计数据的准确性。

可供使用的登记簿：

（1）出院登记簿是住院病人入、出院有关情况的原始记录。

（2）住院危重病人抢救登记簿是住院危重病人抢救工作的原始记录。

（3）住院病人手术登记簿是住院病人手术的原始记录。

（4）医疗事故与差错登记簿将发生的已处理和尚未处理的医疗事故和差错，逐项登记备查。

（5）病室工作日报是反映病人住院动态和疗效的基础工作报表。日报表由病房护士长或护士于次日上班后，将前一天住院病人入、出院等项目填写报送统计人员，统计人员核对无误后据此汇总为全院日报，并填写逐日登记表，每月根据逐日登记表编制月报，作为向卫生行政部门上报的月、季、年报表依据。

（6）建立较完备信息系统的单位可以从医院病案统计管理系统、手术麻醉系统、医院感染系统等系统中直接采集数据。在这些模块中，应按病房工作（全院或分科）统计台账、医院住院工作统计台账、出院危重病人抢救效果分析统计台账、医院处方工作统计台账、抗菌药物应用统计表等标准设计统计查询内容，统计人员应提供统计指标的口径，定期核查数据指标关系逻辑，确保统计数据真实可靠。台账表式可参见表 2.20 ~ 表 2.24。

表 2.20　病房工作（全院或分科）统计台账

单位名称：　　　　　　　　　　　　　年度（或期间）

日期	昨日留院人数	入院人数	他科转入人数	出院人数	死亡人数	转院人数	转往他科人数	现有住院人数	抢救人数	重病人数	病危人数	一级护理病人数	差错（次）	严重差错（次）	输液人次	输液反应人次	输血人次	输血反应人次

表 2.21　医院住院工作统计台账

单位名称：　　　　　　　　　　　　　年度（或期间）

时间（月/年）	期末实有病床数	住院者动态										转往他科人数	期末留院人数	实际开放总床日数（日）	平均开放病床数（日）	实际占用总床日数（日）	出院者占用总床日数（日）	平均病床周转次（次）	平均病床工作日（日）	病床使用率（%）	出院者平均住院日
		期初原有人数	入院人数	他科转入人数	出院人数																
					总计	医嘱离院	医嘱转院	医嘱转基层	非医嘱离院	死亡											
										小计	≤1天	其他									

表 2.22　出院危重病人抢救效果分析统计台账

单位名称：　　　　　　　　　　　　　年度（或期间）

度（月份）	出院人数	危重病人占出院病人（%）	危重病人抢救效果						救成活率（%）	救治愈率（%）	救次数（次）	功次数（次）	救成功率（%）	出院病人入院病情分析		
			合计	嘱离院	嘱转院	嘱转基层	医嘱离院	死亡						危	急	一般
								小计	≤1天							

表 2.23　医院处方工作统计台账

单位名称：　　　　　　　　　　　年度（或期间）

时期（科室）	处方总数							其中：抗生素处方数				其中：静脉用抗生素处方数			
	计	门诊处方				住院处方		计	门诊	急诊	住院	计	门诊	急诊	住院
		计	门诊西药处方	急诊西药处方	中医处方	计	西药处方	中医处方							

表 2.24　抗菌药物应用统计表

单位名称：　　　　　　　　　　　年度（或期间）

时期（月/年）	抗菌药物品种数	抗菌药物收入	住院患者抗菌药物使用强度（DDD）	门诊处方数	其中：抗菌药物处方数	内：静脉用抗菌药物处方数	急诊处方数	其中：抗菌药物处方数	内：静脉用抗菌药物处方数

（三）指标计算

（1）治愈率：平均每百名出院病人中，经医生判定为治愈出院的人数。

$$治愈率=\frac{期内治愈人数}{同期出院病人数}\times100\%$$

（2）好转率：平均每百名出院病人中，经治疗判定为好转出院的人数。

$$好转率=\frac{期内好转人数}{同期出院病人数}\times100\%$$

（3）治疗有效率：平均每百名出院病人中，治愈和好转的出院人数。

$$治疗有效率=\frac{期内治愈+好转人数}{同期出院病人数}\times100\%$$

（4）病死率：平均每百名出院病人中的死亡人数。

$$病死率=\frac{期内死亡人数}{同期出院病人数}\times100\%$$

（5）平均开放病床数：期内平均每天开放的病床数。

$$平均开放病床数=\frac{期内实际开放总床日数}{同期日历日数}$$

新建医疗卫生机构虽未从年初开始工作，其平均开放病床数也应被全年日历日数除，这样计算出来的数字，便于和其他单位进行综合与比较。如 50 张病床的卫生院由 7 月 1 日开始工作，到年末，实际开放床日数为 9 200 天，其全年平均开放病床数为 9 200/365=25.2 张。

（6）平均病床周转次数：期内每床平均周转的次数。

$$平均病床周转次数 = \frac{期内出院人数}{同期平均开放病床数}$$

此指标具体说明一张病床在一定的时期内收治了多少病人，是衡量病床周转速度的指标，反映病床工作效率。在一定时期内周转次数多，表明出院的人数多；周转次数少，表明出院的人数少。

（7）平均病床工作日：期内每床平均工作的天数。

$$平均病床工作日 = \frac{期内实际占用总床日数}{同期平均开放病床数}$$

此指标用以计算每张病床在一定时期内工作日数。平均病床工作日如长期超过期内日历日数，说明医院病床经常有临时加床，病床负荷较重。平均病床工作日低于日历日数较多，则表明床位有空闲。

（8）病床使用率：病床占用的百分比。

$$病床使用率 = \frac{期内实内实际占用总床日数}{同期实期实际开放总床日数} \times 100\%$$

此指标可以反映病床利用是否充分。

病床使用率和平均病床工作日反映病床工作负荷，不能反映病床工作效率。如要全面评价病床工作与效率，应将病床使用率、平均病床工作日、周转次数三项指标结合运用，综合分析。如一个病人常年住院，从病床使用率和病床工作日看是好的，没有一天空闲，可是这张病床只为一个病人服务，但周转次数并不高，所以病床工作效率不高。

（9）出院者平均住院日：期内每个出院者平均住院的天数。

$$出院者平均住院日 = \frac{期内出院者占用总床日数}{同期出院人数}$$

（四）统计指标综合评价原则

（1）综合分析评价医疗质量和工作效率的高低，不能以一种或几种指标在短时间内的情况，片面地得出结论，例如不能单纯用治愈率的上升而得出医疗质量提高的结论，应从医疗技术水平、医护人员责任心、管理方法及服务水平等多方面进行综合分析，才能得出较为符合实际的结论。

（2）可比性原则指标对比应在条件大致相同的情况下进行，最好是同一医院、同一科室、同一病种，进行不同时间的对比分析，这样可在相同条件下，说明事物的变化特征。

（3）具体问题具体分析，例如在分析治愈率、病死率时，最好按病种进行对比，并结合病情、年龄等进行分析。对影响指标高低的因素作仔细的调查研究，有利于发现问题、解决问题。

第四节　医院统计信息化

一、信息化与统计信息化

信息化是以计算机、现代通信、网络、数据库技术为基础，对所研究对象各要素进行数据归集形成信息数据资源库，并利用现代化信息技术对数据资源进行管理和运用，提高各种行为效率的过程。党中央、国务院一直高度重视我国信息化工作，党的十五届五中全会把信息化提到了国家战略的高度，党的十六届五中全会强调要推进国民经济和社会信息化，"十一五"规划就将信息化发展与建设作为国家战略规划进行编列。

　　统计工作中运用计算机，不仅可替代统计人员的手工劳动，而且计算机系统能更准确、及时地整理大量、详细的基础数据，在这一基础上进行各种复杂的分类、分组，并运用数理统计学和其他科学方法，去完成人们手工计算难以做到的大量数据的搜集、整理以及统计分析和统计预测工作。

　　统计信息化的目的是实现信息数据的在线收集、整理、分析、存储、交换和共享，以此保障统计资料的准确性和及时性，以全面提高统计工作效率。

　　统计信息化就是指以现代计算机技术、网络信息技术以及信息处理技术等现代信息技术手段，实现统计信息数据的采集、传输、处理、管理、发布和使用全过程的计算机管理，从而实现统计工作的现代化、信息化管理水平，提高统计工作效率。统计信息化是统计事业发展的必然趋势，是统计现代化建设的重要内容，是促进和推动统计服务科学发展的重要保障及技术支撑，作为国家信息化的有机组成部分，积极推进统计信息化工作，努力提高统计信息化水平是新时期统计发展和改革的主要内容。

（一）医院信息化与医院信息系统

　　医院信息化是指利用现代网络信息技术、数据库技术等有机整合医院业务信息和管理信息流，实现医院信息数据的采集、传输、存储、利用、共享等的计算机化，控制和集成化管理医疗、护理、财务、药品、物资及科研、教学等活动中的所有信息，实现医院内、外部信息共享和有效利用，提高医院的管理水平与综合发展实力，达到医院业务流程规范与优化及信息资源有效利用的医院信息体系。

　　医院信息系统是指利用计算机技术、网络通信技术等现代化手段，对医院的人员信息流、财务信息流物、物资信息流进行综合管理，将在医疗业务活动中产生的数据信息进行归集、采集、储存、传输、分析处理、汇总加工生成各种新的信息，为医院业务运行和管理提供服务和支撑的信息系统。

（二）医院信息系统与医院管理信息系统

　　医院信息系统是医院管理信息系统与医院临床信息系统的总称，以医院管理信息系统与医院临床信息系统等共同构成医院信息系统。医院管理信息系统指以医院人、财、物信息为主要管理对象的医疗经济管理和工作事务管理的信息系统；而医院临床信息系统指以医疗业务流程管理为主线的医疗业务信息系统，包括医学影像存储与传输系统、临床实验室信息系统、电子病历系统等。

（三）医院管理信息系统与医院统计信息管理系统

　　医院统计信息化与医院信息化发展密不可分，医院统计工作的信息化伴随着医院信息化建设发展的全过程，医院统计信息系统作为医院信息系统的基本功能模块在医院信息系统建设发展中不断提升。

　　医院统计信息系统建设的主要任务就是通过建立医院统计信息数据仓库，归集全院统计信息数据，形成规范统一的全院数据信息资源库，为医院信息统计数据规范管理和分析利用提供支撑，见图2.4。

二、统计信息化基础

　　计算机及其辅助设备、网络及通信、信息统计的软件系统等是统计信息现代化的基础设备设施，只有完备的信息化设备基础才能保障统计信息工作的正常开展。

（一）计算机及其辅助设备

　　计算机是统计工作的最基础的设备，通常由计算机系统处理系统和计算机外设构成，主要包括中央处理器设备、存储设备、信息输入设备、信息输出设备等。日常工作使用的主要类型是微型计算机（PC），包括台式机和便携式电脑机。

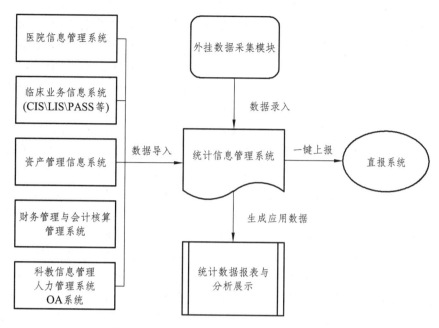

图 2.4　医院统计信息管理系统模块流程

（1）计算机系统中央处理器和内存。计算机中央处理器包括控制器、运算器和寄存器，通常称为 CPU，是计算机系统的核心设备，其运行速度是反映计算机设备性能的重要指标。

存储设备是计算机系统的又一重要部件，通常分为内存储器和外存储器，其中内存储器（内存）是计算机运行时执行应用程序指令和调用数据进行运算的临时存储器，是计算机处理系统的又一核心设备。

（2）计算机辅助设备。外存储器则是较长时间存放信息数据资料的各类存储介质和设备，通常有磁盘（硬盘与软盘）、磁片、光盘、移动硬盘和闪存；为解决大量数据的存储堆放问题可使用磁盘阵列和云存储方式。

键盘、鼠标、扫描仪是普遍使用的信息输入设备，手写板、各类阅读器（条码、芯片、磁条、光电）、触摸屏、音频视频输入设备等也已被广泛应用。

信息输出设备通常指各类显示器、打印机、绘图仪等。

（二）计算机网络与通信

（1）内部网络系统：通过双绞线或光纤、网卡、集线器、交换机构建单位内部局域网络，实现计算机系统内部信息数据的交换和互联互通。

（2）外部网络系统：通过电话拨号 ISDN、数据专线 DDN、光纤宽带、无线网络等方式建立更大范围内的专网进行信息数据交换，或直接接入互联网系统实现信息数据互联互通信息共享。

（三）软件系统

（1）计算机操作系统：操作系统是计算机系统的基本软件系统，是计算机运行的基础系统，目前使用的操作系统大都为 Windows、UNIX、Linux 系统。

（2）应用软件系统：在统计工作中一般有通用应用软件如文字处理系统（WPS、Word）、表格处理软件（WPS、Excel）、通用统计分析软件（SPSS、SAS、DPS），以及专用统计管理软件（病案统计系统、统计网络直报管理系统）等。

（3）几款应用软件工具功能介绍：

① Excel 是 Office 系列办公软件中的一个组件，是一个电子表格软件，可以用来制作电子表格、完

成许多复杂的数据运算，进行数据的分析和预测，并且具有强大的制作图表的功能；由于 Excel 具有十分友好的人机界面和强大的计算功能，它已成为国内外广大用户管理公司和个人财务、统计数据、绘制各种专业化表格的得力助手。目前，我国自主研发的 WPS 系统功能基本能满足统计分析日常应用要求。

② SPSS 是世界上最早的统计分析软件，由美国斯坦福大学于 1968 年研究开发成功，是世界上最早采用图形菜单驱动界面的统计软件，采用类似 Excel 表格的方式输入与管理数据，数据接口较为通用，能方便地从其他数据库中读入数据，包括数据管理、统计分析、图表分析、输出管理等等。统计应用分析涵盖描述性统计、均值比较、一般线性模型、相关分析、回归分析、对数线性模型、聚类分析、数据简化、生存分析、时间序列分析、多重响应等内容。SPSS 以其强大的统计分析功能、方便易用的用户操作方式、灵活的表格式分析报告和精美的图形展现形式，为统计工作者常用。

③ SAS 是由美国北卡罗来纳州州立大学 1966 年开发的统计分析软件，是一个模块化、集成化的大型应用软件系统，功能包括数据访问、数据储存及管理、应用开发、图形处理、数据分析、报告编制、运筹学方法、计量经济学与预测学等内容，在国际上已被誉为统计分析的标准软件。

④ DPS 是目前国内唯一一款实验设计及统计分析功能齐全，且技术上达到国际先进水平的国产多功能统计分析软件，在方差分析、非参数检验、多因素优化与分析、量表分析和顾客满意度指数模型、多变量统计检验、回归分析、非线性回归模型、混料试验设计与分析、数据包络分析与随机前沿面分析、时间序列及多指标综合评价等方面有独到的应用优势。

⑤ BI 是 20 世纪 90 年代美国分析师所创造出来的新名词，是一款基于信息技术构建的智能化管理分析工具，可实时地对 ERP、CRM、SCM 等管理工具及其他信息系统生成的信息数据进行更深层次的分析研究，对不同维度研究比较的关键特征指标（KPI）进行组合与透视分析，快速提供强大的报表自由组合功能，通过可视化展示平台展现分析成果，为管理者提供决策依据。

尽管医院信息化快速发展，医院信息系统功能日趋完善，但一些医院统计信息发展相对滞后于医院信息化建设速度，同时由于医院信息系统建设中各自为政，不同应用系统的烟囱现象导致信息系统中统计数据管理功能建设缺乏统一规划，大多数据医疗机构信息系统基于综合业务需求的统计系统功能较薄弱，在进行综合统计分析及完成国家信息报表数据填报时不能完全满足要求，一些指标数据还需通过其他形式进行补充。因此，进一步利用好信息技术整合统计数据资源，完善统计信息管理模块功能，才能适应新时期医院统计信息化发展的需要。

（四）信息数据库管理基础

1. 数据与数据库

数据是医院管理决策的基础，是医疗业务和管理工作过程中散在的、无序的、无关或相关的，或按一定规律组合的事实、数字、文字、图像、声音或符号的总称，是一种可供加工处理的特殊表达形式。信息则是经过加工处理后所获得的可为人们有效利用的数据资源。数据通常分解为三个层次，即数据项、数据记录、数据文件。

数据库是根据数据特点，依照确定的数据结构及数据模型组织、存储、管理信息数据的集合。数据结构是描述数据相互关系的方式，而表达数据关系的不同类型模式即数据结构模型，通常包括层次模型、网络模型和关系模型等，其对应的数据库则分为层次数据库、网络数据库、关系型数据库和面向对象数据库等。关系型数据库是统计数据管理中应用较多的数据类型，是根据具体事务类型按照符合范式及组织规则设计而成，在数据库设计时根据数据利用的需要和特定主题规划存储及利用历史数据资源需要则形成的数据库，即数据仓库。

2. 数据库管理系统

数据库管理系统是由一组计算机程序组成的可操纵和管理数据库的软件系统，具备建立、查询、管理和维护数据库等功能。

（1）生成数据库。该功能利用数据描述语言定义数据结构及关系，包括数据字段名称、特征、类型、数据保密性、安全规范及存储结构等。

（2）数据查询功能。该功能提供用户使用数据操纵语言实现对数据库中数据的查询、插入、修改及删除等操作。

（3）数据库管理与控制。该功能提供用户对数据库进行访问、共享、完整性和一致性管理与控制。

（4）数据库维护。该功能提供用户对数据库安全及运行效率进行维护与管理。

3. 几种常见数据库管理系统

（1）ACCESS 数据库。Microsoft Access 是一种关系式数据库，是 Office 自带的数据系统。关系式数据库由一系列表组成，表又由一系列行和列组成，每一行是一个记录，每一列是一个字段，每个字段有一个字段名，字段名在一个表中不能重复。

Access 数据库由 6 种对象组成，它们是表、查询、窗体、报表、宏和模块。

表（Table），表是数据库的基本对象，是创建其他 5 种对象的基础。表由记录组成，记录由字段组成，表用来存储数据库的数据，故又称数据表。

查询（Query），查询可以按索引快速查找到需要的记录，按要求筛选记录并能连接若干个表的字段组成新表。

窗体（Form），窗体也称表单，提供了一种方便浏览、输入及更改数据的窗口，还可以创建子窗体显示相关联的表的内容。

报表（Report），报表的功能是将数据库中的数据分类汇总，然后打印出来，以便分析。

宏（Macro），宏相当于 DOS 中的批处理，用来自动执行一系列操作。Access 列出了一些常用的操作供用户选择，使用起来十分方便。

模块（Module），模块的功能与宏类似，但它定义的操作比宏更精细和复杂，用户可以根据自己的需要编写程序。模块使用 Visual Basic 编程。

Access 数据库适合个人信息数据应用管理及小型数据库系统建设应用。

（2）My SQL 数据库。My SQL 是一个开放源码的小型关联式数据库管理系统，其由于体积小、速度快、总体拥有成本低，尤其是开放源码这一特点，成为许多中小型系统建设客户选择使用的数据库。

（3）SQL Server 数据库。SQL Server 数据库是由 Microsoft 开发的关系数据库管理系统（DBMS）。其系统结构设计充分体现了客户机/服务器体系结构；图形化用户界面直观、简洁，使系统管理和数据库维护使用更加便捷，系统的伸缩性良好，可跨越多种操作系统、多种平台使用；支持 Web 应用，提供数据仓库管理应用功能。中小型医疗机构数据库系统建设选用 SQL Server 较多。

（4）Oracle 数据库。Oracle 数据库系统是目前世界上流行的关系数据库管理系统。作为一个通用的数据库系统，它具有完整的数据管理功能，同时实现了分布式处理功能，能轻松实现数据仓库的操作。系统可移植性好、使用方便、可扩展性、数据安全性与稳定性突出，适用于各类大、中、小、微机环境。它是一种高效率、可靠性好的大数据系统应用解决方案，四川基层公共卫生信息平台及大型医疗机构大多采用该数据库系统。

（5）DB2 数据库。DB2 是一套适用于大型应用系统的关系型数据库管理系统，具有较好的可伸缩性，可支持从大型机到单用户环境，应用于 OS/2、Windows 等平台下。DB2 提供了高层次的数据利用性、完整性、安全性、可恢复性，以及小规模到大规模应用程序的执行能力，具有与平台无关的基本功能和 SQL 命令。其设计采用了数据分级技术，使得客户机/服务器用户和基于 LAN 的应用程序可以访问大型机数据，拥有一个完备的查询优化器系统，可用外部连接改善了查询性能，并支持多任务并行查询，对大型分布式应用系统尤为适用。

4. 关系型数据库操作的几个 SQL 语句

（1）Select：从数据库表中检索数据行和列。

select * from 数据表 where 字段名=字段值 order by 字段名 [desc]。

（2）Insert：向数据库表中添加新的数据行。

Insert into 数据表 （字段1，字段2，字段3，…）values （值1，值2，值3，…）。

（3）Delete：从数据库表中删除数据行。

delete from 数据表 where 条件表达式。

（4）Update：更新数据库表中的数据记录。

update 数据表 set 字段名=字段值 where 条件表达式。

5. 数据库系统安全管理

数据库是存储医疗信息资源的数据库系统，不仅关系着数据库系统自身的稳定安全，更主要的是涉及医疗信息中的个人隐私，因此必须选择运行稳定可靠的系统软件，同时对系统运行的环境进行安全设计与建设：既要有保障稳定运行硬件、软件环境，还要有发生故障的应急处理措施方案；对内有严格的系统权限控制访问机制，对外有防止非法入侵的安全策略，还应有系统数据备份与系统恢复的安全机制来确保系统数据的安全可靠。

数据库管理权限控制机制分三个层次：

（1）数据库管理系统登录权限控制。

（2）数据库数据访问权限控制。

（3）数据库表的操作权限控制。

三、医院统计信息化建设指导思想和原则

医院统计信息化已经进入了全面发展的新阶段。处理好医院业务发展与统计信息化建设的关系，要更新理念，结合工作实际，创新模式，着手长远规划，持续推进医院统计信息化工作。医院统计信息化建设要符合国家统计信息化建设的指导思想，大力推动现代信息技术应用，改造传统的统计工作方式，以信息化推动统计体制、制度方法的改革创新，促进统计工作的现代化，促进统计信息资源的开发利用，更好地为决策管理和为社会公众提供优质的统计信息服务，努力做到数据准确及时、信息集中共享、系统规范开放、应用方便快捷。

医院统计信息化的建设原则：统一规划、整合资源、规范流程、数据共享、安全可靠、优质服务。

医院统计信息化的建设目标：建立与医院统计工作发展相适应的信息化模式和数据仓库，实现统计工作标准化、规范化、智能化、现代化。

四、医院统计信息管理系统的主要模块及功能

（一）门诊信息统计管理模块

（1）门诊诊疗信息工作统计归集门诊诊疗工作数据，来源于门诊挂号系统挂号人次、门诊医生工作站的诊疗登记人次，志愿者服务管理系统的服务工作登记等系统，按照就诊时间、挂号类别、医师职称、就诊科室与专业进行分类汇总统计。

（2）急诊诊疗工作信息统计归集急诊诊疗工作数据，来源于急诊挂号系统挂号人次、急诊医生工作站的诊疗登记人次，出诊工作登记管理系统出诊情况登记，按照就诊时间、挂号类别、医师职称、就诊科室与专业进行分类汇总统计。

（3）门诊疾病分类统计数据来源于门急诊医生工作站诊疗工作登记，按照门诊患者就诊疾病进行分类归集，统计分析不同时期门（急）诊疾病分类分布与特征。

（4）急诊观察信息工作统计数据来源于急诊观察登记管理系统，统计归集急诊观察室患者入出室

工作动态及抢救、治疗观察效果。

（5）门诊医疗费用统计数据来源于门诊收费管理系统信息数据库，按照门诊收费类别进行分类归集，并按诊疗专业、科室、处置人员疾病类别进行统计分析。

（6）门诊疾病信息统计数据来源于门诊医生工作站系统信息数据库，按照国际疾病分类统计各类别人次分布，统计计算门诊及门诊分科（专业）前十位疾病构成及门诊病人来源构成等。

（7）未建立医院信息系统的机构通过本模块手工录入收集的门诊工作信息数据。

（二）住院信息统计管理模块

病房工作信息（日志）统计、病案首页信息统计数据来源于住院医护工作站系统信息数据库和病案首页统计信息管理系统。

通过住院医护工作站系统信息数据库按照病房（专业）归集病员入出院信息、转诊信息、床位利用信息、危重病人信息等，建立逐日工作台账，汇总生成全院病房工作汇总台账，为出院病人工作动态报表提供依据。

通过病案首页统计信息管理系统生成出院患者分科分布、疾病转归、疾病分类、手术分类、离院方式、出院病情、诊断符合、危急重情况及费用等。

未建立医院信息系统的机构通过本模块手工录入收集病房工作日志信息数据。

（三）医技工作信息统计模块

数据来源于门诊、住院医技工作站系统信息数据库，按医技科室业务项目归集相关数据，分别生成各科室医技工作逐日台账和工作月报表。

未建立医院信息系统的机构通过本模块手工录入收集的医技工作信息数据。

（四）人力资源信息统计模块

数据来源于人力资源管理系统数据库，按人力资源信息实时报要求数据信息字段格式归集人员变动信息，增减修改人力资源信息统计库内容后完成网络时报和数据分类分析。

未建立人事管理系统的机构通过本模块手工录入收集的人员信息数据。

（五）科教信息统计模块

数据来源于科教管理系统数据库，归集科研、教学、进修学习等继续教育管理信息生成月报信息资料。

未建立医院科教系统的机构通过本模块手工录入收集的继续教育管理与科研教学信息数据。

（六）医疗业务信息统计模块

数据来源于医疗管理系统数据库，归集统计月报信息所需信息生成信息报表资料。

未建立医院业务信息系统的机构通过本模块手工录入收集的医疗业务管理信息数据。

（七）护理业务信息统计模块

数据来源于护理管理信息系统数据库，归集统计月报信息所需信息生成信息报表资料。

未建立医院护理信息系统的机构通过本模块手工录入收集的护理工作信息数据。

（八）财务信息统计模块

数据来源于财务信息管理系统数据库，获取资产负债表及收入支出表数据信息生成上报数据。

未建立财务信息系统的机构通过本模块手工录入收集的收入支出信息和资产负债数据。

（九）设备信息管理模块

数据来源于设备管理系统数据库，获取设备变动性表数据调整设备资源数据库后信息生成上报数据。

未建立医院设备信息系统的机构通过本模块手工录入收集的设备基本信息数据。

（十）后勤信息管理统计

数据来源于资产管理系统数据库，获取房屋、土地资源变动信息数据调整资源数据库后生成上报数据。

未建立医院资产管理信息系统的机构通过本模块手工录入收集的房屋、土地信息数据。

（十一）医保信息统计模块

数据来源于医保信息系统数据库，获取医保信息数据生成上报报表数据。

未建立医保信息系统的机构通过本模块手工录入收集的医保信息管理数据。

（十二）志愿者服务工作信息统计模块

数据来源于志愿者服务工作信息统计登记，归集统计汇总生成上报报表数据。

未建立医院志愿者服务信息系统的机构通过本模块手工录入收集的志愿者服务工作和义诊服务信息数据。

（十三）报表和台账管理模块

该模块按月季年系统生成相关统计指标数据报表和台账资料。

（十四）数据上报管理模块

根据国家统计制度要求，本模块可按月、季、年自动生成上报信息报表，经过统计员填报（生成）、统计负责人审核、领导审批流程结束后，统计员一键上报网络直报平台系统。

（十五）分析报告管理模块

该模块根据医院管理工作需要按期生成模板式图文并茂分析报告，经过修订后打印报送或存档。

五、医院信息系统信息统计数据集成整合

医院统计信息系统（统计信息数据中心）作为医院信息系统的重要功能模块，应最大限度地从医院信息系统中整合集成相关数据资源，减少手工数据录入。

（一）医院信息管理系统可直接产出的统计数据

（1）门、急诊诊疗工作信息统计数据：门、急诊挂号系统挂号人次，预约诊疗人次，出诊人次，单项健康检查人次，社区服务人次，门急诊医生诊疗登记人次，门、急诊患者疾病信息，门、急诊患者费用信息，手术信息，急诊观察信息，医生诊疗工作量信息。

（2）住院工作信息统计数据：出入院患者床位利用信息、病案首页信息。

（3）医技工作信息统计数据：门诊住院药房处方数据工作量数据、抗生素使用信息数据，医技检查、检验及治疗人次信息，费用信息数据。

（二）临床业务信息管理系统可直接产出的统计数据

CIS可提供患者诊疗业务统计信息、质量监管数据统计信息；

LIS可提供临床检验工作量信息数据；

PACS可提供影像诊断工作量信息数据；

手麻信息管理系统可提供手术、麻醉工作量及手术台次、手术分类分级、麻醉分类统计信息数据；

重症监护管理信息系统可提供重症监护工作数据信息；

远程会诊平台系统可提供远程心电、远程影像、远程病理诊断、远程会诊工作信息数据。

（三）人力资源信息系统可直接产生的统计数据

人员基本信息、职称学历考评的变动信息。

（四）科教信息系统可直接产生的统计数据

该系统可提供各类人员进修、培训、科研信息数据。

（五）医疗业务信息管理系统可直接产生的统计数据

该系统可直接产生对口支援、巡回医疗、义诊服务等数据信息。

（六）护理业务信息系统可直接产生的统计数据

该系统可直接产生护理人员业务工作量数据信息。

（七）财务信息系统可直接产生的统计数据

该系统可直接生成资产负债表及收入支出表数据信息。

（八）资产管理信息系统可直接产生的统计数据

该系统可直接生成万元以上设备数据信息，房屋、土地资源的分布与变动信息数据。

（九）医保信息系统可直接产生的统计数据

该系统可直接生成患者医疗费用结算医保和新农合支付信息数据。

六、统计信息化与电子台账

随着信息技术的不断发展及其在统计工作中的广泛应用，电子台账取代手工记账已成为工作发展的必然趋势。电子台账建立后为统计数据的利用提供了极大方便，特别是数据通过月报汇总季报、年报数据实时可得，减少中间录入、汇总环节出现的笔误和差错机会，能够大大减轻工作量，显著提高了工作效率。同时，电子台账为各类数据报表填报提供快捷数据支持，方便数据质量检查、数据溯源核对。

（一）电子表格系统的应用基础

电子表格系统是统计工作的常用辅助工具，可帮助统计人员简便、灵活、快速进行数据采集、数据汇总、统计分析等工作。

通过创建工作表，设计相关数据表式，进行信息数据录入采集工作，生成相应的数据表格，其常见操作方式如下：

（1）在电脑上新建一个 Excel 文件。首先双击桌面新建的 Excel 工作表——进入工作表，点击工作表上菜单的文件显示下拉列表，可以将工作表保存或另存为确定的名字，在工作表中将需要数据的表格样式及列数和行数确定，设定相关的信息、指标字段名称，设计需要的线条和边框，进行数据信息的录入。

（2）几个工作表数据录入的快捷方式。

① 表单中快速填入相同内容：选中多个单元格，输入字符，然后按 Ctrl + Enter 组合键，即可在选中的单元格中填入相同的内容。

② 快速复制上一单元格内容：按 Ctrl + ’（为西文单引号）组合键，即可将上一单元格内容复制下来。

③ 快速返回选中区域：按 Ctrl+Backspace（即退格键）。

④ 快速定位到单元格：方法一，按 F5 键，出现"定位"对话框，在引用栏中输入欲跳到的单元格地址，单击"确定"按钮即可；方法二，单击编辑栏左侧单元格地址框，输入单元格地址即可。

⑤ 快速选定邻近单元格：按 Ctrl + *键可选定单元格向四周辐射所涉及的有数据单元格的最大区域。

⑥ 快速选取工作表中所有包含公式的单元格：选择"编辑"→"定位"，单击"定位条件"按钮，在"定位条件"对话框中选择"公式"项，按"确定"按钮即可。

⑦ 把选定的一个或多个单元格拖放至新的位置：按住 Shift 键可以快速修改单元格内容的次序，选定单元格，按下 Shift 键，移动鼠标指针至单元格边缘，直至出现拖放指针箭头（空心箭头），然后按住鼠标左键进行拖放操作。上下拖拉时鼠标在单元格间边界处会变为一个水平"工"状标志，左右拖拉时会变为垂直"工"状标志，释放鼠标按钮完成操作后，选定的一个或多个单元格就被拖放至新的位置。

⑧ 工作簿表单快速扩容：选取"工具"→"选项"命令，选择"常规"项，在"新工作簿内的工作表数"对话栏用上下箭头改变打开新工作表数。一个工作簿最多可以有 255 张工作表，系统默认值为 6。

（二）工作表中函数的应用

（1）SUM 求和函数：指定单元格=SUM（C3：C32）（= SUM（起始相对地址：结束相对地址））。

（2）VERAGEA 计算平均值函数：指定单元格=VERAGEA（A2：A7）（=VERAGEA（起始相对地址：结束相对地址））。

（3）MID 取值函数：指定单元格=MID（A2，7，8）（=MID（指定相对地址，取值起始位置，取值长度））。

（4）IF 逻辑判断函数：指定单元格=IF（A3>B3，"是"，"否"）（= IF（设定定判断条件，满足条件的返回结果，不满足条件的返回结果））。

（5）DATEDIF 函数：指定单元格=DATEDIF（B4，TODAY（），"Y"）（= IF（指定时期条件，系统默认时期，返回差结果））。DATEDIF 函数用于计算两个日期之间的年数、月数和天数。

（6）COUNTIF 条件计数函数：指定单元格=COUNTIF（G5：G27，">94.5"）（=COUNTIF（起始相对地址：结束相对地址，判断条件）），用来计算区域中满足给定条件的单元格的个数。

（7）ABS 取绝对值函数：指定单元格=ABS（F2）（=ABS（相对地址或数字））。

（8）INT 取整函数：指定单元格=INT（F2）（=INT（相对地址或数字））。

（9）ROUND 四舍五入函数：指定单元格=ROUND（F2）（=ROUND（相对地址或数字））。

（三）利用电子表格系统建立统计信息的电子台账

利用 Excel 电子表格单元格数据引用技巧建立统计工作台账。

（1）相对引用表示某一单元格在工作表中的相对位置地址。相对引用直接使用行号和列标即可，如 A3=A1+A2，一般在同一工资表中引用可采用相对引用。

（2）绝对引用表示引用某一单元格在工作表中的绝对位置地址。绝对引用要在行号和列标前加一个 $ 符号，如 A3=$A$1+$A$2，或 A3=$A1+$A2。

（3）混合引用表示某一单元格在工作表中同时引用绝对位置地址和相对位置地址，如 A3=$A$1+A2。

（4）利用跨表数据引用操作：

同一工作簿中工作表内数据可通过相对引用技术直接引用位置数据或通过公式引用计算生成新的数据。

同一工作簿中的多张工作表间数据可利用绝对位置地址引用生成新的数据或通过公式引用计算生成新的数据。

同一工作簿中的多张工作表间数据可利用绝对位置地址和相对地址混合引用生成新的数据或通过公式引用计算生成新的数据。

图 2.5 即为运用电子表格技术建立电子台账示例。

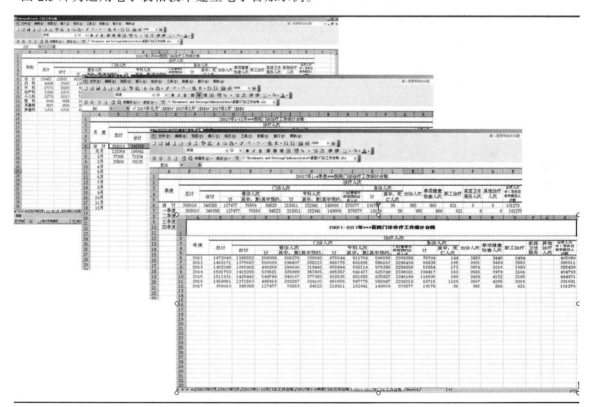

图 2.5 某单位门诊工作电子台账

（四）统计信息系统台账设计与生成

已经建立统计信息管理系统的单位可通过统计系统查询指标台账或直接计算生成相关指标的台账资料、历史数据表和统计年鉴，可直接打印存档或导出年鉴数据进行编印或保存电子文档。

图 2.6、图 2.7 即为直报系统导出电子台账和单位电子台账系统示例。

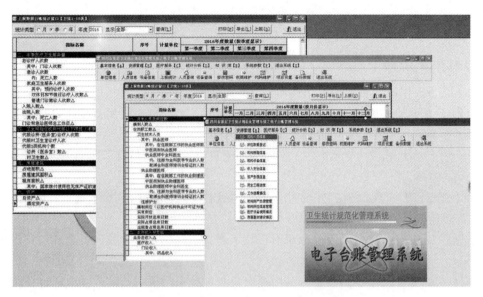

图 2.6　某单位年度工作电子台账

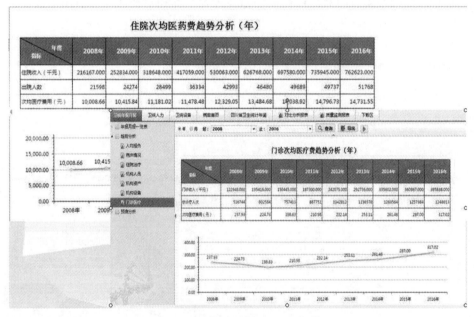

图 2.7　直报系统导出电子台账

七、统计信息系统数据应用标准化管理

（一）统计信息系统建设标准化要求

统计信息系统建设应遵循并符合国家及卫生行政主管部门相关信息系统功能规范要求，包括《医院信息系统基本功能规范》《电子病历系统功能规范》以及相关医学数据交换标准 HL7、DICOM、IHE 等。

（二）统计信息系统数据应用标准要求

凡有国家标准信息数据字段规范的，一律执行国家标准要求，如《全国组织机构代码》《行政区划代码》《医疗机构类别代码》《经济类型分类代码》《性别分类代码》《婚姻分类代码》《民族分类代码》《学历代码》《学位代码》《专业技术职务代码》《职业分类代码》《疾病分类代码》《中医病症分类代码》

等，国际疾病分类使用 2017 年国标版。

四川省内标准还有《住院病案首页数据集》《中医住院病案首页数据集》。

（三）统计信息系统直报数据接口传输规范要求

各类网络直报数据符合相关采集系统要求，如四川省卫生资源与医疗服务调查制度网络直报系统接口规范、HQMS 网络直报系统数据接口规范等。

（四）病案统计信息系统规范符合性测试

凡独立运行的统计与病案管理系统应通过具有信息系统符合性测试资质的单位部门进行符合性测试，取得相关测试合格证明以确保应用系统达到标准。

八、统计信息数据的安全管理

（一）建立统计信息安全管理制度

应建立以下统计信息安全管理制度：统计信息安全工作制度、统计信息档案管理制度、统计信息安全保密制度、统计信息数据备份管理制度、统计信息数据使用管理制度。

（二）落实统计信息安全管理措施

定期进行系统数据备份，不定期进行后台数据访问日志登记核查，定期进行计算机系统病毒防范查杀，定期进行备份信息数据的存放安全检查等，并留存检查处置信息记录文档。

九、统计智能化平台和医院智慧统计

统计智能化是信息统计高度发展的产物，是指以现代计算机技术、网络信息技术及信息处理技术等现代信息技术手段，实现统计信息数据的采集、传输、处理、管理、发布和使用全过程的计算机管理，从而实现统计工作的现代化，提高信息化管理水平。应用计算机系统从信息数据采集报送、质量控制、交换处理、共享利用的网络化到数据信息分析实现全程智能化，确保收集信息客观可靠，数据流转闭环管理，分析利用方便快捷，保障统计数据质量，提高工作效率。整合多系统的统计功能，建立起一体化的综合统计信息平台，区域需要建立区域信息统计综合平台，实现信息数据互联互通、信息共享。

医院综合信息统计平台，应与医院信息系统整合实现资源共享；设计覆盖医院信息系统未覆盖盲点却有数据生成的数据采集功能模块；应与国家、部门、关联企业信息数据共享，建立数据交互接口通道；应有强大的信息数据挖掘分析功能；应提供方便管理使用的数据多终端展示应用途径和手段。

智慧统计是大数据、人工智能技术在统计工作中的创新应用，智慧统计是统计信息化的上等升级，智慧统计将从传统单一的静态数据统计向静态统计与动态监测相结合，实现统计质量过程管控、异常数据实时监控预报预警；通过充分汇聚信息、利用信息、挖掘信息，把数据存量转化为服务增量，通过数据关联分析，进行数据重组，开展数据预测，将信息数据转化为新知识，实现"数库"到"智库"的升级转化；根据"实时实地、动态直观、汇集整合"的要求，改变传统统计图表的展示方式，将各类数据融合，将传统的点状数据指标转化为时间上、空间上、地域上的立体可视化、形象化展现，更方便感知和应用；让各级医疗机构主要统计数据和关键指标经过数据信息采集和数据信息共享，应用统计智能化分析工具使数据分析"傻瓜化"，数据展示直观化、立体化，实现电脑终端、手机、PAD 等移动设备便捷化的"一呼即应"的快速智能查询，提高统计服务和管理水平。

在"直报系统"中，操作用户根据角色的不同，可分为：

（1）数据填报员：基层医疗单位、县区卫生健康（卫生计生）行政部门、个别市卫生健康（卫生计生）行政部门（特例）人员。

（2）数据管理员：各级卫生健康（卫生计生）行政部门数据管理员、业务人员。

（3）系统管理员：省级卫生健康委系统管理员，系统管理员有且仅有一个。

各类角色的权限：

（1）数据填报员：主要进行数据填报。包括在线填报报表数据、审核数据、上报数据。

（2）数据管理员：主要是各级数据管理员及业务人员进行数据审批、数据查询与分析。包括查看下级机构上报情况、浏览上报数据、审批数据、查询与分析、管理下级机构与用户等。

（3）系统管理员：主要进行系统管理。包括查看下级机构、查看系统日志、数据分析权限、管理下级机构与用户等。

在直报系统中，基层医疗单位、县区卫生健康（卫生计生）行政部门、个别市卫生健康（卫生计生）行政部门（特例）均可以填报调查表数据。

第一节　数据填报

一、直报系统登录

用户输入网址 http：//202.61.88.12:8280/succezci，进入登录界面（图 3.1）。

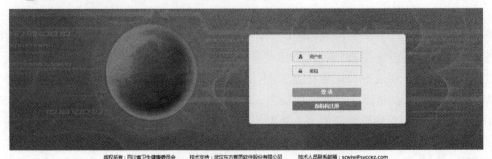

图 3.1　登录界面

输入直报系统用户名及密码即可登录,进入四川省卫生健康统计数据综合采集与决策支持系统(图3.2)。

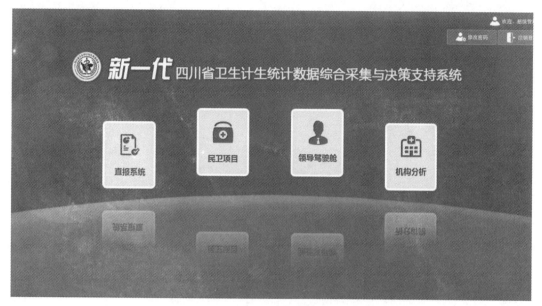

图 3.2　卫生健康统计数据综合采集与决策系统界面

点击"直报系统"进入(图 3.3)。

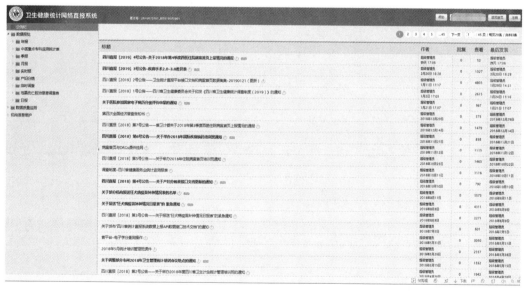

图 3.3　直报系统页面

二、数据报批

(一)年　报

展开年报,选中所需要报送的采集任务。点击数据期下拉框展开,选择所需报送的数据期(图 3.4)。
数据填报方式:
(1)直接在网页上填报数据:所有单元格可手动输入数字,按键盘上 Tab 键可横向向右切换,按键盘上 Enter 键可结束输入向下切换,下拉框输入文本后,会自动在代码表中匹配结果,按键盘↓方向键可切换选项。

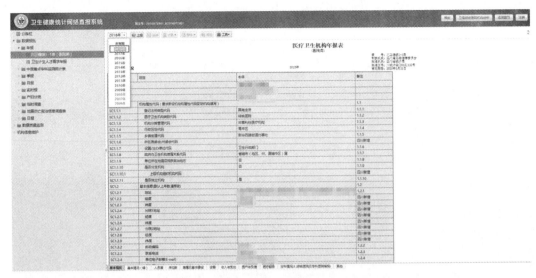

图 3.4 年报报表期选择

（2）导入导出填报数据：导出 Excel 模板。点击工具，选择"导出为 Excel"（图 3.5）。

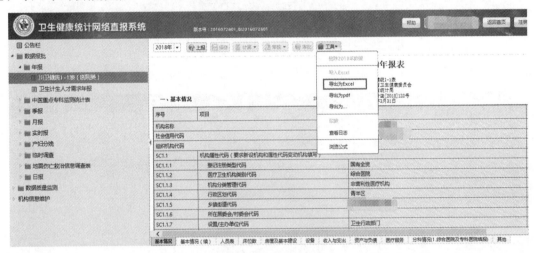

图 3.5 导出为 Excel

点击下载导出的 Excel 模板（图 3.6）。

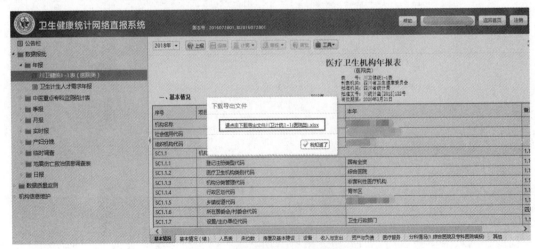

图 3.6 下载导出的 Excel 模板

在导出的 Excel 中依次完成各个表单的数据填报（图 3.7）。（注意：不要改变 Excel 模板样式。）

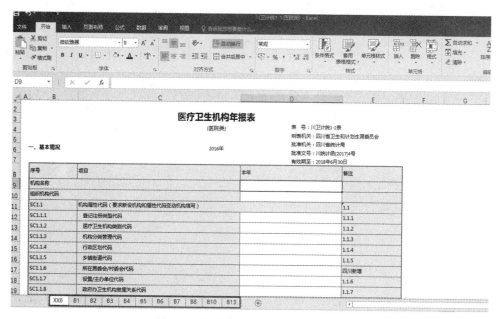

图 3.7　在导出的 Excel 中填报数据

将 Excel 模板中数据填报完成之后，点击"保存"，关闭 Excel 表，点击"导入 Excel"（图 3.8）。

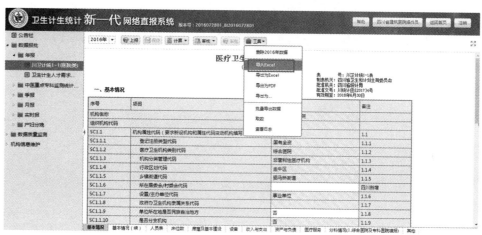

图 3.8　在导出的 Excel 中填报数据并导入

数据成功导入直报系统中后，点击"审核"按钮，审核无误后（存在警告数据）界面见图 3.9。

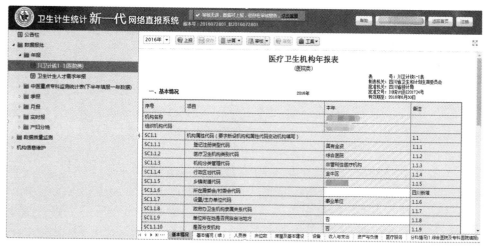

图 3.9　审核无误

点击上报"上报"按钮，即可成功上报数据。

（二）月　　报

填报月报任务时，点击"川卫健统 4-1 表（月报）"采集任务（图 3.10）。

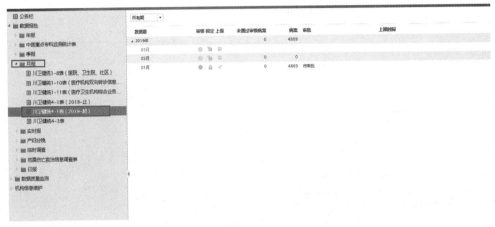

图 3.10　川卫健统 4-1 表（月报）

点击展开数据期下拉框，选择需要报送的数据期（图 3.11）。

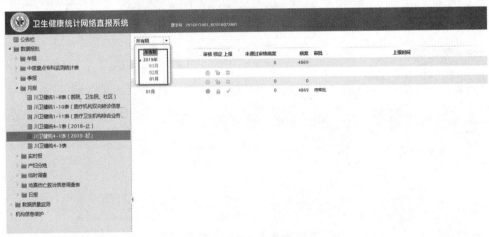

图 3.11　选择报表期

点击录入"录入"按钮，进入录入界面（图 3.12）。

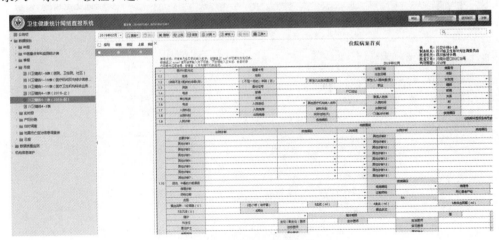

图 3.12　录入界面

进入录入界面后，开始录入数据。

录入数据有三种方式：

1. 直接在网页上填报数据

单元格可手动输入数字，按键盘上 Tab 键可横向向右切换，按键盘上 Enter 键可结束输入向下切换，下拉框输入文本后，会自动在代码表中匹配结果，按键盘↓方向键可切换选项。

2. 导入导出明细填报数据

（1）导出 Excel 模板。点击工具，选择"导出为 Excel"（图 3.13）。

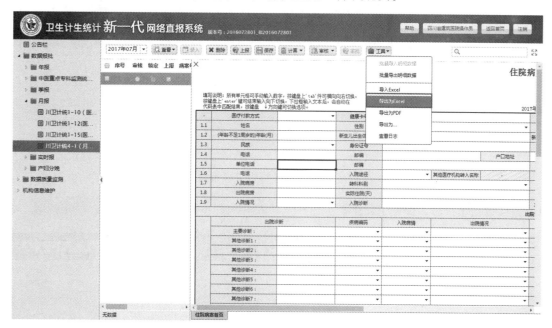

图 3.13　导出为 Excel 模板

（2）点击下载 Excel 模板（图 3.14）。

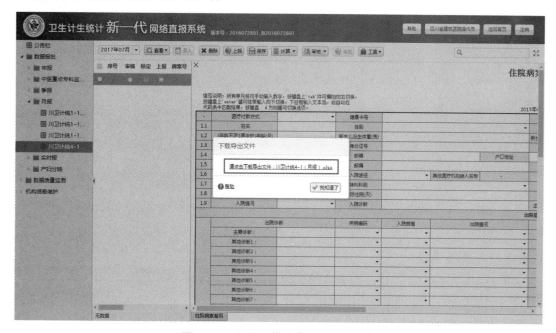

图 3.14　点击下载导出的 Excel 模板

（3）在 Excel 模板中完成数据填报（图 3.15）。（注意：不要改变模板样式。）

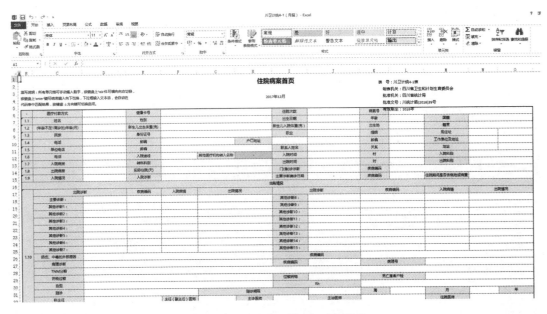

图 3.15　在 Excel 模板中填报数据

（4）完成数据填报后，保存 Excel 表，选择"导入 Excel"（图 3.16）。

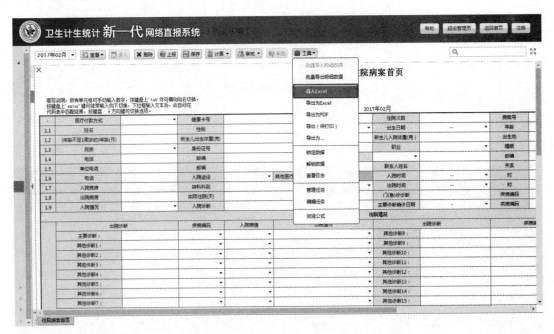

图 3.16　导入 Excel 模板

至此，填报的数据就成功导入进直报系统中了。

3. 批量导入数据填报

（1）点击数据期下拉框，选择所需要报送的数据期（图 3.17）。

（2）点击"批量导入数据明细"（图 3.18）。

（3）点击上传文件（注意：文件先压缩为 zip 格式。）（图 3.19）。

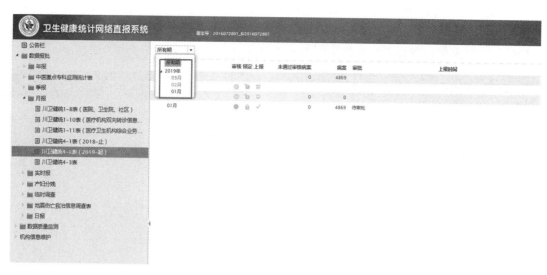

图 3.17　选择报表期

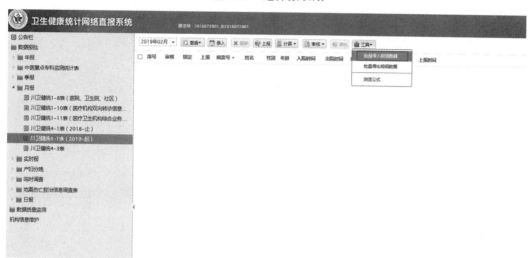

图 3.18　选择"批量导入数据明细"

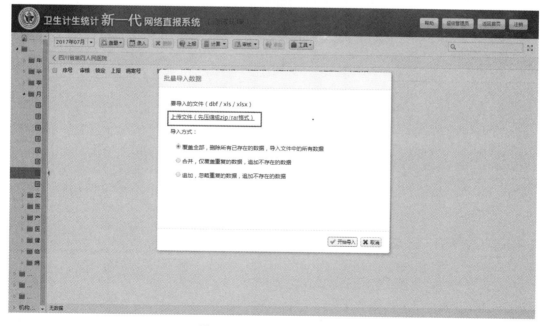

图 3.19　选择"上传文件"

（4）文件上传成功后，选择相关的导入方式，点击"开始导入"，导入成功后点击"确定"（图 3.20）。（若有未成功导入的数据，可根据提示框中的信息进行查看。）

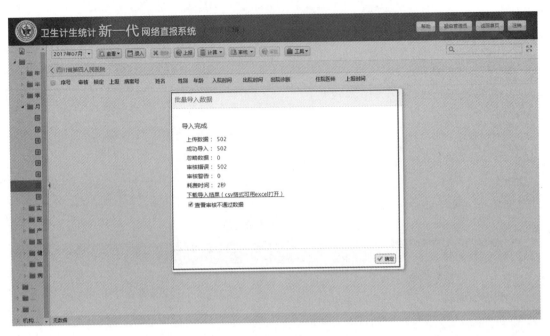

图 3.20　导入明细界面

至此，数据便成功导入直报系统中了（图 3.21）。

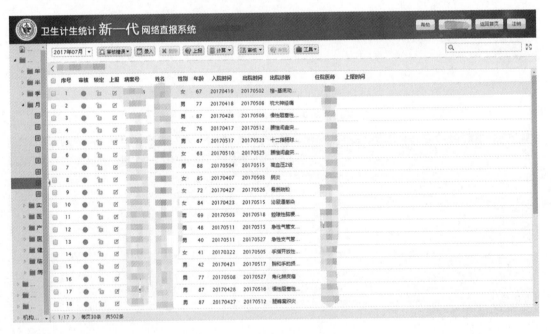

图 3.21　导入成功后界面

（三）实时报

填报实时报任务时，选择"川卫健统 2-1 表（卫生人力）"采集任务（图 3.22）。

点击"录入"按钮，进入数据录入界面（图 3.23）。

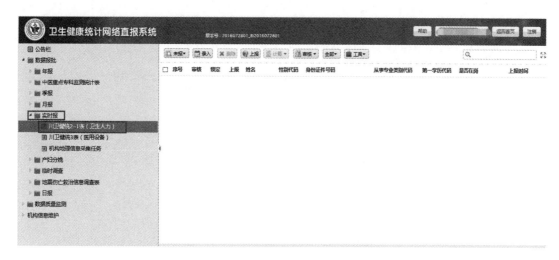

图 3.22　选择川卫健统 2-1 表（卫生人力）

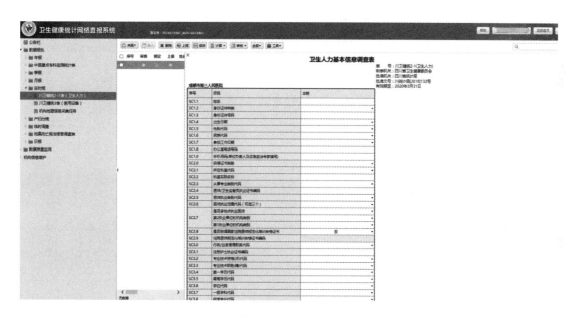

图 3.23　录入界面

至此，开始进行数据录入。数据录入的方式有以下三种：

1. 直接在网页上填报数据

所有单元格可手动输入数字，按键盘上 Tab 键可横向向右切换，按键盘上 Enter 键可结束输入向下切换，下拉框输入文本后，会自动在代码表中匹配结果，按键盘↓方向键可切换选项。

2. 导入导出明细填报数据

（1）首先导出 Excel 模板。点击工具，选择"导出为 Excel"（图 3.24）。

（2）点击下载 Excel 模板（图 3.25）。

（3）在 Excel 模板中完成数据填报（图 3.26）。（注意：不要改变模板样式。）

（4）完成数据填报后，保存 Excel 表。选择"导入 Excel"（图 3.27）。

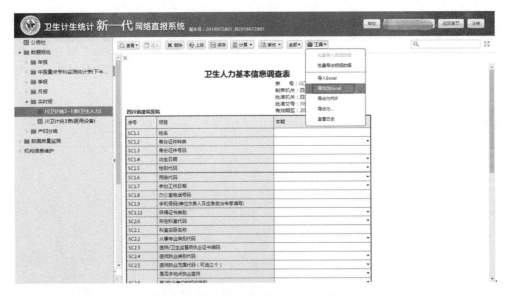

图 3.24　导出为 Excel

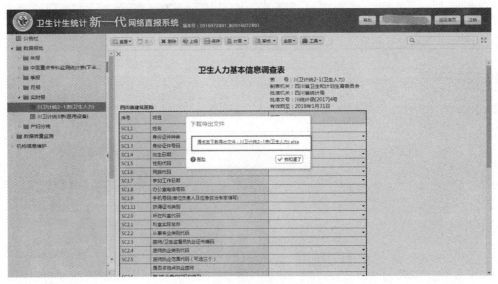

图 3.25　下载 Excel 模板

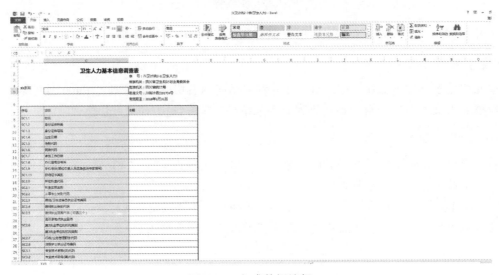

图 3.26　完成数据填报

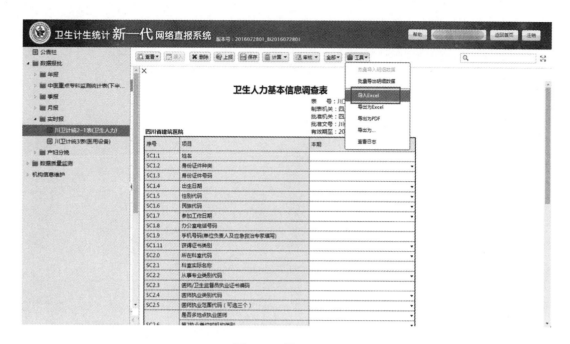

图 3.27　导入 Excel

至此，填报的数据就成功导入进直报系统中了。

3. 批量导入数据填报

（1）点击选择"川卫健统 2-1 表（卫生人力）"采集任务（图 3.28）。

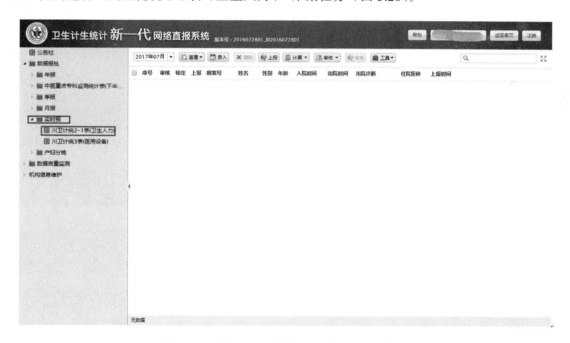

图 3.28　选择"川卫健统 2-1 表（卫生人力）"

（2）点击"批量导入明细数据"（图 3.29）。

（3）点击上传文件（注意：文件先压缩为 zip 格式。）（图 3.30）。

（4）文件上传成功后，选择相关的导入方式，点击"开始导入"，导入成功后点击"确定"（图 3.31）。（若有未成功导入的数据，可根据提示框中的信息进行查看。）

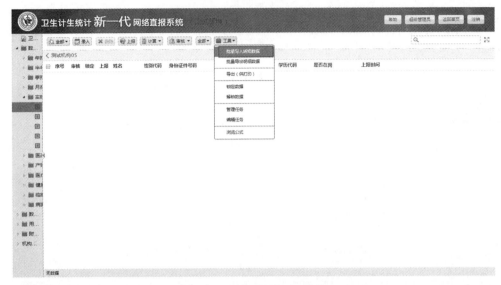

图 3.29 批量导入明细数据

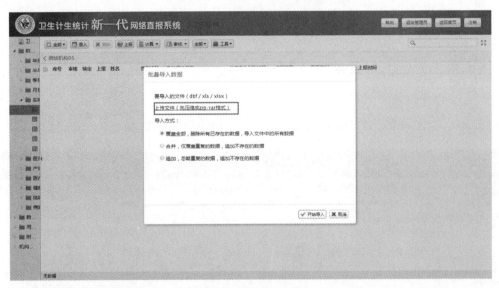

图 3.30 上传文件

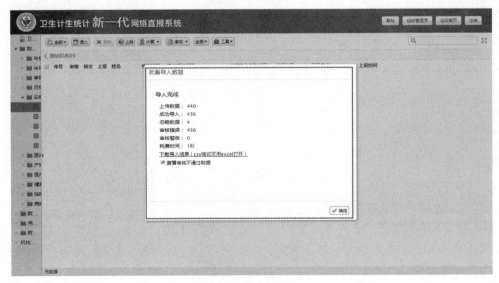

图 3.31 开始导入

至此，数据便成功导入直报系统中了。

三、机构信息维护

在浏览器中输入以下网址，进入直报系统登录首页（图 3.32）：http：//202.61.88.12：8280/succezci。

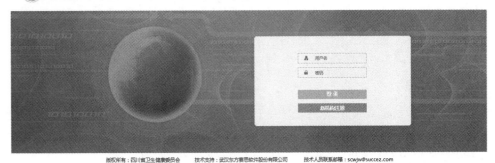

图 3.32　直报系统登录首页

点击"新机构注册"，进入新机构注册界面（图 3.33）：

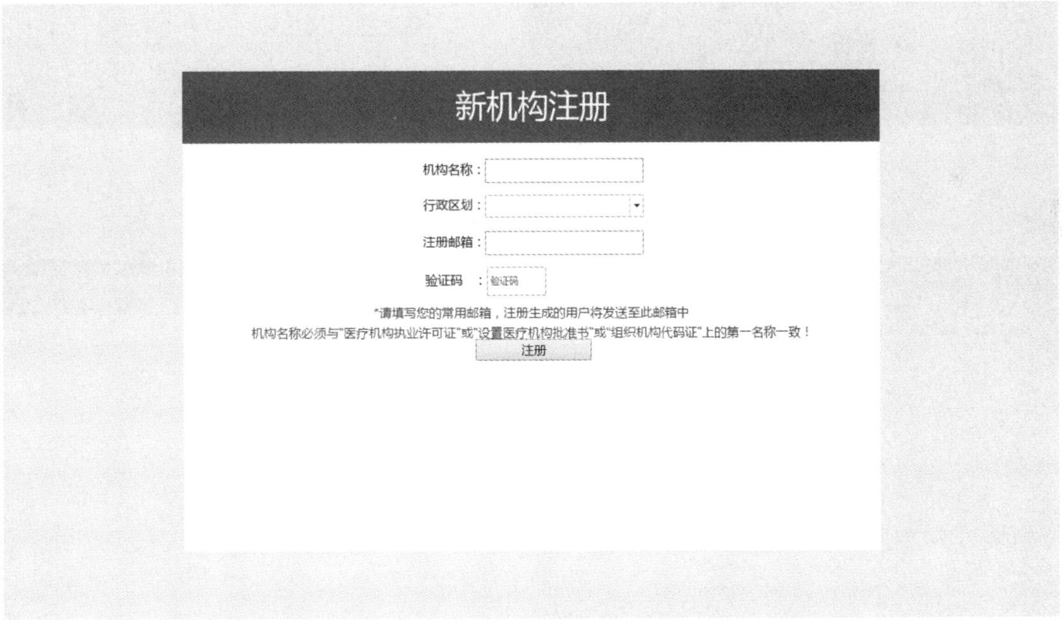

图 3.33　新机构注册界面

依照提示信息，填写新机构相关的信息后，点击注册"注册"。

机构注册成功后，会弹出注册成功提示框（图 3.34）。

点击"跳转登录页面登录"，返回直报登录首页，输入提示框中的登录 ID 以及登录密码，点击"登录"，进入直报系统（图 3.35）。

进入直报系统首页后，点击"机构信息注册修改"，完成机构基本信息的填写（图 3.36）。

注册成功！登录ID：510000X77321 登录密码：123456
您的用户信息已发注册邮箱（lvcd@succez.com）请查收！
>>跳转登录页面登录

图 3.34 注册成功提示框

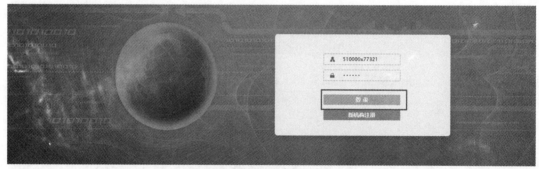

图 3.35 进入直报系统

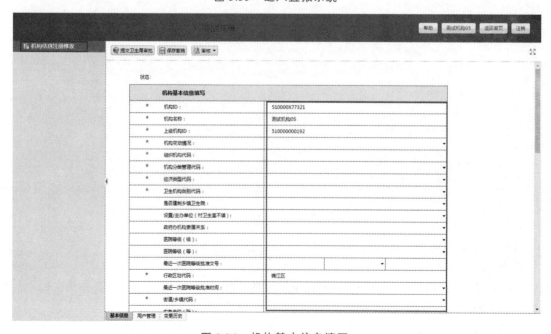

图 3.36 机构基本信息填写

填写完成后，点击"审核"，审核无误后，点击"提交卫生局审批"（图 3.37）。

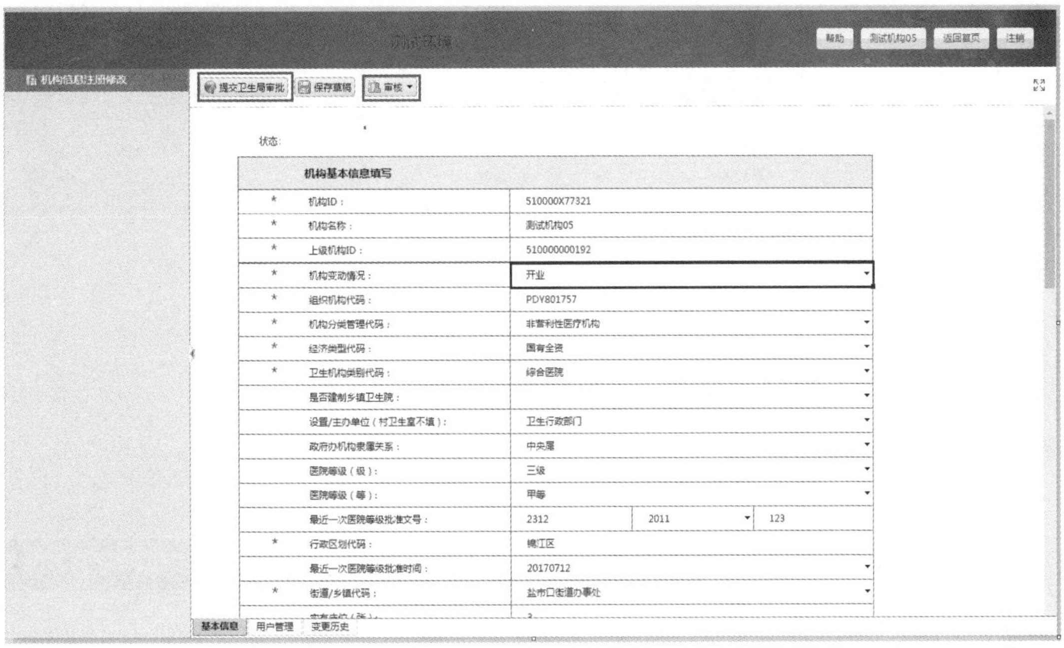

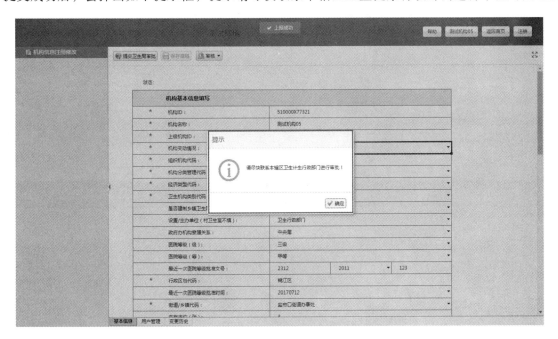

图 3.37　点击"审核"

提交成功后，会弹出如下提示框，提示请尽快联系本辖区卫生健康行政部门进行审批（图 3.38）。

图 3.38　数据提交

刷新界面，状态会出现如图 3.39 所示变更。

（1）若机构注册信息被卫生健康行政部门退回不通过，则状态会出现变更（图 3.40），请根据退回原因进行修改。

（2）若卫生健康行政部门通过机构注册信息，则状态会变更（图 3.41）。

机构信息通过卫生健康行政部门审批后，可进入直报系统首页，填报相关采集任务。

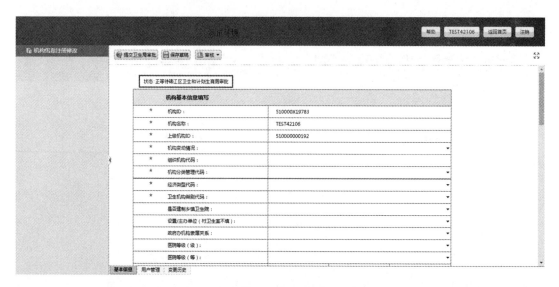

图 3.39　提交成功

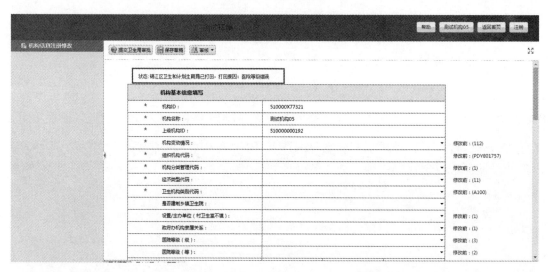

图 3.40　退回修改

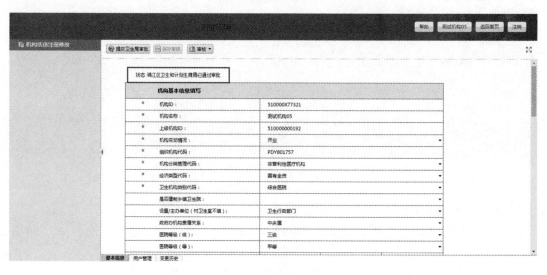

图 3.41　通过注册

第二节　机构分析

用户输入网址 http：//202.61.88.12：8280/succezci，进入登录界面（图 3.42）。

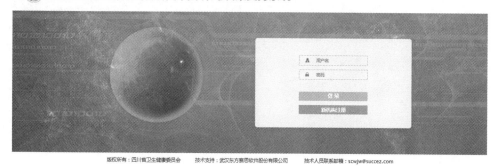

图 3.42　登录界面

在登录首页上输入用户名以及密码，进入"直报系统"，点击选择"机构分析"模块（图 3.43）。

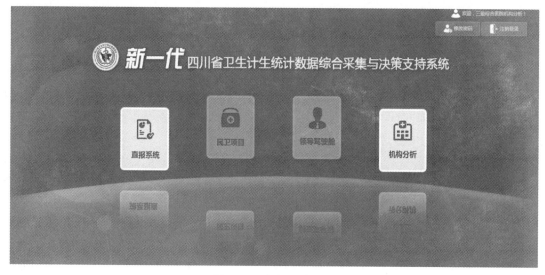

图 3.43　直报系统界面

机构分析一共分为 9 个模块：卫统年报月报、卫统人力、卫统设备、病案首页、对比分析报表、质量检测报表、分析报告、四川省卫生统计年鉴、下载区。点击任一模块可切换，点击"注销登录"则返回登录界面，点击"返回首页"则返回直报系统界面。

一、权限控制

机构分析中限制了用户登录后可以看到的数据范围，各医院机构登录只能看到本机构数据。

二、卫统年报月报

卫统年报月报模块主要有 4 个部分：年月报一览表、趋势分析、预测分析、对比分析。可以点击门户上方板块进行切换（图 3.44）。

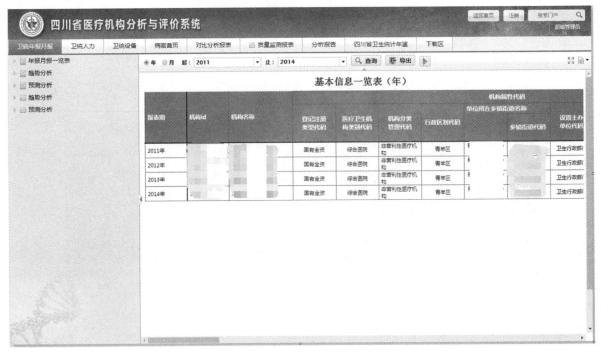

图 3.44　机构分析门户

（一）年报一览表

表下根据不同机构显示不同数量报表，医院登录可看到 11 张报表，按日期维度展示报送明细数据。每张报表由两部分组成，控件部分和报表部分。控件部分可以选择筛选条件，例如在日期起止中选择 2011、2014，下面就只展示 2011—2014 的数据。控件上的年月切换，选择年的时候报表计算卫统年报，选择月的时候从卫统月报出数。

控件筛选条件选择完毕后，点击查询即可开始查询数据，部分报表配置了导出按钮，点击"导出"时可选择将当前报表计算结果导出为 Excel 文件并下载到本地。用户登录后计算过的报表，在一定时间内会保留缓存，下次打开该报表会显示之前缓存计算结果（图 3.45）。

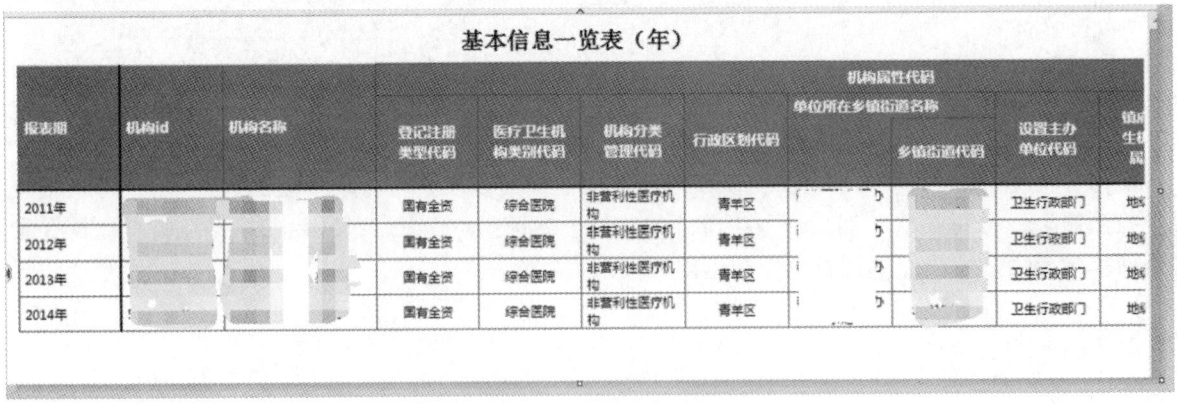

图 3.45　基本信息一览表

（二）趋势分析

本部分展示指标的时间走势情况，如人均担负展示医师人均担负指标的时间走势情况，界面由报表统计图组成（图 3.46）。

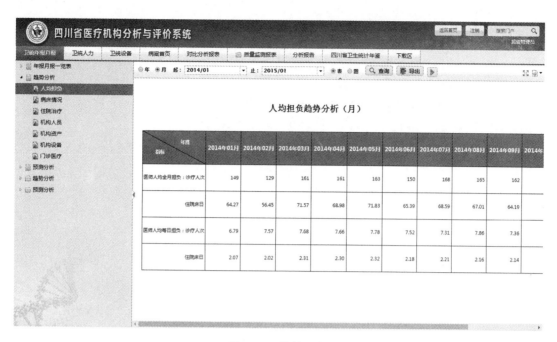

图 3.46　趋势分析

（三）预测分析

本部分按照用户选择的预测模型预测将来 5 期数据，指标下拉框中包含预测指标。预测模型有两个：平均移动预测模型、二次多项式预测模型。用户选择一个指标（不可多选），勾选想要使用的预测模型，点击"计算"，填充淡蓝色区域部分（加框部分）即为预测数据（图 3.47）。

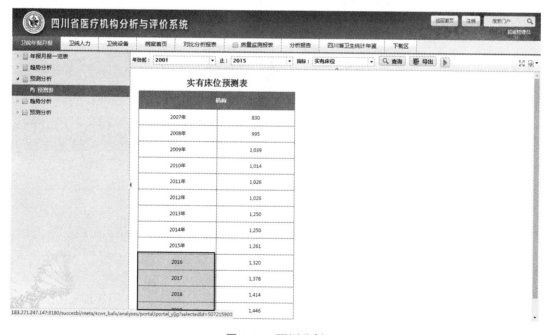

图 3.47　预测分析

（四）对比分析

本部分主要统计各指标全省全市同类型机构对比情况。报表备注中标注同类型机构全省全市数据量（图 3.48）。

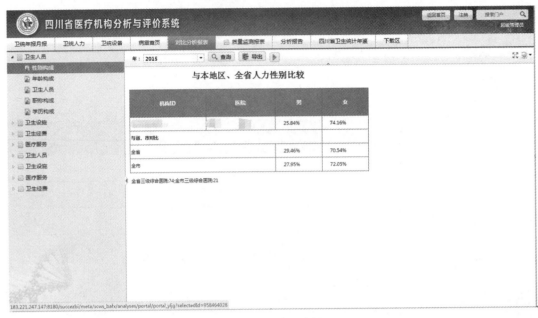

图 3.48　对比分析

三、卫统人力

卫统人力模块专项统计主要有 2 个部分：人力个案、人力分析。可以点击门户上方板块进行切换。点击右上角的"返回首页"可返回直报系统首页。

（一）人力个案

本部分以一览表的形式展示人力数据（图 3.49）：

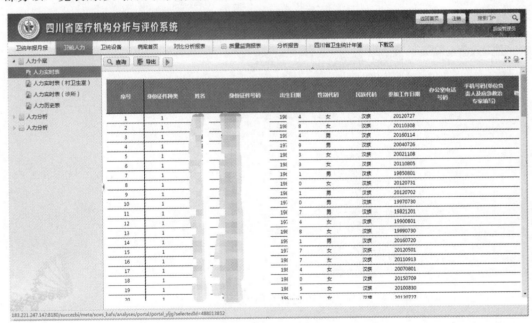

图 3.49　人力个案

（二）人力分析

本部分展示实时和历史的各个人力情况构成（图 3.50）：

从事专业代码	从事专业名称	数量	构成
11	执业医师	665	28.25%
13	见习医师	298	12.66%
21	注册护士	904	38.40%
22	助产士	7	0.30%
31	西药师（士）	48	2.04%
32	中药师（士）	10	0.42%
41	检验技师（士）	60	2.55%
42	影像技师（士）	19	0.81%
69	其他卫生技术人员	90	3.82%
70	其他技术人员	108	4.59%
80	管理人员	97	4.12%
90	工勤技能人员	48	2.04%

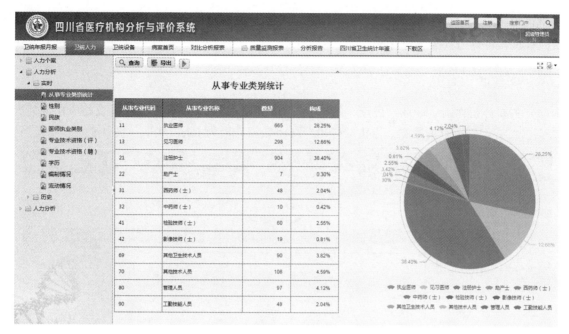

图 3.50　人力分析

四、卫统设备

卫统设备模块包括两张表：设备信息一览表、设备类型统计。设备信息一览表展示设备明细数据（图 3.51）。

序号	填报状态	设备代号	同批购进相同型号设备台数	设备名称	产地	生产厂家	设备型号	购买日期
1	1	全自动生化分析仪	1	全自动干式生化分析仪	1	美国强生	VITROS950	20030604
2	1	ICU(危重病人监护系统)	1	中央监护系统	1	美国惠普	HP中央站	19950202
3	1	移动式X线诊断机	1	移动式X光机	1	日本岛津	MUX-10J	20040629
4	1	彩色脉冲多普勒超声诊断仪(彩超)	1	数字化彩色超声诊断仪	1	德国西门子	西门子SONOLINE G50	20090829
5	1	B型超声诊断仪	3	超声诊断仪	1	GE公司	LOGIQ P5	20130923
6	1	有创呼吸机	2	呼吸机	1	美国伟康	BIPAP VISION	20020829
7	1	有创呼吸机	1	呼吸机	1	德国DRAGER Medical AG&CO.KgaA	Savina	20080804
8	1	无创呼吸机	2	呼吸机	1	瑞典迈柯唯	Servo-s	20131005
9	1	人工肾透析装置	1	血液透析机	1	瑞典GAMBRO	AK-100ULTRA	19970504
10	1	A00	1	高清电子胃镜主机	1	日本PENTAX	EPK-I	20120911
11	1	B型超声诊断仪	1	超声诊断仪	1	GE公司	LOGIQ P5	20130923
12	1	牙科综合治疗	1	牙科综合治疗台	1	德国西门子	SPIRIT AC	19951004
13	1	有创呼吸机	2	面罩呼吸机	1	美国Respironics Inc伟康公司	BiPAP Vision	20060804
14	1	人工肾透析装置	1	CRRT血透机	1	费森尤斯	123	20090504
15	1	B型超声诊断仪	1	黑白B超机	1	美国GE	LOGIQα200E	20021202
16	1	ICU(危重病人监护系统)	1	监护中心(4床)(美国政府贷款)	1	美国安捷伦	4床	20020502
17	1	ICU(危重病人监护系统)	1	监护中心(6床)(美国政府贷款)	1	美国安捷伦	6床	20020502
18	1	有创呼吸机	2	呼吸机	1	瑞典迈柯唯	SERVO-S	20110228
19	1	A00	2	麻醉机	1	德尔格医疗设备有	Fabius plus	20121126

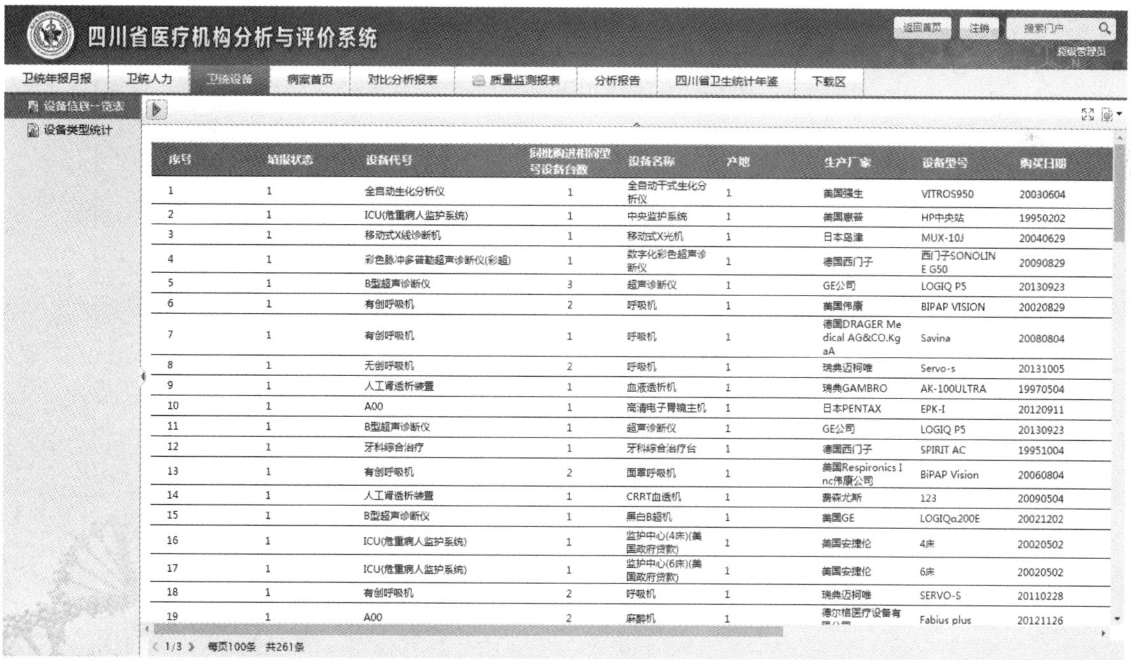

图 3.51　卫统设备

点击左下角的页码切换设置按钮可设置每页展示条数及跳转到相应页码。

五、病案首页

病案首页模块主要由 6 个部分组成，分别为病患基本信息、运营负荷与效率、诊疗水平、服务质量、病患负担、分析报告、展示机构的病案相关情况。可以点击门户上方板块进行切换。点击右上角的"返回首页"可返回直报系统首页。

（一）病患基本信息

本部分主要分析性别、职业、民族、婚姻状况等在不同科室下出院病人数量及相应构成情况（图3.52），点击"查询"可查询数据，点击"导出"可将数据导出为 Excel 模式（图 3.53）。

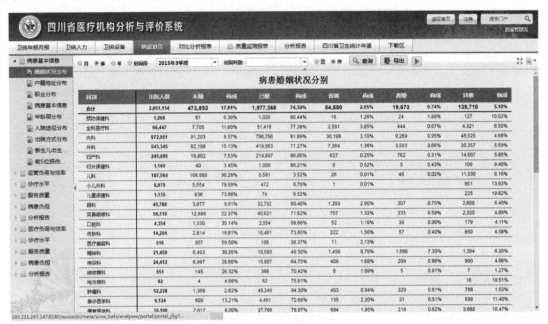

图 3.52　病患基本信息

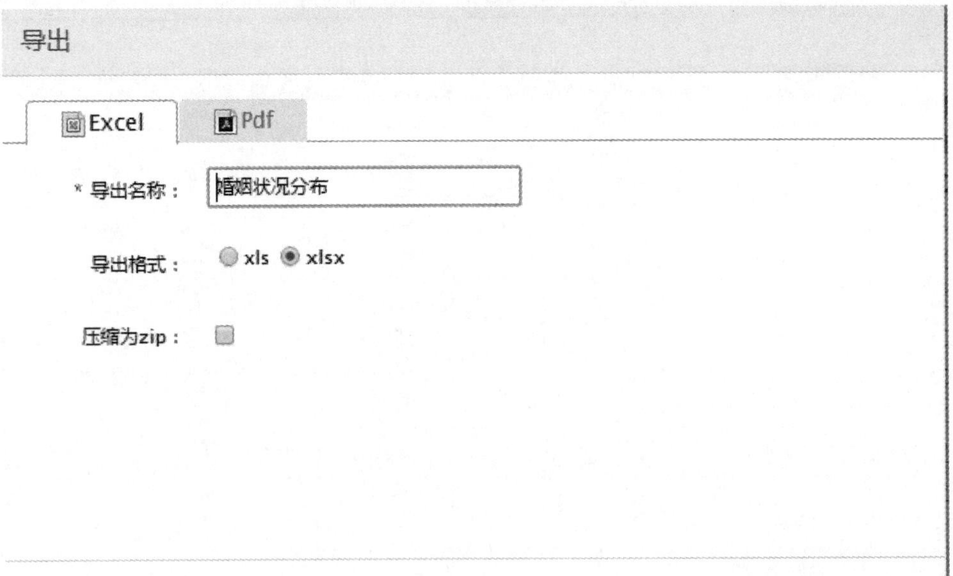

图 3.53　导出界面

（二）运营负荷与效力

本部分分析出院人次、手术人次、死亡人次、住院日等指标，点击"查询"可查询数据，点击"导出"可将数据导出为 Excel（图 3.54）。

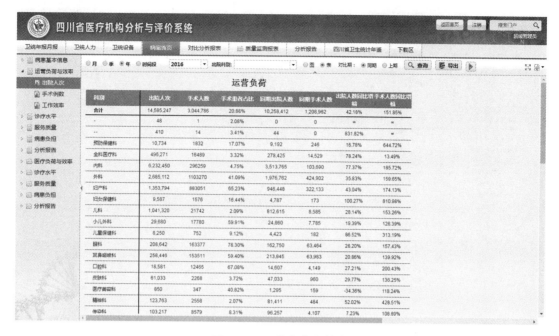

图 3.54　运营负荷与效率

（三）诊疗水平

本部分分析收治病种数及临床路径相应指标，点击"查询"可查询数据，点击"导出"可将数据导出为 Excel（图 3.55）。

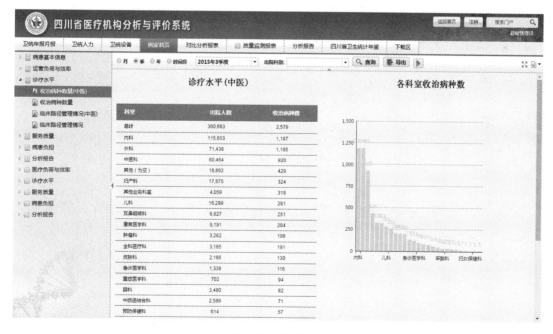

图 3.55　诊疗水平

（四）服务质量

本部分分析死亡情况、出院情况、再住院情况、术后重返等指标，点击"查询"可查询数据，点击"导出"可将数据导出为 Excel。

其中前 5 位疾病死亡中疾病分组下拉框可选择按类目（前 3 位）或亚目（前 5 位）来分析（图 3.56）。

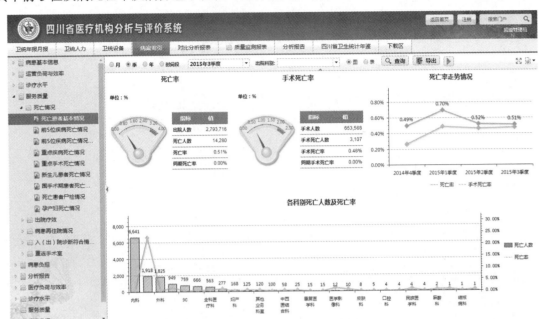

图 3.56 服务质量

（五）病患负担

本部分分析付费方式、明细费用、重点疾病费用、重点手术费用、恶性肿瘤费用等指标，点击"查询"可查询数据，点击"导出"可将数据导出为 Excel。其中重点疾病、重点手术、恶性肿瘤费用报表图表可联动，点击左边报表疾病名称，右下方刷新为所选疾病费用走势情况（图 3.57）。

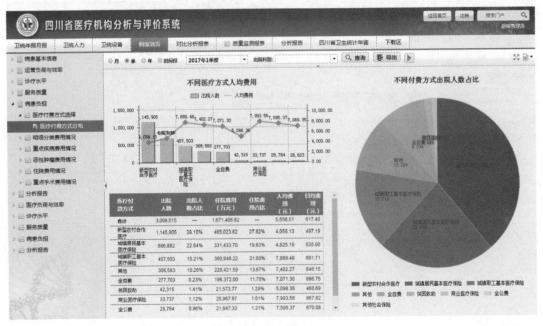

图 3.57 病患负担

（六）分析报告

本部分可按照病案数据自动生成一张 Word 样式的报告，里面的数据和统计图都可以跟随所选控件变化。选择"导出"可导出成一张 Word 样式的报告（图 3.58）。

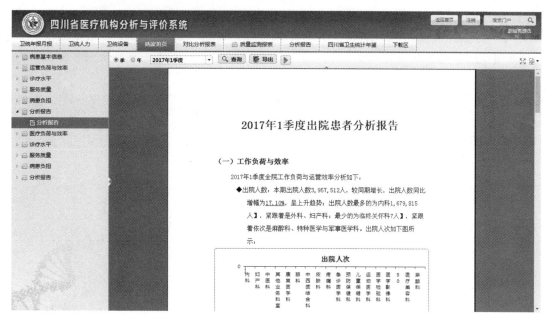

图 3.58 分析报告

六、对比分析报表

对比分析报表模块由 4 个部分组成，分别为卫生人员、卫生设施、卫生经费、医疗服务。可以点击门户上方板块进行切换。点击右上角的"返回首页"可返回直报系统首页。

（一）卫生人员

本部分主要统计卫生人员的性别、年龄、职称、学历等情况与全省全市全县同类机构的对比情况（图 3.59）。

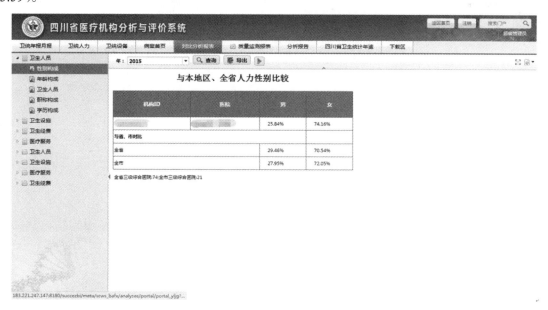

图 3.59 卫生人员

（二）卫生设施

本部分主要统计医疗机构的床位、设施、资源配置等与全省全市全县同类机构的对比情况（图 3.60）。

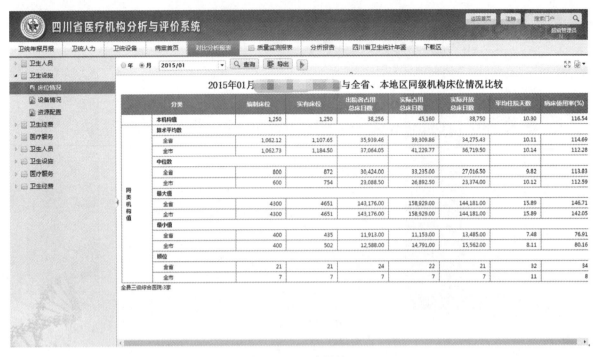

图 3.60　卫生设施

（三）卫生经费

本部分主要统计医疗机构的收支结构、费用构成、次均费用、支出情况、收入情况、成本效率等与全省全市全县同类机构的对比情况（图 3.61）。

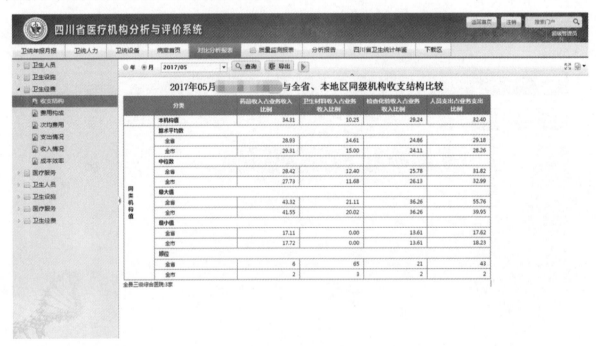

图 3.61　卫生经费

（四）医疗服务

本部分主要统计医疗机构的医疗服务量、服务效率、医师工作量、大型设备检查及抗菌药物使用、重症与手术、死亡率、临床科室对比分析等与全省全市全县的同类机构对比情况（图 3.62）。

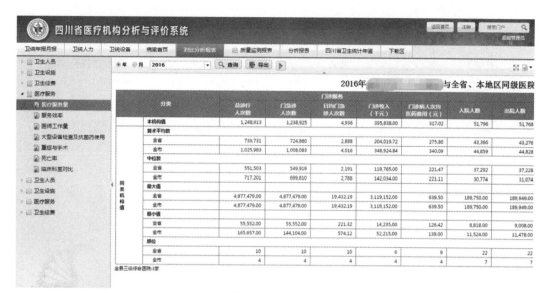

图 3.62　医疗服务

七、质量监测报表

质量监测报表模块主要由病案评分汇总、按年月区分的卫生人员数以及双向转诊与月报数据的一致性分析报表构成（图 3.63）。

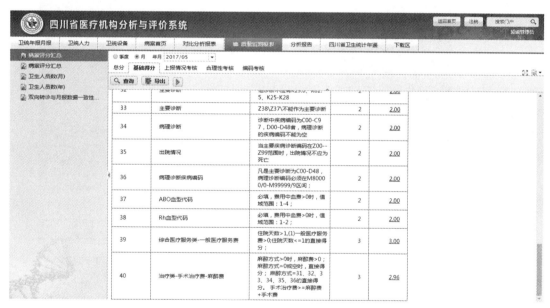

图 3.63　病案检测报表

通过点击钻取扣分数，可跳转至扣分的详细病案信息（图 3.64）。

八、机构分析报告

本模块可针对机构相关情况进行分析（图 3.65）。

九、四川省卫生统计年鉴

四川省卫生统计年鉴为后台上传的 PDF 文档，用户可在线浏览，刷新文档时可看到右下方工具栏，可进行一些基本的如放大、缩小、翻页、保存到本地的操作等（图 3.66）。

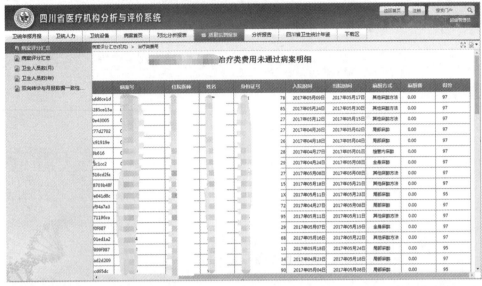

图 3.64　病案钻取

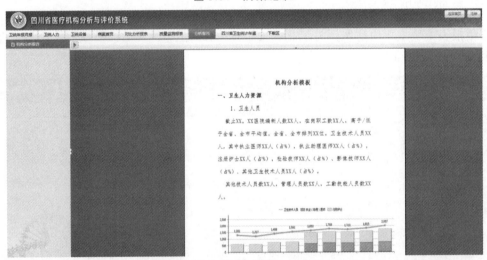

图 3.65　分析报告

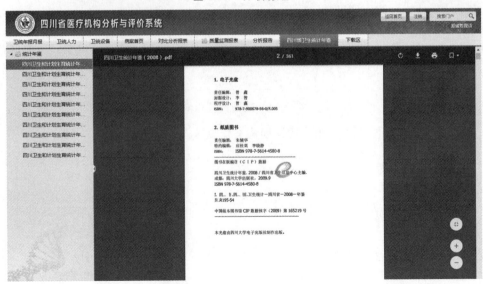

图 3.66　四川省卫生统计年鉴

十、下载区

下载区模块主要由机构信息、疾病编码、手术编码、季度通报以及相关协议构成。

（一）机构信息

本部分主要查询各月的机构基本信息情况（图3.67）：

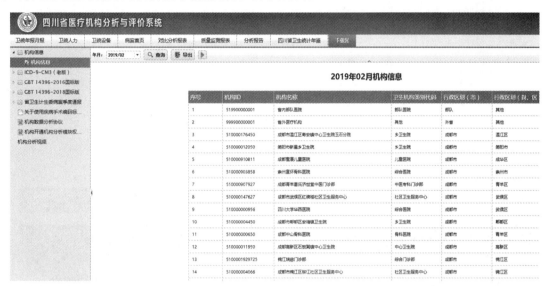

图3.67　机构信息

（二）ICD-9-CM3（手术编码）

本部分主要查询手术编码信息（图3.68）。

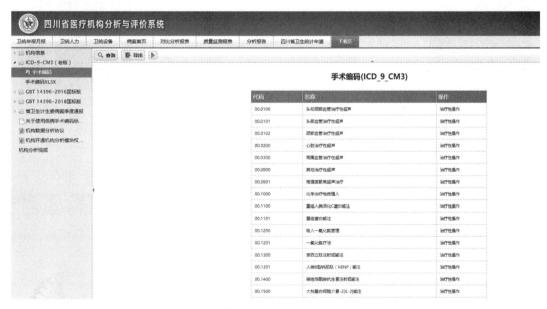

图3.68　ICD-9-CM3

（三）ICD-10（疾病编码）

本部分主要查询疾病编码信息（图3.69）。

（四）省卫生健康委病案季度通报

本部分可查询西医病案首页上报情况通报信息（图 3.70）。

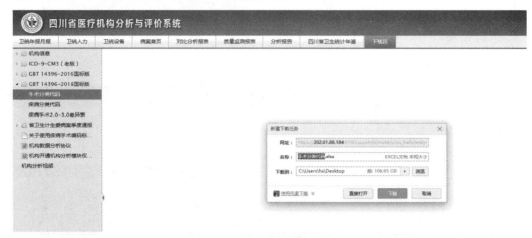

图 3.69　ICD-10（疾病编码）

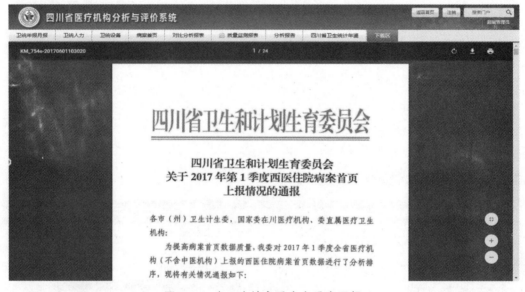

图 3.70　省卫生健康委病案季度通报

（五）机构分析视频

本部分主要是对于机构分析系统的相关介绍，点击可直接下载（图 3.71）。

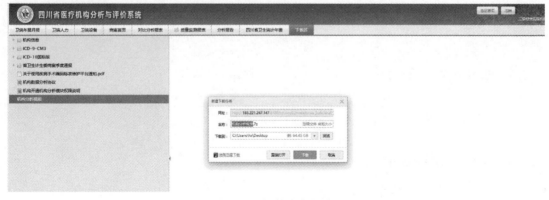

图 3.71　机构分析视频

第三节 领导驾驶舱

一、登录领导驾驶舱

在浏览器中输入直报网址：http：//202.61.88.12:8280/succezci。

在登录页面（图 3.72）输入卫生健康（卫生计生）行政部门数据管理员用户名密码，点击登录，进入系统首页（图3.73）。

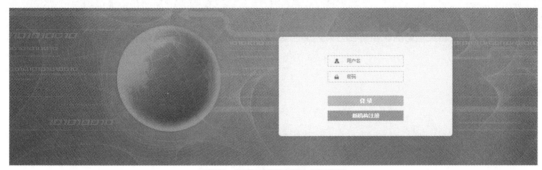

图 3.72 登录页面

点击选择领导驾驶舱（图 3.73）。

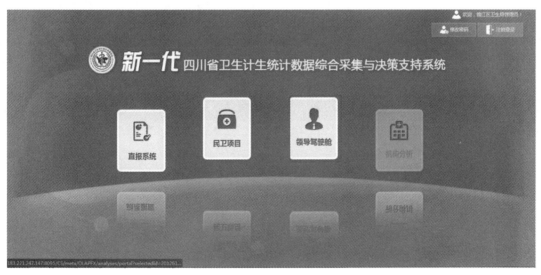

图 3.73 系统首页

进入至领导驾驶舱界面（图 3.74）。

领导驾驶舱界面一共分为 5 个模块：综合统计、专项统计、分析报告、动态分析、质量考评（质量考评显示有权限控制，见权限控制部分说明），点击任一模块可进入对应门户，点击"注销登录"则返回登录界面，点击"返回"则返回直报系统界面。

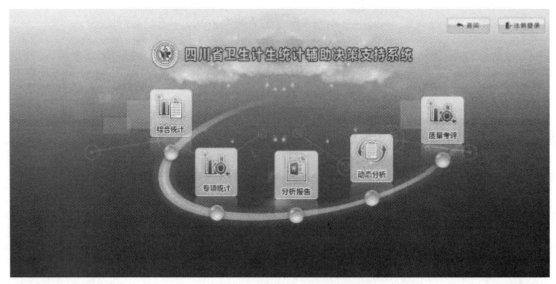

图 3.74　领导驾驶舱界面

二、权限控制

领导驾驶舱中限制了用户登录后可以看到的数据范围，四川省用户登录可以看到四川省所有的数据，各市级账号登录只能看到各市的数据，例：成都市用户登录只能看到成都市的数据。

模块限制，质量考评模块仅对部分用户开放。规则：用户名为所在行政区划代码，例如 510000 用户、510100 用户。

三、综合统计

综合统计主要有 11 个部分：卫生机构、卫生人员、卫生床位、卫生设备、房屋建设、医疗服务量、医疗服务效率、医疗服务质量、医疗经费、卫生经费、分级诊疗（图 3.75）。可以点击门户上方板块进行切换。点击右上角的返回首页下拉框可以选择返回领导驾驶舱首页或者直报系统首页（图 3.75）。

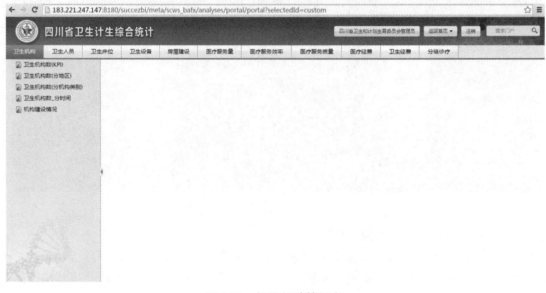

图 3.75　领导驾驶舱门户

（1）卫生机构。

卫生机构模块下有 5 张报表，按照不同维度统计机构数量。每张报表由两部分组成，控件部分和报表部分。控件部分可以选择筛选条件，例如在控件中的行政区划下拉框中选择成都市，下面就只展示成都市的数据。控件上的年月切换，选择年的时候报表计算卫统年报，选择月的时候从卫统月报出数。

控件筛选条件选择完毕后，点击"查询"即可开始查询数据，部分报表配置了"导出"按钮，点击"导出"时可选择将当前报表计算结果导出为 Excel 文件并下载到本地。用户登录后计算过的报表，在一定时间内会保留缓存，下次打开该报表会显示之前缓存计算结果。

卫生机构 KPI 表中包括各地区机构数分布地图、机构数走势、不同机构类别机构数构成、不同等级的医院机构构成，设置了地区的下钻，点击省可以下钻到该市各县区（图 3.76、图 3.77）。

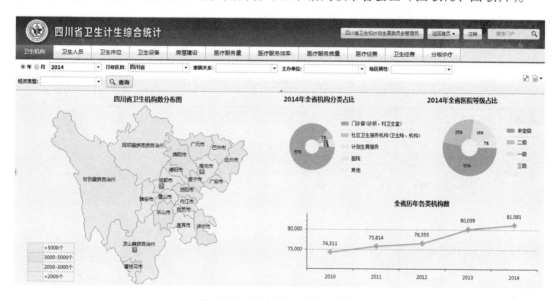

图 3.76　卫生机构 KPI（省）

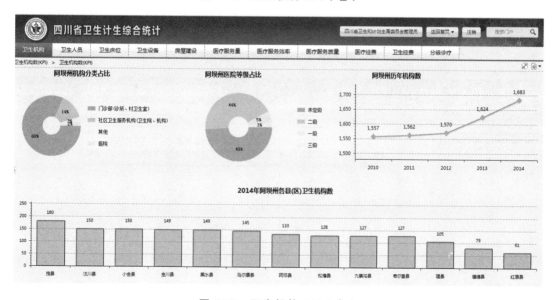

图 3.77　卫生机构 KPI（市）

卫生机构数（分地区）表显示各地区卫生机构数，可以点击地区下钻，一直到末层机构数（图 3.78～图 3.80）。

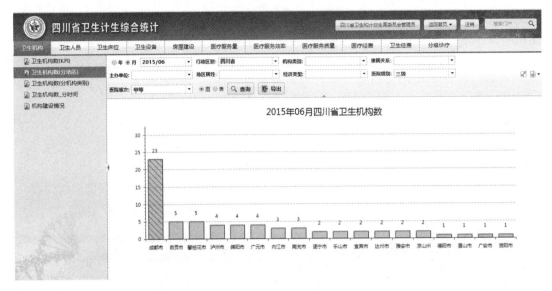

图 3.78 卫生机构数（省）

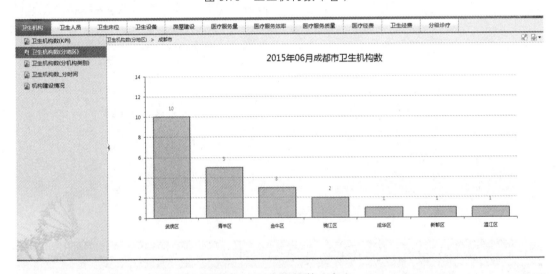

图 3.79 卫生机构数（市）

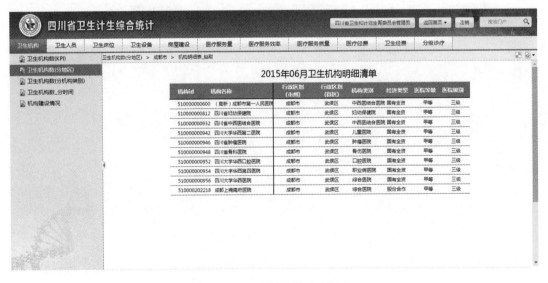

图 3.80 卫生机构数（明细）

综合统计其他报表操作基本类似。

（2）卫生人员：统计卫生技术人员、执业（助理）医师、注册护士、全科医师及相应每千人口数据，人口数据由统计办公室提供。

（3）卫生床位：统计实有床位、每千人口床位信息。

（4）卫生设备：主要统计万元以上设备价值及台数等。

（5）房屋建设：主要统计建筑面积、业务用房面积、占地面积等。

（6）医疗服务量：主要统计门诊、住院人次、手术人次等。

（7）医疗服务效率：主要统计医师负担及床位使用等。

（8）医疗服务质量：主要统计病死率。

（9）医疗费用和卫生经费：主要统计卫统中收入费用信息。

（10）分级诊疗：主要统计分级诊疗指标（流向、医疗资源、转诊等）。

四、专项统计

专项统计模块主要有 5 个部分：卫生人力、卫生设备、出院病人、医改监测、民族地区卫生发展十年行动计划。可以点击门户上方板块进行切换。点击右上角的"返回首页"下拉框可以选择返回领导驾驶舱首页或者直报系统首页。

（1）卫生人力：按照性别、年龄组成、学历、职称等不同维度分析卫生技术人员的构成，在控件栏设置筛选条件，点击"查询"即可查询数据，点击"导出"可导出当前计算结果，导出文件为 Excel。需要注意的是，年龄分段和工龄分段的筛选条件，要按照控件默认值的格式来设置（0.25.35）样式（图3.81）。

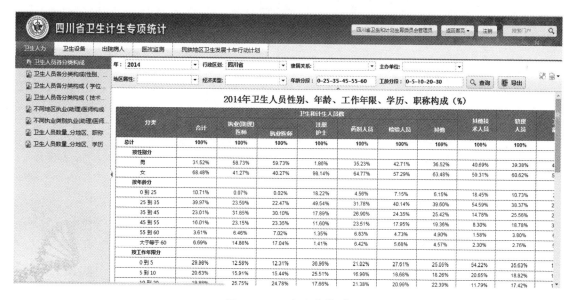

图 3.81　卫生人力构成

（2）卫生设备：统计医院、急救中心、社区卫生服务中心等机构设备情况，数据来源，设备实时报送表。

（3）出院病人：统计病案首页报送出院病人的信息，基本情况中统计病人性别、年龄、出生日期、执业等。

运营负荷统计手术、住院日。点击下面的市可联动右上角科室平均住院日 TOP10（图3.82）：

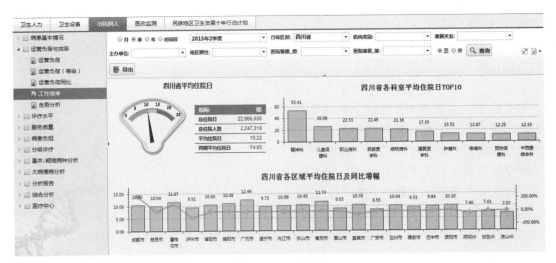

图 3.82　工作效率

诊疗水平统计病种和临床路径。

服务质量主要统计死亡、出院疗效、诊断符合、再住院和术后重返等。

病患负担统计病人付费方式和费用组成等。

分级诊疗统计入出院统计、医嘱转院、病人流向等。

基本/疑难病种及大病慢病分析统计各病种的出院人数，按等级、隶属关系等维度分析。

分析报告按照病案数据自动生成一张 Word 样式的报告，里面的数据和统计图都可以跟随所选控件变化。选择导出可导出成一张 Word 样式的报告（图 3.83）。

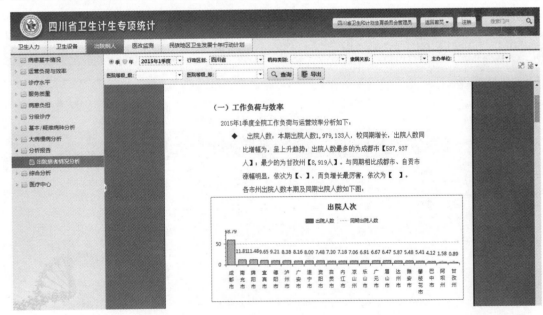

图 3.83　分析报告

综合分析分析病案首页中疾病排位、重点人群（老人、小孩）的疾病情况、中医服务等。

医疗中心，按十大医疗中心分析病案首页数据，图 3.84 中点击右上角医疗中心统计图柱子可联动刷新右下图走势分析。

（4）医改监测：统计医改监测报表指标数据，从卫统 1.15 表出数。

（5）民族地区卫生发展十年行动计划：统计民族地区各项指标及与全省数据的比对（部分数据逻辑未提供完全，填充灰色）。

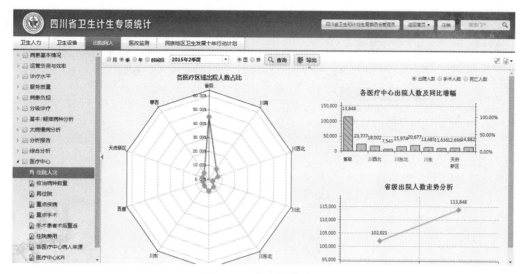

图 3.84　十大医疗中心

五、分析报告

分析报告模块按照卫统数据自动生成一张 Word 样式的报告，里面的数据可以跟随所选控件变化。选择"导出"可导出成一张 Word 样式的报告（部分数据逻辑未提供完全，显示固定值）（图 3.85）。

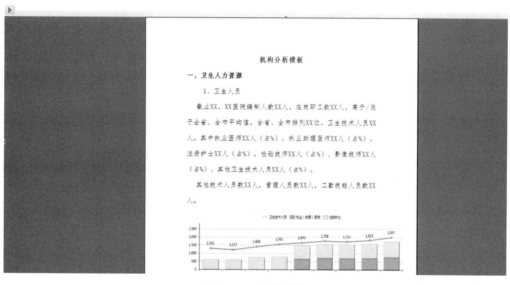

图 3.85　分析报告

六、动态分析

动态分析可以和领导驾驶舱中的综合统计结合使用。动态分析可以更方便、更灵活地获取卫统数据，综合分析中的报表则可以更丰富、更立体地展示。整个动态分析分为 4 个部分：年报 OLAP 拖拽、年报 OLAP 报表、月报 OLAP 拖拽、月报 OLAP 报表。

年报拖拽报表从卫统年报中取数，月报拖拽报表从卫统月报中取数（图 3.86、图 3.87）。

OLAP 拖拉拽由 4 部分组成：数据源部分、工具栏部分、控件栏部分和结果界面。控件栏和报表一样，放置控件筛选下拉框，其中日期控件自动生成，不可删除。

点击数据源中维度前的"+"号展开，其中维度都可作为控件拖入控件栏中。拖拽方式为选中一个维度鼠标左键点住不放，移动鼠标到控件栏中空白区域，松开鼠标。

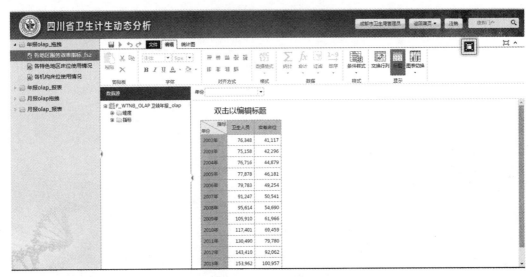

图 3.86　动态分析门户

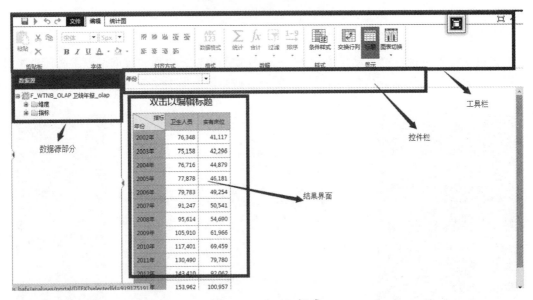

图 3.87　OLAP 组成

工具栏中右上角有一个缩略图表，点击展开（图 3.88）：

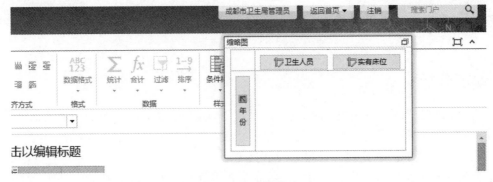

图 3.88　OLAP 操作（1）

可以在数据源中指标节点下对应板块中选择任一指标，拖入缩略图中，当横向上有多个指标时，注意拖入时鼠标不要覆盖到其他指标上，出现图示中三条竖线时松开鼠标，计算指标即可动态显示在结果界面上（图 3.89）。

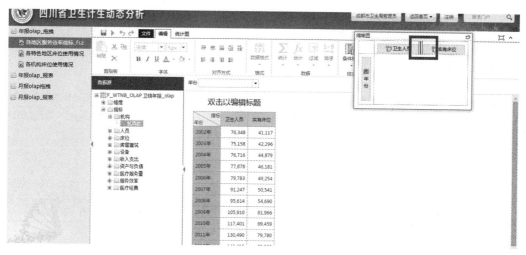

图 3.89 OLAP 操作（2）

维度可参照指标拖入方法拖入维度，目前界面上已有的是日期维度。

结果生成后，可选择文件中的"导出"将结果界面导出为 Excel（图 3.90、图 3.91）：

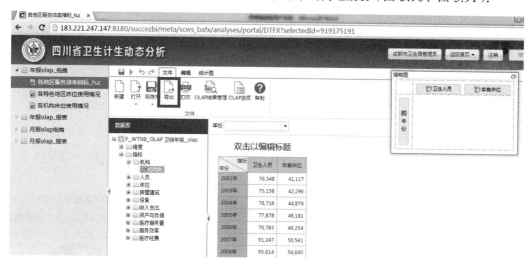

图 3.90 OLAP 操作（3）

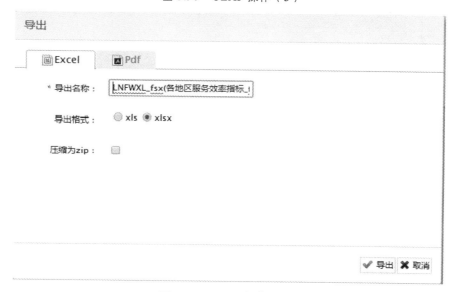

图 3.91 OLAP 操作（4）

点击"保存"即可保存当前拖拽结果，不想保存时点击其他报表节点或刷新页面即可。

OLAP 报表则是将拖拽操作全部转换为下拉选择的形式，选择分析维度和分析指标，将所有的筛选控件列上，不选时默认不筛选（图 3.92）。

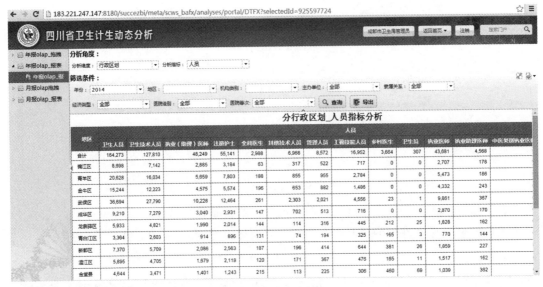

图 3.92　OLAP 报表

七、质量考评

质量考评目前主要看病案质量监测和人力质量监测。病案质量监测中统计病案上报质量情况及评分规则以及出院人数与月报数据的比对，人力质量监测主要比对人力库中人力数据与月报年报中人力数据差异（图 3.93）。

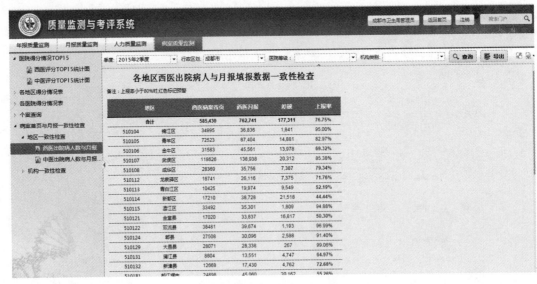

图 3.93　病案一致性检查

第四章 医院统计数据质量控制

医院统计数据是对医院工作现状的概括，是医院管理决策的基础，是卫生健康行政部门掌握居民健康需求、编制区域卫生健康规划的重要支撑，统计数据质量是医院统计工作的核心。医院统计人员必须牢固树立"质量第一"的思想，建立规范的数据质量控制体系，确保统计数据质量，为医院管理和行政决策提供可靠依据。

第一节 质量控制体系

统计数据质量控制是保证医院统计数据真实、准确、可靠的根本。医院统计质量控制体系，是以不断优化统计质量为目标，遵循数据质量控制流程和标准，运用统计技术与方法，对各种统计指标的设计、收集、整理、分析等环节进行全面监督和控制，是贯穿于统计工作始终，又独立于统计工作之外的严格的完善体系。

医院统计工作必须坚持实事求是的原则，将数据质量控制的思想纳入统计工作的各个环节，完善统计管理制度，建立统计质量监督考核体系，保障统计数据质量。

（1）制订质控方案，建立质量控制小组。医院应制订本机构统计质控方案和年度质控计划，建立质量控制小组（三级医院）或设立质量控制员（二级医院），负责对医院统计数据质量进行日常考核和管理。医院应对质控人员及工作经费予以保障。

（2）医院统计数据质量控制应坚持全过程、多环节、预防为主的原则。医院应结合统计数据采集、汇总、整理、分析、利用流程，制定覆盖数据源头到出口的全过程质控标准，对异常数据及时进行复核，各环节自查自审，质控人员全过程监督，确保最终数据准确、可靠。

（3）建立数据质量分级管理责任制。各级医院的院长和分管领导要重视统计质量控制工作，分管领导为数据质控的主要责任人，质控人员和统计人员为具体责任人。

（4）建立统计联络员机制，加强科室协同配合。医院统计报表信息来源涉及院办公室、人事科、财务科、设备科、医务科、信息科、各临床科室等，相关科室应确定一位统计联络员填报数据，科室负责人审核报表，确保报送到统计科室的数据已通过初级审核。

（5）建立统计数据质量考核奖惩制度。开展医院统计数据质量考核评比，将统计数据质量考核结果纳入科室或个人绩效考核，奖优罚劣。

（6）建立数据质量持续改进机制，不断提升统计数据质量。在院内统计数据质控与卫生健康行政部门统计督查中发现的问题，要及时制订整改计划，落实整改措施，评估整改效果，采用 PDCA 循环作为质量管理方法，持续提升统计数据质量。

第二节　质量控制方法与流程

一、院内质量控制

（一）数据采集环节质量控制

1. 落实统计调查制度，规范统计指标口径

医院统计科室应组织院内统计培训、加强统计业务沟通，确保科室数据填报人明确统计指标口径；数据提取自信息系统的，要与信息人员阐明数据提取需求，交流确定数据提取口径，验证系统报表准确性，确保统计数据源头质量。指标统计口径发生变化时应当及时组织培训、更新报表。

2. 规范数据收集流程，建立数据两级初审机制

落实统计数据审签制度，科室报表需经科室负责人审核签字方能报至统计科室；统计人员应建立各类数据台账，及时整理、录入统计数据，核查数据是否在合理范围，结合同比、环比情况筛查异常变动数据，复核变异数据。

3. 应用现代信息技术，完善统计管理信息系统

医院信息化建设应将统计管理信息平台纳入规划，逐步实现规范化采集、合理性审核、标准化存储、自动化汇总、智能化分析，让统计人员把工作重心从收集核查数据转移到综合统计分析上来。

（二）报表填报环节质量控制

各类报表完成后，医院统计管理体系应对报表资料进行自查自审，包括填报人员初审、统计负责人复审、院长/分管领导总审，必要时邀请数据相关部门联审。具体审核内容包括：指标的完整性（指标项目、指标内容）、指标数据的合理性、关联的一致性和数据关系的逻辑性。主要审核方式包括工作流程审核、表内数据审核、表间关联审核等。

（三）统计报表报送流程质量控制

1. 内部报表

报送医院内部科室/院领导的报表，统计人员在填报完成后，应首先完成自审确认签字，经统计负责人复审签字后方可报送；采用自动化办公系统（OA）的医院，统计人员应将自查无误的报表提交统计负责人审核，经审签通过后，方可报送至医院相关科室/院领导。

2. 外部报表/网络直报

上呈外部的纸质报表/网络直报，统计人员在完成自审签字后，交统计负责人复审签字、院长/分管院领导总审签字，加盖医院公章后，方可报出/网络报送（留存审签纸质报表）。

3. 报表数据复核

报表审核人认为统计资料有错误的，应书面批复后交由提供统计资料的统计人员进行复核，统计人员复核数据后给出"数据有误，已修改"或"数据无误，已核实"的书面解释说明，重新提交统计报表进行审签。

院内统计质量控制流程见图4.1。

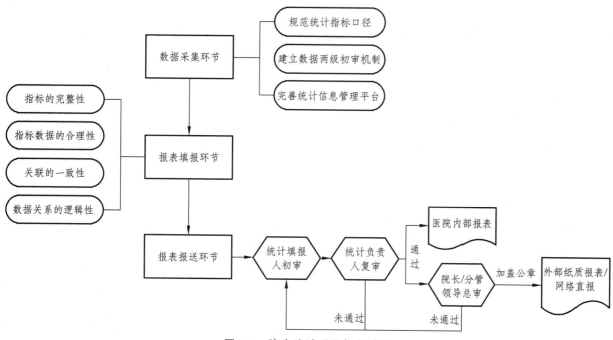

图 4.1　院内统计质量控制流程

二、外部统计监督

随着新医改的不断深入，国家卫健委、省卫健委对卫生统计数据的需求不断增强、要求逐渐提高，卫生统计数据质量的高低直接影响卫生健康管理部门在政策制定与实施效果上的判断。要确保医疗机构统计数据的准确性，在加强机构内部数据质量控制的同时，上级行政部门的督查工作，也是不可或缺的。为此，四川省卫生健康信息中心每年组织统计与病案专家组，在全省 21 个市（州）各级各类医疗卫生机构中抽取部分机构开展统计数据现场质控工作，调查评估医疗机构在统计数据采集、统计指标填报、统计制度建设、数据运转流程中存在的共性与个性问题，督促医疗机构不断提高统计数据质量。

对医疗机构的卫生健康统计数据现场质控，通过统计资料现场核查、统计人员访谈抽问、统计制度流程评估、病案编码抽查考核、统计工作体系评估等方式，全面督查机构在统计科室设置、科室管理、专科建设、硬件配置、人员配备、质控制度和病案管理、疾病编码等方面的亮点与缺陷。现场质控结束后，专家组会给接受督查的医疗机构出具一份督查反馈表，列出现场质控中发现的问题并提出整改要求及建议。医疗机构应遵循 PDCA 管理方法，针对现场质控反馈的问题，制订相应的整改计划，落实整改措施，评估整改效果，建立长效机制，持续改进统计数据质量。

第三节　质量控制内容

根据统计指标所属业务范围的不同，可将医院统计工作分为门诊业务工作统计、住院业务工作统计、医技业务工作统计和医院基本信息统计。医院统计数据质量控制应覆盖统计工作的全过程、各环节，才能确保统计数据的真实性、准确性、完整性。

一、门诊业务工作统计

（一）主要指标

门诊业务工作统计的主要指标有总诊疗人次数、门诊人次数、急诊人次数、普通门诊就诊人次数、急诊死亡人数、健康检查人次数、双休日和节假日门诊人次数、家庭卫生服务人次数、预约诊疗人次数、门诊和急诊医生总工作日、急诊留观人次数、急诊留观时间、门诊复诊人次数、门诊平均候诊时间、门诊平均诊疗时间、门诊转诊人次数等指标。

（二）资料来源

门诊业务工作统计的资料来源包括门急诊工作登记、挂号工作登记、门诊工作台账、急诊观察登记簿、门诊工作报表等，或医院信息系统门诊业务数据库与报表（医院信息系统内应建立以上统计指标的采集和查询模块）。

（三）质量控制主要内容

定期检查门诊工作原始登记、台账资料、门诊工作报表，重点核查相关原始数据与台账对应数据是否相符、台账对应数据与报表数据是否相符；定期检查数据逻辑关系是否合理或平衡，做到原始数据与上报数据一致，登记齐全，记录完整，数出有据。数据来源于信息系统的，定期核查信息系统报表指标的统计口径是否符合统计调查制度要求；定期随机调取信息系统相关数据，核查是否与台账数据一致。

二、住院业务工作统计

（一）主要指标

住院业务工作统计的主要指标有入院人次、出院人次、死亡人数、离院方式、三日内确诊人数、出院者占用总床日数、实际开放总床日数、实际占用总床日数、床位使用率、床位周转次数、平均住院天数、抢救成功率、诊断符合率、甲级病案率、住院病人手术人数、住院病人手术台次、日间手术例数、无菌手术例数、择期手术例数等。

（二）资料来源

住院业务工作统计的资料来源包括病案首页、附页，病房工作动态日志、出院病人登记簿、抢救工作登记簿、手术工作登记簿等报表，或者是 HIS、手麻系统、病案首页管理系统、电子病历系统等。

（三）质量控制主要内容

随机抽查工作人员录入的住院病案首页，每次按一定比例抽取数份，逐项检查项目录入是否完整；重点核查入出院时间、出院诊断、疾病编码、手术编码、费用信息的准确性。每月检查住院工作动态月报表中"期初原有人数"与上月"期末留院人数"是否相符，期初原有人数、入院人次、转入人次、出院人次、转科人次、期末留院人数的逻辑关系是否平衡，全院转出人数和转入人数是否相等；常规统计报表是否完整，有无缺漏项；床位周转次数、床位使用率、出院者平均住院日等指标值是否在合理范围、计算方法是否正确。利用信息系统提取数据的医院，还要注意核查系统报表留院人数与临床病区实际留院人数是否一致。应用病案首页管理系统的医院，应将网络直报系统中病案首页的强制审核条件加入程序中，在录入环节保证首页数据的合理性。

三、医技业务工作统计

（一）主要指标

医技业务工作统计的主要指标有各检验项目检查人次、病理项目检查人次、DSA 检查人次、MRI

与 CT/PET-CT 检查人次，以及各项目阳性人次，输血人次、输血反应人次、用血量、超声和心电检查人次、胃肠各项医技检查人次等等。

（二）资料来源

医技业务工作统计的资料来源包括各医技科室的工作登记台账及医技工作统计表，HIS、LIS、PACS 报表（医院信息系统具备以上统计资料的采集查询功能）。

（三）质量控制主要内容

定期核查医技工作统计表数据是否与同期医技工作登记簿资料、医技工作登记台账数据一致，注意考核科室填报医技工作统计表的人员是否准确掌握统计指标口径。应用信息系统报表的医院，注意核查报表数据是否排除了开具医嘱但未执行项目人次。

四、医院基本信息统计

（一）机构信息统计

主要指标：组织机构信息。

资料来源：法人证书、医疗机构执业许可证、母婴保健许可证、等级评审文件、医院机构历史沿革资料等。

质量控制主要内容：核查医院机构信息是否发生变动，统计报表上机构信息是否与各证件一致；机构信息发生变更后，统计报表是否及时修改。

（二）人员统计

主要指标：编制人数、在岗职工数、在编职工数、合同制人员、返聘和临聘人员（半年及以上）、卫生技术人员、执业医师和执业助理医师数、注册护士数、注册多地点执业的执业（助理）医师数、医院护工人数、进修学习人员数等。

资料来源：医院人员基本信息登记簿、花名册或人员基本信息数据库等资料。

质量控制主要内容：核查医院人员统计数据是否与同期人事部门资料一致；核查月报进修学习人员数与进修人员台账数据的一致性。

（三）床位统计

主要指标：编制床位数、实有床位数（含各临床科室实有床位数）、ICU 床位数、CCU 床位数、观察床位数、特需服务床位数、负压病房床位数、家庭病床总数等。

资料来源：医院病床信息台账、医院床位设置（变动、调整）文件资料。

质量控制主要内容：核实报表上编制床位是否与医疗机构执业许可证上一致；定期到医院各临床科室核实床位变动调整信息，超过半年以上的加床应纳入实有床位统计；核查特需服务床位数是否与备案资料一致。

（四）房屋基建统计

主要指标：占地面积、房屋建筑面积、租房面积、业务用房面积、危房面积、国家拨付使用但无不动产权证的建筑面积。

资料来源：不动产权证、租赁合同、医院建筑面积明细表、土地/房屋拨付使用相关文件等。

质量控制主要内容：核查建筑面积的统计是否严格按照统计指标口径，是否等于不动产权证面积之和；考核后勤报表人员是否准确掌握各指标统计方法，报表数据是否与同期后勤部门资料一致。

（五）设备统计

主要指标：万元以上设备总价值、万元以上设备台数、10（不含）万元以下设备台数、10 万～49万元设备台数、50 万～99 万元设备台数、100 万元及以上设备台数。

资料来源：医院设备台账或设备管理信息数据库或 HRP、固定资产台账等。

质量控制主要内容：核查设备统计数据是否与医院设备台账/设备基本信息数据库/HRP 的数据一致；核查设备净值是否与固定资产台账数据一致。

（六）收入支出统计

主要指标：总收入、医疗收入、财政补助收入、科教项目收入、药品收入、其他收入、总支出、医疗业务成本、药品支出、管理费用、其他支出等。

资料来源：财务报表。

质量控制主要内容：核查月报、年报上收支数据是否与同期财务报表数据一致；计算各收支项目占比是否在合理范围。

第四节　病案首页信息质控

病案首页可为医院精细化管理、医院管理评价、医疗付费方式改革提供客观、准确、高质量的数据，是提高医疗质量、保障医疗安全的重要依据。各级医疗机构必须加强对住院病案首页数据的质量控制。

病案首页信息质量控制分为基础质量控制、环节质量控制和终末质量控制。

一、病案首页基础质量控制

病案首页的基础质量控制包括以下几个方面：

首先，必须明确信息科、出入院处、财务与物价管理部门、临床医师、病案统计部门对病案首页信息填报的责任。信息科负责规范病案首页系统的标准化和规范化；出入院处负责完整采集住院患者的基本信息；财务与物价部门负责收费项目和费用信息的规范化和标准化；临床医师负责准确选择主要诊断和主要手术操作，完整填写次要诊断和其他手术操作，填写临床路径、出院情况、离院方式等各类指标；病案管理人员负责全面审核病案首页质量。

其次，应当组织好病案首页填写培训。分别制订针对病案编码人员和临床医师的国际疾病分类和手术操作分类知识培训计划，确保病案编码人员精通主要诊断和主要手术操作选择原则，临床医师掌握主要诊断和主要手术操作选择原则。

最后，信息部门应当优化医院病案信息系统软件的采集和审核功能。病案首页管理系统对于数据采集应能实现：患者基本信息完整采集；医疗费用信息从 HIS "抓取"；输血相关信息，如血型、RH、输血品种和输血量等能从输血管理系统中"抓取"；I 类手术切口预防用抗菌药物信息与医院药品管理信息系统以及电子病历信息系统做好关联与提取，保证数据采集的完整性。病案首页管理系统应当嵌入四川省卫生健康信息中心制定的病案首页审核标准，完成对数据完整性、数据合理性、首页编码质量等数据的实时审核，保证上传数据的准确性。

二、病案首页环节质量控制

首先，应当建立多部门的病案首页质量控制协作协调机制，各个相关业务部门应当定期检查病案首页数据采集以及填写质量，发现错误做好记录并及时整改。

其次，病案编码人员应当深入临床科室讲解各个专科疾病主要诊断选择的基本要求，针对近期临床常见的诊断和手术操作填写错误进行重点反馈和指导，督促临床不断提高首页填写质量。

最后，医院负责病案首页质量管理的职能部门应当定期召开首页质量分析协调会，协调各个相关部门和人员，及时解决首页数据的质量问题。

三、病案首页终末质量控制

病案统计部门负责对病案首页的患者基本信息、医疗费用信息、医疗信息等数据终末质量进行全面审核，对各类缺陷进行登记统计，运用质量管理工具分析原因，制定改进措施，撰写医院病案首页数据填报质量分析报告，做好问题反馈和质量回查工作，持续改进病案首页质量。

第五节　基于 PDCA 的统计质量持续改进

一、什么是 PDCA 循环管理

PDCA 循环，又称为质量环和戴明环，起源于企业界产品开发的一系列步骤，现已发展成为质量持续改进的科学方法，也是全面质量管理应遵循的科学程序。

（一）PDCA 的具体含义

P（计划 Plan）：明确问题或目标，提出解决方案和行动计划。

D（实施 Do）：实施行动计划。

C（检查 Check）：评估结果。

A（处理 Act）：如果对结果不满意就返回到计划阶段；如果对结果满意就对解决方案进行标准化。

进行质量管理，需要有个工作计划；这个计划不仅包括目标，而且也包括实现这个目标需要采取的措施；计划实施之后，就要进行检查评估，看是否实现了预期效果，有没有达到预期目标；通过检查总结经验，形成标准，或者发现问题，将没有解决的问题又放到下一个循环中去：就形成了一个一个的 PDCA 循环。

（二）PDCA 的特点

PDCA 循环，可以使我们的思想方法和工作步骤更加条理化、系统化、图像化和科学化。它具有如下特点：

（1）周而复始：PDCA 的 4 个过程不是运行一次就完结的。一个循环结束了，解决了一部分问题，但可能还有部分问题没解决，或者发现了新的问题，再进行下一个 PDCA 循环。

（2）大环套小环：在全面质量管理中，PDCA 循环不是孤立地进行的。在 PDCA 的某个阶段内，也存在制订计划、执行计划、检查效果、总结经验的小 PDCA 循环，总体上呈现"大环套小环，小环保大环，互相促进，推动大循环"的局面，见图 4.2。

（3）阶梯式上升：PDCA 循环不是停留在一个水平上的循环，而是爬楼梯上升式的循环。不断解决问题的过程就是水平逐步上升的过程，每转动一周，质量就提高一步，见图 4.3。

PDCA 循环是综合性循环，4 个阶段是相对的，它们之间不是截然分开的。

（三）PDCA 的实施步骤

PDCA 循环的 4 个阶段和 8 个步骤分别见图 4.4 和图 4.5。

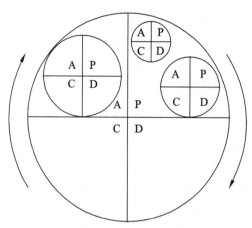

图 4.2　PDCA 特点之"大环套小环"

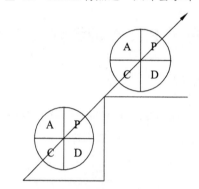

图 4.3　PDCA 特点之"阶梯式上升"

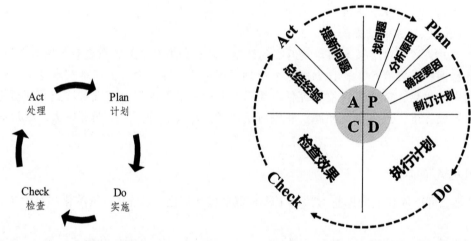

图 4.4　PDCA 循环的 4 个阶段　　　　　　图 4.5　PDCA 循环的 8 个步骤

（1）分析现状，发现问题：这个步骤强调的是对现状的把握和发现问题的意识、能力，发现问题是解决问题的第一步，是分析问题的条件。

（2）分析影响因素：分析各个问题的影响因素至关重要，可运用头脑风暴法等集思广益的方法，把导致问题产生的所有原因统统找出来。

（3）要因确认：区分主因和次因是有效解决问题的关键。

（4）拟定措施、制订计划（5W1H）：为什么制定该措施（Why）？要达到什么目标（What）？在何处执行（Where）？由谁负责完成（Who）？什么时间完成（When）？如何完成（How）？措施和计划是执行力的基础，尽可能使其具有可操作性。

（5）执行计划：高效的执行力是完成目标的重要一环。

（6）检查验证、评估效果：把执行结果与预期目标进行对比。

（7）标准化，固定成绩：把成功的经验总结出来，制定相应的标准。

（8）处理遗留问题：所有问题不可能在一个 PDCA 循环中全部解决，遗留的问题会自动转进下一个 PDCA 循环，如此，周而复始，螺旋上升。

（四）PDCA 常用质量管理工具

应用 PDCA 循环进行质量管理，常需要用到一些质量管理工具，表 4.1 列出了 PDCA 常用的 7 种质控工具主要用途和特点，以供参考。

表 4.1　PDCA 七种常用质控工具特点

方法	主要用途	选题	掌握现况	分析原因	定对策	确认效果	标准化	总结
因果图	分析整理出全部影响因素			◎		○		
排列图	找出主要问题或主要原因	◎	○	◎	○	◎	○	
分层法	归纳整理统计数据	○		◎			◎	
检查表	采集数据，收集信息	○	◎		○		○	
控制图	根据质量动态监测发现问题	○		◎		◎	◎	
直方图	根据质量静态分布发现问题	○	○	◎		◎		
散点图	把握两组数据的关系		○	◎				

注：○表示有效；◎表示很有效。

二、PDCA 与统计数据质量控制的关系

PDCA 循环作为全面质量管理的科学方法，早已从企业界推广到具有质量管理需求的各行各业。在医疗卫生领域，PDCA 循环已广泛应用于医疗和护理质量管理中，结合医疗机构统计质量管理需求，PDCA 循环同样适用于统计数据质量管理。

在统计数据质量管理过程中引入 PDCA 管理方法，通过 P（计划：针对机构内部质量控制或外部统计监督发现的问题，分析原因、制订整改方案）、D（实施：责任落实到人，执行整改措施）、C（检查：检查整改效果，评估是否达到整改方案的目标）、A（处理：总结经验，将有效的措施制度化；记录教训，将整改效果不佳的问题列入下一个循环）4 个阶段过程，形成发现问题、找出原因、制订计划、执行措施、评估效果、总结经验、查找未解决问题的循环，周而复始，数据质量问题在一轮又一轮的循环后不断被解决，统计工作流程不断被优化，统计数据质量呈阶梯式螺旋上升，统计数据质量管理也更加合理化、科学化。

三、基于 PDCA 的医疗机构统计数据质量持续改进案例

【例 4.1】在 2017 年全省卫生健康数据质量督查中，专家组在现场质控中发现某三甲医院病案首页填报质量不佳，漏填项目较多，导致由病案首页统计的数据与医院实际情况不符。督查专家组将检查结果与整改建议反馈到该院后，该医院立即成立数据质量控制小组，针对督查中发现的问题运用 PDCA 循环管理方法进行监测和整改。

（一）计划（Plan）

1. 查找问题、明确现状

病案首页指标不仅能反映医疗工作量，还能客观反映医疗服务质量、诊疗水平、医疗资源的使用

效率，以及分级诊疗的实施现状等，其数据的准确性至关重要。针对督查反馈表中提出的问题，医院立即成立首页数据质量控制小组，对病案首页和医院管理附页指标进行漏填率、错填率预调查，最终选定"离院方式、术后非计划再次手术、是否有出院 31 d 内再入院计划"这 3 个准确率较低、缺陷较多的指标作为监测对象与整改目标。

计划监测的重点指标确定以后，医院对 2017 年病案首页、附页的上述 3 个指标进行统计调查。分别提取医院病案首页管理系统和 HIS 中的相应数据，根据病案号进行数据匹配对比，判断病案首页填写与录入的准确性。信息系统无法作出判断的指标，在病案室的首页填写质量审核和病案终末质控过程中逐份检查，得出结果。

该院病案首页离院方式填写情况见表 4.2，其两个重点重返指标错选或漏选的情况见表 4.3。

表 4.2　病案首页离院方式填写情况

离院方式代码	离院方式分类		离院方式填写错误	
	例数 n	占比（%）	例数 n	占比（%）
1	48 287	85.68	441	0.91
2	1 956	3.47	176	9.00
3	1 415	2.51	176	12.44
4	4 030	7.15	440	10.92
5	383	0.68	88	22.96
9	287	0.51	287	100.00
合计	56 358	100.00	1 608	2.85

表 4.3　两个重点重返指标错选或漏选的情况

重点指标	错选或漏选 n（%）
是否非计划再次手术	1 354（2.40）
是否有出院 31d 内再入院计划	2 540（4.51）

2. 分析原因

首页数据质量控制小组针对统计结果利用头脑风暴等方法进行原因分析，发现造成数据准确率较低的原因（图 4.6）有：① 临床医师对指标概念不清、理解不准确、填写不重视、填写标准不统一；② 信息系统与病案系统衔接不到位，指标未能全部实现自动提取、共享和逻辑判定；③ 病案首页质控制度不健全，病历三级质控制度落实不严格，没有起到良好的监督和查漏作用；④ 病历终末质控较滞后，质控时首页已上报，质控结果反馈不及时，未追踪整改结果。

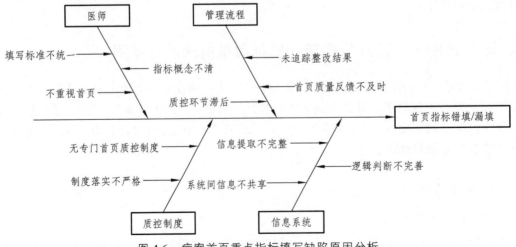

图 4.6　病案首页重点指标填写缺陷原因分析

3. 制订整改方案

（1）加强病案首页规范化填写培训：集中组织病案首页填写培训，重申首页填写要求，针对病案首页的重要指标进行重点讲解；印发详细的首页填写指南，针对出错率较高的指标，列举错误类型；开展首页填写考核，召集首页填写质量不合格医务人员进行重点培训。

（2）加大信息化对病案首页填报的支撑力度：首先要完善信息的自动提取功能，减轻临床负担。其次，要提高数据采集的准确性，找准信息采集源头，避免数据多次转录造成错填或漏项。再进一步，要在系统中设置提示、核查功能，当填写某项重点指标时，系统即时弹出相关定义和填写说明；当选项与电子病历相关内容不符时弹出提示框，提醒填写者进行核查。

（3）完善首页数据填报质量的制度保障：结合病历书写相关制度要求，建立《病案首页数据质量考核制度》，定期抽查病案首页填写质量与首页录入报送质量，查漏补缺，提高病案首页数据的填报质量。

（4）建立三段式质控流程：一段质控是指科级质控。主诊、主治医师负责审核住院医师填写的首页内容，质控医师负责审核首页完成的及时性、填写的准确性等。二段质控是指由质控小组定期开展的院级质控。抽查出院病历，重点检查病案首页重点指标的填写情况，将发现的问题及时反馈给科室，限时整改；针对在各个科室发现的突出问题或共性问题，有针对性地进行分析。三段质控是指出院病案的终末质量控制。质控部门在病案终末质量控制检查中，加强对病案首页和附页各项指标的质控力度，每月汇总检查结果，参照质量考核制度进行处理。

（二）实 施（Do）

在方案实施阶段，一定要有章必循，严格要求。病案首页质量整改方案经院上研究决定后，由医务部正式发文到各临床科室，科室负责人组织本科室人员进行学习，质控小组监督整改方案的落实。在执行过程中，如有不同意见，可在科室质量控制检查表中提出，以备下一个循环参考，但先以医院现有制度与整改方案为执行标准。

（三）检 查（Check）

检查整改结果是否达到预期目标。质控小组每月对整改方案的实施进度及时跟进，每月按《病案首页数据质量考核制度》对各临床科室进行考核，统计分析病案首页重点指标的填写现状、改善情况，评估整改结果是否达到病案首页数据要求。从表 4.4 可以看出，通过一段时间的整改，3 项重点指标的填写质量得到了明显的改善，例如离院方式，错选例数减少了 72.64%，错误率下降了 75.09%。

表 4.4　重点监测指标错填或漏填的情况

重点指标	例数 n		降幅（%）	错误率（%）		降幅（%）
	2018 年	2017 年		2018 年	2017 年	
离院方式	440	1 608	72.64	0.71	2.85	75.09
是否非计划再次手术	325	1 354	76.00	0.52	2.40	78.33
是否有出院 31 日内再入院计划	978	2 540	61.50	1.57	4.51	65.19

（四）处 理（Act）

经过一系列的整改，该院病案首页与附页 3 个重点指标的漏填/错填率明显降低，整改措施效果较好，但作为一家三级甲等综合医院，这样的病案首页质量尚不能匹配医院水平，病案首页数据质量有待进一步提升，因此，病案首页填写培训与质控必须制度化、长期化。此外，病案终末质控检查结果显示，本次整改重点关注指标以外的项目，如主要诊断的选择、是否完成临床路径、住院期间是否告病危或病重等指标也存在一定的错填率，将作为新的重点关注指标进入下一轮 PDCA 循环。

第五章 基本统计知识

第一节 统计基本概念

一、统计学与卫生统计学

统计学透过具有偶然性的现象来探测和揭示医学问题的规律性，对不确定性的数据作出科学推断，是认识客观世界的重要工具和手段。

卫生统计学是运用统计学的基本原理和方法来研究卫生问题的一门学科，包括研究设计、数据收集、整理分析以及分析结果的正确解释和表达。

二、统计学中的基本概念

（一）总体与样本

1. 总 体

所有同质观察单位某种观察值（即变量值）的全体就是总体。观察单位是组成总体的个体。根据研究目的的不同，观察单位可以是人、物、机构等实物单位，也可以是一种现象或活动过程等非实物单位。统计研究的最终目的都是说明总体情况，例如在调查某医院2016年患者满意度时，观察单位是该医院2016年每个患者，观察值是每个患者的满意度，该医院2016年所有患者的满意度就构成一个总体。

2. 样 本

对于许多医疗卫生问题，调查总体的每一个观察单位常常是不现实的。在实际工作中，通常从总体中抽取一定数量的观察单位，通过调查分析这一部分观察单位来推断总体情况。从总体中抽取部分观察单位的观察值的集合就是样本。在上述患者满意度的例子中，从该医院2016年所有患者中随机抽取若干患者进行调查，抽取患者的满意度就构成了样本。注意，个体间的同质性是构成总体的必备条件，也是进行研究的基本前提。

按照随机抽样的原则，从总体中抽取部分观察单位的观察值而组成的样本，称为随机样本。只有采用合理的抽样方法选取样本，才能正确地估计总体。但由于样本只是总体的一部分，样本与总体之间存在一定差异，这种差异称为抽样误差。

（二）定量变量与定性变量

1. 定量变量

用定量的方法测量样本中各个观察对象某项指标大小所得的资料，为定量资料，该指标为定量变量。如在乡镇卫生院统计工作中，业务收支金额（元）、住院天数（天）、身高（厘米）、体重（千克）、年龄（岁）、体温（℃）、脉搏（次/分）都属于定量变量。定量变量主要应用平均数进行分析，用数量标志分组法对资料进行分组。

2. 定性变量

定性变量又称分类变量。将样本中各个观察对象按某种属性类别分组后，清点各属性个数所得的资料，为定性资料，该属性为定性变量。在乡镇卫生院统计工作中，如患者性别、疾病、民族、职业、感染状况、医疗效果都属于定性变量。定性变量主要应用相对数指标进行分析，用属性标志分组法对资料进行分组。

（三）参数与统计量

医学研究通常都想了解关于总体的某些数值特征，这些数值特征称为参数，如成都市居民的乙肝患病率。根据样本算得的某些数值特征称为统计量，如根据随机抽样的调查数据所得的乙肝患病率。后者是研究人员可以获得的，而前者是他们想知道的。显而易见，只有当样本代表了总体时，根据样本统计量所估计的总体参数才是准确的。

第二节　统计工作基本步骤

统计工作可分为四个基本步骤：统计设计、资料收集、资料整理、资料分析（包括对分析结果的正确表达和解释）。四个基本步骤互相衔接，彼此联系，每个步骤都是完成统计工作不可缺少的环节。

一、统计设计

进行卫生统计工作之前，要有一个良好的统计设计，主要根据调查研究目的进行统计设计。其主要内容有：

1. 明确调查目的和统计指标

统计工作首先要明确调查目的是什么。例如在调查乡镇卫生院工作状况时，要按照乡镇卫生院工作内容进行设计，统计指标要精选，重点要突出。

2. 确定调查对象和观察单位

根据调查目的确定调查对象，明确总体范围，并确定总体中的观察单位。例如乡镇卫生院门诊工作量统计中，到卫生院就诊的患者均为调查对象，而每个就诊患者即为观察单位。

3. 确定调查方法

常用的统计调查方法有普查和抽样调查，具体内容见资料收集部分。

4. 确定调查方式

调查方式主要有直接观察法（如体检）、直接采访法（如面对面采访）和间接采访法（如电话、信件）等，有时可结合使用。

5. 确定调查项目和调查表

根据调查指标确定对每个观察单位的调查项目，并把调查项目按照逻辑顺序排列成调查表。实际工作中常用调查表进行数据收集，包括一览表和单一表（卡片），并附有填表说明。

6. 制订资料整理分析计划

资料整理分析计划包括数据的计算机录入与清理、数据的分组和初步分析计划。

7. 制订统计调查实施计划

统计调查实施计划包括组织领导、宣传发动、地域划分、调查员培训、分工协调、时间进度、经费预算、调查表格准备、调查质量控制以及资料的汇总要求等。

二、统计资料的收集

常用的资料收集方法有：

（一）统计报表制度

统计报表制度是各级政府统计部门依法实施国家统计调查项目、部门统计调查项目和地方统计调查项目的业务工作方案，是关于统计指标、统计表式、统计对象、统计范围、调查方法和调查频率等统计制度方法要素的规范表述和统一规定，是政府综合统计部门对同级政府有关部门、上级统计部门对下级统计部门关于统计调查工作的综合要求，具有权威性和法规约束性。根据统计调查项目的不同，统计报表制度分为国家统计报表制度、部门统计报表制度和地方统计报表制度三大类别。卫生统计报表属于部门统计报表制度。定期统计报表按报告周期不同，又分为周报、旬报、月报、季报、半年报及年报等，可参阅国家卫生统计调查制度。完成统计报表工作，必须建立相应的原始记录和统计台账。

1. 原始记录

原始记录是报表资料的最初登记。为了准确、及时和全面收集各项统计资料，按照一定的格式进行资料登记，凡属于直接登记的表、卡、册、单等统称为原始记录。原始记录应包括时间、项目和数量三个内容。原始记录必须满足报表规定的要求，包括指标解释和指标计算。

常用的原始记录表有：① 一览表，可以登记若干个调查单位；② 单一表（卡），只能登记一个调查单位。

2. 统计台账

统计台账在卫生业务和各项管理工作中应用十分广泛，是统计报表资料的主要来源之一。统计台账是根据原始记录积累统计资料的一种形式，按时间顺序进行登记，便于系统地积累历史资料，类似于会计上的"流水账"，故称为台账。统计台账表式参阅表5.1。

表 5.1　某月某医院门诊人次数汇总表

项目	门诊人次数					
	合计	内科	外科	妇科	产科	儿科
总计						
1						
2						
3						
⋮						
30						
31						

统计台账是从原始记录过渡到统计报表的一种中间形式，也是对日常统计资料进行积累和加工整

理的有效方式，在卫生统计调查中也常使用。原始记录、统计台账和统计报表三者之间有着互相连续的关系，原始记录是编制统计报表的基础，统计台账是由原始记录过渡到统计报表的中间形式，而统计报表则是在原始记录和统计台账登记和积累后而得到的结果。

应用统计台账时，必须注意以下几点：① 统计台账的设置，力求满足统计报表的需要；② 原始资料经审核无误，加工整理后，才能记录到台账上；③ 统计台账是一种逐日登记形成的整理表格式，要按一定时间顺序记录，这样可以分散工作量，同时也便于核对和汇总；④ 统计台账与原始记录一样，应妥善保存，定期汇编，清晰可查。

（二）日常卫生工作记录

卫生工作的日常工作记录是积累卫生统计原始资料的重要途径。常用的有医院的门诊和住院病历、检验项目记录、健康体检记录、接生记录以及各项专业内容登记簿等。另外，出生报告单、死亡报告单、急性传染病报告卡、职业病报告卡、肿瘤报告卡和地方病报告卡等也属此类。

（三）专题性调查资料

根据卫生工作和研究目的，专门组织调查设计，通过制定调查表收集到的资料称为专题性调查资料。这种调查大多是一次性调查。

根据研究需要和可行性，可选用普查或抽样调查。普查即全面调查，调查目标总体中全部观察对象，如全国人口普查。理论上普查没有抽样误差，可以直接得到总体参数。但卫生领域研究的许多问题的总体往往规模庞大，普查成本过高，实际工作中多采用抽样调查。抽样调查是一种非全面调查，即从总体中随机抽取一定数量的观察单位组成样本，对样本进行调查。例如调查全国结核病、乙肝患病率时均采用抽样调查。抽样调查还可用于调查质量复核和检查。

抽样调查有概率抽样与非概率抽样之分。概率抽样是指总体中观察单位被抽中的概率是已知的或可以计算的。概率抽样的样本对总体代表性较好，可以计算抽样误差进行统计推断。抽样误差的估计，请参阅相关统计专业书籍。非概率抽样是指总体中观察单位被抽中的概率是未知的或不能计算的。非概率抽样不能按常规理论计算抽样误差，也不能对总体进行统计推断。但在许多实际工作中，尤其是在总体和抽样框架不明确的情况下，非概率抽样仍然是实用的。

常用的概率抽样方法有：

1. 单纯随机抽样

单纯随机抽样又称简单随机抽样，是按等概率原则直接从含有 N 个观察单位的总体中抽取 n 个观察单位组成样本，可采用随机数字表，也可利用计算机产生随机数进行抽样。其优点是便于计算均数（或率）和标准误差；缺点是当总体观察单位数较多时，要对观察单位一一编号，比较麻烦，实际工作中有时难以办到。

2. 系统抽样

系统抽样又称机械抽样或等距抽样，即先将总体的观察单位按某一顺序号分成 n 个部分，再从第一部分随机抽取第 k 号观察单位，依次用相等间隔，从每一部分各抽取一个观察单位组成样本。如为了解某村居民慢性病患病情况，拟进行家庭入户调查，该村有居民 1 000 户，现按系统抽样方法抽取100 户的样本。具体方法是：先将 1 000 户居民按对研究目的无影响的某一特征的顺序编号，总体例数 N=1 000，样本含量 n=100，抽样间隔 1 000/100=10，在 1~10 之间随机确定一个数字，比如 7，每间隔 10 个观察单位抽取一个，即抽取 7，17，27，…，997 对应的户组成样本。

3. 分层抽样

分层抽样是先按对主要研究指标影响较大的某种特征，将总体分为若干层，再从每一层内随机抽取一定数量的观察单位组成样本。例如调查四川省卫生服务现状，由于城乡卫生服务状况存在较大差异，故可先分为城市地区和农村地区两层，再分别从两层中随机抽取一定数量的观察单位组成样本，目的是提高样本的代表性。

4. 整群随机抽样

整群随机抽样先将总体按照某种与主要研究指标无关的特征划分为 K 个"群"，每个群包含若干观察单位，然后再随机抽取 k 个"群"，由抽取的各个群的全部观察单位组成样本。例如对盐亭县居民进行高血压患病率调查时可按乡镇/街道的行政区划，将 35 个乡镇/街道分成若干个整群，从中随机抽取 5 个乡镇/街道，然后对所抽中乡镇/街道的所有居民进行调查。这种方式便于组织，节省经费，容易控制调查质量，但当样本含量一定时，其抽样误差一般大于其他概率抽样方法。

5. 多阶段抽样

前述的四种基本抽样方法都是通过一次抽样产生一个完整的样本，称为单阶段抽样。但在现场调查中，往往面临的总体较为庞大，情况复杂，观察单位很多，而且分布面广，很难通过一次抽样产生完整的样本，而是根据实际情况将整个抽样过程分为若干阶段来进行，称为多阶段抽样。它是按抽样单位的隶属关系或层次关系，把抽样过程分为几个阶段进行。不同的阶段，可采用相同或不同的抽样方法。

当总体的规模特别大，或者分布的范围特别广时，一般采取多阶段抽样的方法来获取样本。例如第六次国家卫生服务调查所采用的抽样方法为多阶段分层整群随机抽样。

常见的非概率抽样方法有偶遇抽样、立意抽样、定额抽样和雪球抽样等。如进行患者满意度调查时，对医院门口遇到的病人进行调查就是偶遇抽样；如为了调查吸毒人员 HIV/AIDS 感染情况，通过静脉吸毒人员介绍其他吸毒人员，这就是雪球抽样。

典型调查也属于非概率抽样方法，它是根据调查目的，在对事物进行全面分析的基础上，选择有代表性的典型观察单位进行调查，观察单位可以是人、家庭、机构或社区等。如调查几个医疗改革成绩突出的县医院，用以总结经验。

三、资料整理

统计资料收集完成以后，在进行分析之前，必须经过资料的整理。整理的目的是使资料条理化、系统化，以便加工计算。

（一）资料的检查与审核

对收集的资料首先要进行检查，以保证资料的完整性、及时性和准确性，特别是在用统计报表进行大量数据汇总时，资料的检查与审核尤其重要。完整性，是要检查每个单位的资料是否完备；及时性，是要检查各填报单位是否按规定时间上报，因为任何一个单位的延期，都会影响整个汇总工作的进行；准确性，主要检查填报的资料是否都准确可靠。其中准确性的检查尤为重要，一般可采用以下两种方法：

1. 逻辑检查

逻辑检查就是对填报的资料，从理论上或常识上检查资料中有无不合理或者相互矛盾之处。例如人口调查中，年龄、性别、文化程度、婚姻状况和职业之间有着明显的联系，如有矛盾显然是数据有错误。如年龄是 5 岁，而文化程度是中学，这显然是不合理的。

2. 计算检查

计算检查就是检查调查表或统计表中各指标的计算方法和计算结果有无错误。例如各行各列的合计数是否正确，数字的计量单位是否与规定的相符，构成比之和是否等于百分之百，一个统计表内的行列合计是否相等。若发现错误，应及时核对原始登记，对错误数据加以纠正；计算错误可以复算加以改正。但对下级上报的资料，如无法改正的，应通知原上报单位校核更正，并将类似错误通知其他单位，避免重犯。凡属于弄虚作假的，应查明情况，严肃处理。

（二）资料分组

对收集来的资料进行分析前，需要把同类别的资料归纳在一起，即同质归类。这种归类方法便是分组法，常用的分组法有：

1. 定量变量的频数表

定量变量的频数表法即根据研究目的将收集的数据按照某种数量标准划分成不同的组别，统计不同组别内的观察值个数。

【例 5.1】某乡镇卫生院调查 7 岁男童的身高（厘米）资料如下，试对其进行数量标志分组：

112.4	117.2	122.7	123.0	113.0	110.8	118.2	108.2	118.9	118.1
123.5	118.3	120.3	116.2	114.7	119.7	114.8	119.6	113.2	120.1
119.7	116.8	119.8	122.5	119.7	120.7	114.3	122.0	117.0	122.5
119.8	122.9	128.0	121.5	126.1	117.7	124.1	129.3	121.8	112.7
120.2	120.8	126.6	120.1	130.5	120.0	121.5	114.3	124.1	117.2
124.4	116.4	119.0	117.1	114.9	129.1	118.4	113.2	116.0	120.4
112.3	114.9	124.4	112.2	125.2	116.3	125.8	121.0	115.4	121.2
117.9	120.1	118.4	122.8	120.1	112.4	118.5	113.0	120.8	114.8
123.8	119.1	122.8	120.7	117.4	123.2	122.1	125.2	118.0	120.7
116.3	125.1	120.5	114.3	123.1	122.4	110.3	119.3	125.0	111.5
116.8	125.6	123.2	119.5	120.5	127.1	120.6	132.5	116.3	130.8

具体步骤为：

（1）求全距。全距又称为极差，是全部数据中最大值与最小值之差，用符号 R 表示，本例的全距 $R = 132.5 - 108.2 = 24.3$（厘米）。

（2）划分组段。

① 确定组数。组数的多少与观察值的个数有关，一般当观察值的个数在 50 以下时可分 5 到 8 组，50 以上时可分 9 到 15 组，实际运用时应根据分析要求，灵活确定组数。如本例观察值个数为 110，拟分 10 组。

② 确定组距。等距分组时，组距=R/组数，为便于计算，组距可适当取整。本例组距=24.3/10=2.43，可取 2 为组距。

（3）确定各组段的上下限。合理地设置各组段的上下限。每个组段起点称为该组的下限，终点称为该组的上限，上限=下限+组距。在确定第一个组段时，其下限可取一个小于最小观察值的数，例如本例最小值为 108.2，可取 108 为第一组下限，加上组距 2 为第二组下限，依次类推，直到最末一组。为表示各组均为半开半闭状态（下限为闭区间，上线为开区间），除最末一组外，一般只写出下限。

本例中分组的组距相等，称为等距分组，在统计工作中一般采用这种分组方式。但在某些情况下，采用不等距分组更能反映现象的本质和特点。如进行人群疾病研究的年龄分组，为客观反映婴儿、幼儿和成年人疾病发生情况的特点，应采用不等距分组，可采取 1 岁以下按月分组，0~9 岁按岁分组，10 岁以后按每 5 岁或 10 岁分组。

按照分组依据将原始资料依次归纳入组。分组归纳需要进行分组计数，常用频数和频率来表示分组计数。所谓频数，是指不同组别的观察值个数。表 7.2 为 110 名 7 岁男童身高的频数分布，身高在 116 ~ 组段的人数为 15 人。频数越大，该组的标志值对总体水平所起的作用越大；反之，就越小。因此，频数实际上是各组值的权重，用以衡量各组作用的大小。

频率是用各组的频数除以总频数所得的值，也称比率或比重。如表 5.2 中，110 ~ 组段的频率为 (3÷110)×100% = 2.73%。频率可反映出各组标志值对总体相对作用的强度和各组标志值出现概率的大小。显然，各组的频率总和等于 1（或 100%）。

表 5.2　110 名 7 岁男童身高（厘米）的频数分布

身高组段	人数	累计频数	累计频率（%）
108 ~	1	1	0.91
110 ~	3	4	2.73
112 ~	9	13	8.18
114 ~	9	22	8.18
116 ~	15	37	13.64
118 ~	18	55	16.36
120 ~	21	76	19.08
122 ~	14	90	12.73
124 ~	10	100	9.09
126 ~	4	104	3.64
128 ~	3	107	2.73
130 ~	2	109	1.82
132 ~ 134	1	110	0.91
合计	110	—	100.00

2. 定性变量的频数表

定性变量的频数表法即按照定性变量的不同类型进行分组，例如某医院床位数按不同科室分组，如表 5.3。

表 5.3　某医院 2015 年各科床位数构成

科别	床位数（张）
内科	280
外科	210
妇科	120
产科	113
儿科	106
合计	829

四、资料分析

统计资料的收集和整理为统计分析打下了基础，统计分析是统计调查的结果，服务于调查目的。统计分析主要是应用统计指标进行分析，常用的统计指标有总量指标、相对数指标及平均数等。

第三节　总量指标

总量指标是用于描述客观存在事物和现象的总规模或总水平的最基本的综合指标，用绝对数表示。它区别于数学中的绝对数，不是抽象的数值，而是具体的数值，并具有一定实际单位，是统计分析的基础指标，所有其他统计指标，都是由总量指标计算而来的。

总量指标按照所反映的时间状况不同，可分为时期数与时点数。

时期数是反映事物或现象在一定时期内发展过程的总数量。例如四川省 2016 年出生人数、死亡人数、出院患者数和门诊人次数等。

时点数是反映事物或现象在某一时点上的实际数量。例如 2018 年年末四川省三甲医院数量和编制床位数等。

科学地确定总量指标的含义和计算范围，才能保证总量指标计算的准确性。计算总量指标必须注意其计算口径、计算方法和计量单位的统一，才能进行汇总计算。

第四节　相对数指标

相对数指标是统计分析中常用的指标，虽然总量指标可以描述某种现象的总体规模大小，但不便于相互比较。例如甲地有病床 1 万张，乙地有病床 5 000 张，从总体规模看甲地病床多于乙地，但如果结合两地人口来看，如甲地人口有 100 万，而乙地人口有 50 万，计算得到两地每千人的实有床位均为 10 张，说明两地的每千人床位数是相同的。因此应用相对数指标进行比较，才能得出正确的结论。

相对数指标就是应用对比的方法，将两个相互联系的指标数值加以对比计算的一种比值。相对数指标的计量形式有如下两种：

一种是有名数，又称复合数，即以分子分母的复合单位计量。

一种是无名数，通常以百分数（％）、千分数（‰）、系数或倍数等表示。

一、相对数指标的种类

根据相对数指标作用的不同，相对数指标可分以下几种。

（一）率

率是指某现象实际发生数与某时间点或某时间段可能发生该现象的观察单位总数之比，用以说明该现象发生的频率或强度。根据计算公式中分母的观察单位总数是否引入时间因素，率包括频率和速率两类指标。

1. 频　率

频率计算中，分母没有引入时间因素，无时间量纲，分子是分母的一部分，其取值在 0 ~ 1，如常见的发病率、患病率、死亡率、病死率和治愈率等指标，都属于频率型指标，其实质是比例，在流行病学中也常称为累积发生率。其计算公式为：

$$频率 = \frac{同时期实际发生某现象的观察单位数}{某时期可能发生某现象的观察单位总数} \times K \tag{5.1}$$

式中，K 为比例基数，可以是 100％、1000‰、100 000/10 万等。比例基数的选择主要根据习惯用法或使计算结果保留 1 ~ 2 位整数，以便阅读。

【例 5.2】2013 年四川省卫生服务调查人群中 15 岁及以上高血压患病情况如表 5.4。试计算该资料中城市和农村地区高血压患病率。

表 5.4　2013 年四川省城市和农村地区 15 岁及以上居民高血压患病情况

地区	人口数	患病人数	患病率（%）
城市	11 041	1 358	12.30
农村	11 754	1 234	10.50
合计	22 795	2 592	11.37

按式（5.1），城市地区 15 岁及以上高血压患病率 $= \dfrac{1\,358}{11\,041} \times 100\% = 12.30\%$，农村地区 15 岁及以上高血压患病率 $= \dfrac{1\,234}{11\,754} \times 100\% = 10.50\%$。

2. 速率

速率是带有时间因素的频率，是指随时间变化而改变的速度，此处取其某现象在单位时间内的发生频率之意。速率具有量纲，取值范围是 $[0, +\infty)$。如肿瘤患者的 5 年生存率、根据追踪随访资料计算的死亡率、年（月、季）发病率等指标，都包含时间因素，在流行病学中也称为发病密度。其计算公式为：

$$\text{速率} = \frac{\text{观察时段内某现象的发生数}}{\text{可能发生某现象的观察人时数}} \times K \tag{5.2}$$

式中的比例基数 K 与式（5.1）相同。

【例 5.3】在一项随访研究中，对 125 人追踪随访了 2 年，结果有 2 人死亡。按式（5.2），年死亡率 $= \dfrac{2}{125 \times 2} \times 100\% = 0.80\%$。

（二）构成比

构成比指事物内部某一组成部分观察单位数与同一事物各组成部分的观察单位总数之比，用以说明事物内部各组成部分所占的比重，常用百分数表示。其计算公式为：

$$\text{构成比} = \frac{\text{某一组成部分的观察单位数}}{\text{同一事物各组成部分的观察单位总数}} \times 100\% \tag{5.3}$$

【例 5.4】2013 年四川省卫生服务调查人群中农村地区居民两周内患病首诊机构构成情况如表 5.5 所示。

表 5.5　2013 年四川省农村地区居民两周患病首诊机构构成情况

就诊机构	就诊人数	构成比（%）
基层医疗机构	4 017	81.2
县市区医院	767	15.5
地市级医院	64	1.3
省医院	15	0.3
其他	84	1.7
合计	4 947	100.0

按式（5.3），即

$$基层医疗机构构成比 = \frac{4\,017}{4\,947} \times 100\% = 81.2\%$$

$$县市区医院构成比 = \frac{767}{4\,947} \times 100\% = 15.5\%$$

余类推。

构成比有以下特点：

① 分子是分母的一部分，各组成部分构成比数值在 0 和 1 之间波动，各组成部分的构成比数值之和等于 1 或 100%。

② 事物内部各组成部分之间呈此消彼长关系，当其中某一组成部分构成比数值增大，其他组成部分的构成比数值必然会减少。例如，在一定数量的人口性别构成中，若男性比例增加，则女性比例减少。

值得注意的是，构成比只能在总体中各构成间相互比较，不同总体的某项构成不能互相比较。

（三）相对比

相对比简称比，是两个有关联的指标之比值，用以说明一个指标是另一个指标的几倍或几分之几。其计算公式为：

$$相对比 = \frac{甲指标}{乙指标}（或 \times 100\%）\tag{5.4}$$

根据其分子与分母的关系，相对比可分为：

① 关系指标：两个有关的非同类事物的指标，如医护人员与床位数之比、住院日数与床位数之比等。

② 对比指标：同类事物的两个指标之比，以达到比较的目的。如 2015 年我国出生性别比为 113.5：100，说明 2015 年我国男性出生人数比女性高；又如某医院不同科室的门诊人次数之比，以说明不同科室的医疗服务量。

续例 5.2，按式（5.4），城市地区与农村地区 15 岁及以上居民高血压患病率的比值为：

$$\frac{12.30}{10.50} = 1.17$$

相对比一般用百分数表示，计算结果可超过 100% 或不足 100%，如上例城市地区与农村地区 15 岁及以上居民高血压患病率的比值为 117%；有时可直接用比的形式表示，如上例结果可用 1.17：1 表示；有时也可用倍数表示，即城市地区 15 岁及以上居民高血压患病率是农村地区的 1.17 倍。

二、应用相对数指标的注意事项

卫生统计中相对数指标的应用比较广泛，计算也较方便，是比较分析时常用的指标。但在应用时应注意以下有关事项，以免造成错误结果。

（一）正确区分构成比和率

构成比说明事物内部各组成部分所占的比重，不能说明某现象发生的频率和强度。在实际应用中，错误地将构成比当成率来使用，常导致一些不合理的推论，例如表 5.6：

各年龄组构成比根据各年龄组患者数和该地区患者总数计算得到，只能说明各年龄组慢性气管炎患者数占总患者数的比重。一般而言，慢性支气管炎随着年龄增高其患病率上升。但如果把构成比当成强度患病率使用，便会错误地认为 40 岁年龄组最容易患慢性气管炎，50 岁以后该病患病率反而开始降低，显然这个结论是不正确的。由表 7.6 中"人口数"一栏可知，随着年龄的增高，人口数也减少，因此患者数当然也随之减少，故构成比在 50 岁以后开始降低。如要说明该病的患病强度，则需根据各年龄组人口数和患者数计算各年龄组患病率，计算结果见表 5.6。由此才能推论，该病随着年龄增高，患病率也随之上升。

表 5.6　某地区各年龄组慢性气管炎的构成比与患病率

年龄组（岁）	人口数	患者数	构成比（%）	患病率（‰）
0～	31 413	667	9.6	21.23
10～	30 116	1 063	15.3	35.30
20～	20 113	805	11.6	40.02
30～	16 831	1 028	14.7	61.08
40～	12 955	1 186	17.0	91.55
50～	8 855	1 121	16.1	126.60
60～	6 967	1 093	15.7	156.88
合计	127 250	6 963	100.0	54.72

（二）注意相对数指标的可比性

相对数指标互相比较时，应该注意其是否具有可比性。影响相对数高低的因素较多，在比较相对数时，除了欲对比的因素之外，其余的影响因素应尽可能相同或相近，否则可能得出一些有违常理的推论。例如比较某年两医院的胃溃疡治愈率的差异，如表 5.7 所示：

表 5.7　A、B 两医院对胃溃疡的治愈率（%）

病情	A 医院			B 医院		
	患者数	治愈数	治愈率	患者数	治愈数	治愈率
轻型	80	68	85.0	100	85	85.0
重型	120	78	65.0	60	39	65.0
合计	200	146	73.0	160	124	77.5

如果只比较合计治愈率，似乎 B 医院优于 A 医院，但当分别考察轻型病例和重型病例时，两个医院的治愈率是相同的。其原因在于：两个医院治疗对象的病情构成不同，A 医院组轻型病例少而重型病例多，B 医院组却是轻型病例多而重型病例少。因此要正确比较两个医院的治愈率，可按病情轻重分层分析，或通过计算标准化治愈率进行比较。

（三）计算相对数指标时，分母数不宜过小

如果分母过小，则计算出的相对数指标常不是很稳定。例如临床试验中采用某种疗法治疗 2 例患者，1 例有效，则认为有效率为 50%，如果 2 例都有效，则有效率为 100%，可见相差 1 例其有效率波动非常大。故计算相对数时，分母不宜过小，否则建议采用绝对数表示结果。

（四）应分别将分子和分母合计求合计率

对分组资料计算合计率时，由于各分组的分母数值往往不同，故不能简单地对各组率取平均数，而应将分子数值、分母数值分别相加后再计算合计率。例如，计算某三甲医院 2016 年病床使用率如表 5.8 所示。

表 5.8　某三甲医院 2016 年病床使用率

科室	平均开放床日数	实际占用总床日数	病床使用率（%）
内科	23 00	2 218	96.43
外科	2 000	1 894	94.70
合计	4 300	4 112	95.63

某三甲医院病床使用率应为：

$$病床使用率=\frac{2\ 218+1\ 894}{2\ 300+2\ 000}\times100\%=95.63\%$$

三、率的标准化法

影响相对数高低的因素较多，在比较相对数时，除了欲对比的因素之外，其余的影响因素应尽可能相同或相近。例如比较各组患者的年龄、性别、病情轻重等构成是否相同，若构成不同，则应考虑进行分层（分年龄、性别、病情轻重）比较，或者对合计率进行标准化后再作比较。

现以表 5.9 的资料说明率的标准化法的具体计算步骤。A、B 两医院都采用同一标准构成，此处可将两个医院的胃溃疡患者数合并作为标准组，分别按 A、B 两医院对轻、重型胃溃疡各自的治愈率对同一构成标准计算预期治愈人数，再分别计算得到 A、B 两医院的治愈率，这就是标准化治愈率，然后再进行两医院疗效的比较。计算方法如下：

表 5.9　A、B 两医院对胃溃疡的标准化治愈率（%）

病情 （1）	标准人口数 N_i （2）	A 医院		B 医院	
		治愈率 p_{1i} （3）	预期治愈数 $N_i p_{1i}$ （4）=（2）×（3）	治愈率 p_{2i} （5）	预期治愈数 $N_i p_{2i}$ （6）=（2）×（5）
轻型	180	85.0	153	85.0	153
重型	180	65.0	117	65.0	117
合计	360	73.0	270	77.5	270

$$A\ 医院对胃溃疡的标准治愈率\ p_1'=\frac{270}{360}\times100\%=75.0\%$$

$$B\ 医院对胃溃疡的标准治愈率\ p_2'=\frac{270}{360}\times100\%=75.0\%$$

可见，经过标准化后，A、B 两院对胃溃疡的治愈率均为 75.0%，与按病情分层比较的结果一致。

如对死亡率进行标准化时，标准组的选择方法有以下两种：

① 根据研究目的选择有代表性的、较稳定的、数量较大的人群，例如全国的、全省的或本地区的数据。

② 也可将欲比较的两地或两组的人口数合并作为标准组，或选择其中一组人口作为标准。

使用不同的标准组，计算得到的标准化率也不尽相同，因此，当比较两个标化率时，必须采用同一标准组。标准化率不是实际水平，只在比较时应用，其真实水平应以未标化的率为准。

在实际卫生统计工作中，当需要比较年龄构成不同的两个合计率时常使用我国人口普查的年龄组构成作为统一标准。

第五节 集中位置与变异程度

一、集中位置

集中位置常用平均数来描述。平均数在卫生统计工作中应用广泛，如医院工作年报表中的平均开放实有床位、平均病床周转次数以及平均每日门诊人次数等。平均数中，较常用的是均数、几何均数和中位数。

（一）均 数

均数是算术均数的简称，适用于单峰对称分布资料，特别是正态分布或近似正态分布的资料。统计学中常用希腊字母 μ 表示总体均数，用 $\bar{x}$ 表示样本均数。在抽样调查中，常用样本均数来估计总体均数。

均数根据资料分组与否，有两种计算方法。

1. 直接法

利用直接法计算均数是将观察值直接相加再除以观察值的个数即可，其计算公式为：

$$\bar{x} = \frac{x_1 + \cdots + x_n}{n} = \frac{\sum x}{n} \tag{5.5}$$

式中：$\bar{x}$ 为均数；$x_1, \cdots, x_n$ 为观察值；n 为观察值个数；$\sum$ 为求和符号。

【例 5.5】某研究测得 5 名 7 岁男童测量身高（厘米）分别为 112.4、114.2、123.0、122.1、125.3，按式（5.5）计算其平均身高均数为：

$$\bar{x} = \frac{112.4 + 114.2 + 123.0 + 122.1 + 125.3}{5} = 119.4 \text{（厘米）}$$

2. 加权法

当资料中相同观察值较多时，可采用加权法计算均数，即各相同观察值的个数（即频数 f）与该观察值 x 的乘积相加，以代替原始观察值相加，再除以观察值的总个数：

$$\bar{x} = \frac{f_1 x_1 + \cdots + f_k x_k}{f_1 + \cdots + f_k} = \frac{\sum fx}{\sum f} = \frac{\sum fx}{n} \tag{5.6}$$

式中：x 为组中值；f 为频数；$f_1, \cdots, f_k$ 为各相同观察值的个数。

【例 5.6】根据某乡调查 110 名 7 岁男童身高资料（表 5.10），计算身高的均数。

表 5.10 110 名 7 岁男童身高的均数计算表

身高（厘米）	人数 f	组中值 x	fx	fx^2
108～	1	109	109	11 881
110～	3	111	333	36 963
112～	9	113	1 017	114 921
114～	9	115	1 035	119 025
116～	15	117	1 755	205 335
118～	18	119	2 142	254 898
120～	21	121	2 541	307 461

续表

身高（厘米）	人数 f	组中值 x	fx	fx^2
122 ~	14	123	1 722	211 806
124 ~	10	125	1 250	156 250
126 ~	4	127	508	64 516
128 ~	3	129	387	49 923
130 ~	2	131	262	34 322
132 ~ 134	1	133	133	17 689
合计	110	—	13 194	1 584 990

注：fx^2 在后面计算标准差时使用。

按式（5.6），即：

$$\bar{x} = \frac{1 \times 109 + 3 \times 111 + \cdots + 2 \times 131 + 1 \times 133}{1 + 3 + \cdots + 2 + 1} = \frac{13\,194}{110} = 120.0 \quad （厘米）$$

故 7 岁男童身高的均数为 120.0 厘米。

（二）几何均数

有些资料的观察值中存在少数偏大的极端值，呈正偏态分布，但经过对数变换后呈对称分布，如某些疾病的康复时间等；或者观察值之间呈倍数关系或近似倍数关系，此时若使用均数则不能正确描述其集中位置，宜采用几何均数 G。

几何均数就是 n 个观察值的乘积开 n 次方，即

$$G = \sqrt[n]{x_1\,x_2\,x_3 \cdots x_n} \qquad （5.7）$$

为了计算方便，可表达为原始观察值对数的算术均值，再取反对数，即：

$$G = \lg^{-1}\left(\frac{\sum \lg x}{n}\right) \qquad （5.8）$$

在卫生统计中，几何平均数多用在动态数列分析中的平均发展速度的计算上。几何均数举例将在"动态序列"中做详细解读。

【例 5.7】四川省 2006—2015 年综合医院床位发展，见表 5.11。

表 5.11　四川省 2006—2015 年综合医院床位发展情况

年份	床位数	环比发展速度
2006	94 945	—
2007	99 938	1.05
2008	107 234	1.07
2009	118 233	1.10
2010	129 495	1.10
2011	147 528	1.14
2012	175 479	1.19
2013	198 894	1.13
2014	217 955	1.10
2015	235 351	1.08

计算 10 年来某地区医院床位发展速度的平均数，即平均发展速度，宜采用几何平均数描述。按式（5.7），即

$$G = \sqrt[9]{1.053 \times 1.073 \times 1.103 \times 1.095 \times 1.139 \times 1.189 \times 1.133 \times 1.096 \times 1.080} = 1.106$$

即四川省综合医院实有床位 2006—2015 年平均每年发展速度为 1.106 倍，或者 110.6 %。而平均增长速度为 1.106-1=0.106 倍或 10.6 %。

因平均发展速度是环比式，其连乘积等于定基发展速度，也就是数列中期末水平与期初水平的比值，故计算平均发展速度可以简化，计算公式为：

$$\text{平均发展速度} = \sqrt[n]{\frac{\text{期末水平}}{\text{期初水平}}} \tag{5.9}$$

其中 n 为间隔年数，按式（5.9），即：

$$\text{平均发展速度} = \sqrt[9]{\frac{94\,945}{235\,351}} = 1.106$$

（三）中位数

中位数是平均数的一种，它是将一组观察值按顺序排列后位次居中的数值，在计算上比较简便。样本中位数用 M 表示。中位数在实际工作中主要用于分布不对称、两端无确切值或分布不明确的定量资料。

1. 直接计算法

$$M = x_{\frac{n+1}{2}}，\text{当 } n \text{ 为奇数时} \tag{5.10}$$

$$M = \frac{1}{2}\left(x_{\frac{n}{2}} + x_{\frac{n}{2}+1}\right)，\text{当 } n \text{ 为偶数时} \tag{5.11}$$

式中：$x_{\frac{n+1}{2}}$、$x_{\frac{n}{2}}$、$x_{\frac{n}{2}+1}$ 为有序数列中相应位次上的观察值。

【例 5.8】某传染病 7 例患者的住院天数分别为 5 天、6 天、7 天、8 天、9 天、10 天、20 天，试计算住院天数的中位数。

本例 n 为奇数，按式（5.10），即：

$$M = x_{\frac{n+1}{2}} = x_4 = 8（天）$$

x_4 指由小到大依次排列的数列中第 4 个观察值 8 即为中位数。

【例 5.9】假定在前述 7 名患者的基础上，又增加了一名患者，其住院天数为 21 天，试计算住院天数的中位数。

本例 n 为偶数，按式（5.11），即

$$M = \frac{1}{2}\left(x_{\frac{n}{2}} + x_{\frac{n}{2}+1}\right) = \frac{1}{2}(x_4 + x_5) = 8.5（天）$$

2. 频数表法

当数列观察值较多时，将观察值进行分组，编制频数表后再利用下式进行计算。

$$M = L_M + \frac{i}{f_M}(n \times 50\% - \sum f_L) \tag{5.12}$$

式中：L_M 为中位数所在组的下限；f_M 为中位数所在组的频数；i 为组距；$\sum f_L$ 为中位数所在组以前各组的累计频数。

【例 5.10】某传染病院收治病毒性肝炎患者 145 例，住院天数经分组整理见表 5.12，计算住院天数中位数。

表 5.12　某传染病院病毒性肝炎住院天数的频数表

天数	频数	累计频数	累计频率（%）
0~	17	17	11.72
6~	46	63	43.45
12~	38	101	69.67
18~	32	133	91.72
24~	6	139	95.86
30~	0	139	95.86
36~	4	143	98.62
42~	2	145	100.00
合计	145	—	—

计算累计频数以确定中位数所在的位置。由第一组段向下到第三组段，第 101 个观察值累计频率已到 69.67%，刚好包含了 50% 的累计频率，可以判断中位数在第三组段内。

由表可知 $L_M = 12$，$f_M = 38$，$\sum f_L = 63$，$i = 6$，按式（5.12）：

$$M = 12 + \frac{6}{38}(145 \times 50\% - 63) = 13.5 \quad （天）$$

二、变异程度指标简介

同质的一群观察值的集中位置是用平均数来描述的，但观察值之间存在着差异，这种个体之间的差异统计上称为变异。描述观察值间变异程度的指标有极差、方差、标准差及四分位数间距等。在分析一群观察值的特征时，除有描述集中位置的指标外，还要有离散程度的指标。只有将两者结合起来才能全面反映数据资料的分布规律。这里只介绍常用的标准差和四分位数间距。

（一）标准差

1. 标准差计算方法

（1）直接计算法。总体标准差用 σ 示，计算公式为：

$$\sigma = \sqrt{\frac{\sum(x - \mu)^2}{N}} \tag{5.13}$$

一般情况下，总体均数 μ 未知，需要用样本均数 $\bar{x}$ 估计。样本标准差 s 的计算公式为：

$$s = \sqrt{\frac{\sum(x - \bar{x})^2}{n - 1}} \tag{5.14}$$

为简化计算，此式还可以改成：

$$s = \sqrt{\frac{\sum x^2 - \frac{(\sum x)^2}{n}}{n - 1}} \tag{5.15}$$

用此式计算时，可不必先计算出均数即可直接用各变量值算出标准差 s 。

（2）频数表法。利用频数表计算标准差的公式为：

$$s = \sqrt{\frac{\sum fx^2 - \frac{\left(\sum fx\right)^2}{\sum f}}{\sum f - 1}}$$

（5.16）

式中：x 为组中值；f 为频数；$f_1, \cdots, f_k$ 为各相同观察值的个数。

2. 标准差计算举例

（1）直接计算法。

【例 5.11】测得 5 名住院患者血红蛋白（克/升）分别为：117、122、125、131、145。试计算其标准差。

$$n = 5$$

$$\sum x = 117 + 122 + 125 + 131 + 145 = 640$$

$$\sum x^2 = 117^2 + 122^2 + 125^2 + 131^2 + 145^2 = 82\,348$$

按式（5.15）：

$$s = \sqrt{\frac{82384 - \frac{640^2}{5}}{5 - 1}} = 10.8 \ （克/升）$$

（2）频数表法。

仍以表 5.10 中 110 名 7 岁男童身高为例。

已知 $\sum f = 110$，$\sum fx = 13194$，$\sum fx^2 = 1\,584\,990$。

按式（7.16）：

$$s = \sqrt{\frac{1\,584\,990 - \frac{13194^2}{110}}{110 - 1}} = 4.7 \ （厘米）$$

3. 标准差的应用

对于正态分布的变量，只要知道均数 μ 与标准差 σ，就可以估计绝大多数观察值所在的范围。正态曲线下的面积分布有一定的规律（图 5.1）：曲线下，区间 $(\mu - \sigma, \mu + \sigma)$ 包括了 68% 的观察值；区间 $(\mu - 1.96\sigma, \mu + 1.96\sigma)$ 包括了 95% 的观察值；区间 $(\mu - 2.58\sigma, \mu + 2.58\sigma)$ 包括了 99% 的观察值。可用这一规律来制订正态分布指标的医学参考值范围。在实际应用中，μ 和 σ 一般未知，常用 $\bar{x}$ 和 s 代替。

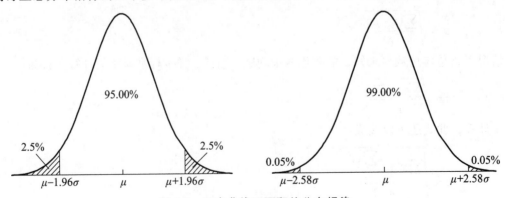

图 5.1 正态曲线下面积的分布规律

现以 110 名 7 岁男童身高的资料为例说明变量值的分布范围。

$$\overline{x} = 120.0,\ s = 4.7$$

其实际分布和理论分布比较，见表 5.13。由此可见，实际分布与理论分布比较接近，提示该样本呈正态分布。

表 5.13　110 名 7 岁男童身高的实际分布与理论分布比较

均数±标准差	身高范围（厘米）	实际分布人数	实际分布（%）	理论分布（%）
$\overline{x} \pm s$	115.3 ~ 124.7	75	68.18	68.27
$\overline{x} \pm 1.96s$	110.8 ~ 129.2	105	95.45	95.00
$\overline{x} \pm 2.58s$	107.9 ~ 132.1	110	100.00	99.00

应用此原理来评价个体是否属于正常，如评价儿童生长发育应用以上标准对儿童身高进行分级，见表 5.14。

表 5.14　应用均数和标准差对儿童身高进行分级结果

均数±标准差	分级
$< \overline{x} - 2s$	下
$\overline{x} - 2s$ ~	中下
$\overline{x} - s$ ~	中
$\overline{x} + s$ ~	中上
$\geqslant \overline{x} + 2s$	上

（二）四分位数间距

1. 百分位数

百分位数是指将观察值从小到大排列后处于第 x 百分位置上的数值，用符号表示为 P_x。百分位数 P_x 将全部数据分成两部分，有 $x\%$ 的数据小于 P_x，有（$100-x$）% 的数据大于 P_x，因此百分位数是一个位置指标，其中 P_{50} 为中位数。百分位数的计算方法如下。

（1）直接法。

$$当\ nx\% = \mathrm{INT}(nx\%)\ 时，\ P_x = \frac{x_{\mathrm{INT}(nx\%)} + x_{\mathrm{INT}(nx\%)+1}}{2} \tag{5.17}$$

$$当\ nx\% > \mathrm{INT}(nx\%)\ 时，\ P_x = x_{\mathrm{INT}(nx\%)+1} \tag{5.18}$$

式中：$\mathrm{INT}(nx\%)$ 为 n 与 $x\%$ 乘积的整数部分。

（2）频数表法。

$$P_x = L + \frac{i}{f_x}\left(nx\% - \sum f_{\mathrm{L}}\right) \tag{5.19}$$

其中：L 为百分位数所在组段的下限；i 为该组段的组距；f_x 为该组段的频数；n 为总频数；$\sum f_{\mathrm{L}}$ 为该组段之前的累计频数。

2. 四分位数间距

通过 P_{25}、P_{50}、P_{75} 这 3 个点将全部观察值等分为 4 部分，处于 P_{25} 和 P_{75} 分位点上的数值就是四分位数（Q）。下四分位数即第 25 百分位点，用 Q_{L} 表示，上四分位数即第 75 百分位点，用 Q_{U} 表示。四分位数间距为上下四分位数之间的差值，即 $Q_{\mathrm{U}} - Q_{\mathrm{L}}$。

【例 5.12】续例 5.11，已知 $P_{25}=8.5$ ，$P_{75}=19.5$ ，计算 145 名病毒性肝炎患者住院天数的四分位数间距。

$$四分位数间距=Q_U-Q_L=19.5-8.5=11（天）$$

四分位数间距是去除两端各四分之一数据后中间一半观察值的变动范围，其数值越大，说明观察值分布的离散程度越大。四分位数间距常用于描述偏态分布、两端无确切值或分布不明确资料的离散程度。

三、注意事项

（一）集中位置和变异程度指标只能应用于同质总体

总体中各单位的性质必须是同质的，这样才能正确反映某现象各种标志观察值的平均水平和变异情况。如果将不同质的现象混在一起计算平均数和变异程度指标，不但不能说明某现象的本质及其规律，反而会歪曲现象的真实情况，得出错误的结论。

（二）集中位置应结合变异程度指标分析

平均数只能描述一群观察值的集中位置，并不能反映其离散程度，应用平均数时，需注意其观察值个体的变异大小。当各观察值变异程度小即接近平均数时，平均数的代表性好；如果各观察值变异程度大即远离平均数，则平均数的代表性差。

第六节　动态数列

动态数列是将某指标在不同时间上的不同数值，按照时间先后排列而成的数列。动态数列在卫生统计工作中常用来描述卫生事业在不同时期的发展情况。它对制订卫生工作计划及预测卫生事业的发展有重要的作用。常用的动态数列分析指标有：绝对增长量、发展速度与增长速度、平均发展速度与平均增长速度。

【例 5.13】表 5.15 是四川省 2006—2015 年综合医院床位发展情况的统计数据，试计算动态数列的分析指标。

表 5.15　四川省 2006—2015 年综合医院床位发展动态

年份	符号	实有床位（张）	绝对增长量		发展速度		增长速度	
			累计	逐年	定基比	环比	定基比	环比
（1）	（2）	（3）	（4）	（5）	（6）	（7）	（8）	（9）
2006	a_0	94 945	—	—	—	—	—	—
2007	a_1	99 938	4 993	4 993	1.05	1.05	0.05	0.05
2008	a_2	107 234	12 289	7 296	1.13	1.07	0.13	0.07
2009	a_3	118 233	23 288	10 999	1.25	1.10	0.25	0.10
2001	a_4	129 495	34 550	11 262	1.36	1.10	0.36	0.10
2011	a_5	147 528	52 583	18 033	1.55	1.14	0.55	0.14
2012	a_6	175 479	80 534	27 951	1.85	1.19	0.85	0.19
2013	a_7	198 894	103 949	23 415	2.09	1.13	1.09	0.13
2014	a_8	217 955	123 010	19 061	2.30	1.10	1.30	0.10
2015	a_9	235 351	140 406	17 396	2.48	1.08	1.48	0.08

一、绝对增长量

绝对增长量是指事物现象在一定时期增长的绝对值，可分为两种：

（一）累计增长量

累计增长量是指报告期的指标值与某一固定期（基期）指标值的差值，其计算公式为：

$$累计增长量=报告期指标值-某固定期指标值 \tag{5.20}$$

按式（5.20），本例中，四川省 2008 年综合医院床位数累计增长量为：

$$107\ 234-94\ 945=12\ 289（张）$$

（二）逐年增长量

逐年增长量指报告期的指标值与相邻的前期指标值之差，其计算公式为：

$$逐年增长量=报告期指标值-相邻前期指标值 \tag{5.21}$$

按式（5.21），本例中，四川省 2008 年较 2007 年综合医院床位数的逐年增长量为：

$$107\ 234-99\ 938=7\ 296（张）$$

二、发展速度与增长速度

使用动态数列进行分析时，常用的指标有发展速度和增长速度，二者都是相对比指标，用以说明事物在一定时期的变化速度。

（一）发展速度

发展速度由两个不同时期发展水平对比而得，用以说明报告期指标值水平与某一固定期指标值或相邻的前期指标相比，是其多少倍。根据其比较对象的不同，分为定基比发展速度和环比发展速度。

1. 定基比发展速度

定基比发展速度指某年指标与某一固定期（基期）指标之比，可表达为 a_1/a_0，a_2/a_0，$\cdots$，a_n/a_0。a_0 为动态数列第 1 年的指标值，a_n 为动态数列最后 1 年的指标值。

本例中，该地区 2008 年医院床位数的定基比发展速度=107 234/94 945=1.13，$\cdots$，依此类推，见表 5.15 第（6）栏。

2. 环比发展速度

环比发展速度指某年指标与前一年指标之比，可表达为 a_1/a_0，a_2/a_1，$\cdots$，a_n/a_{n-1}。

本例中，该地区 2008 年环比发展速度=107 234/99 938=1.07，依此类推，见表 5.15 第（7）栏。

（二）增长速度

增长速度用于说明报告期比基期增加了若干倍（或百分之几），实际上就是减去基数之后的发展速度。

$$增长速度 = \frac{报告期水平-基期水平}{基期水平} = 发展速度-1 \tag{5.22}$$

1. 定基比增长速度

定基比增长速度指某年指标与基线指标相比的净增加速度。本例中，2008 年定基比增长速度

=107 234/94 945-1=0.13，见表 5.15 第（8）栏。

2. 环比增长速度

环比增长速度指某年指标与前一年指标相比的净增加速度。本例中，2008 年环比增长速度=107 234/99 938-1=0.07，见表 5.15 第（9）栏。

三、平均发展速度与平均增长速度

（一）平均发展速度

平均发展速度指一定时期内各环比发展速度的平均值，用以说明事物现象在一定时期内逐年的平均发展程度，常用几何均数来计算平均发展速度。其计算公式为：

$$平均发展速度 = \sqrt[n]{a_n / a_0} \tag{5.23}$$

（二）平均增长速度

平均增长速度用于说明事物在一定时期内逐年的平均增长程度。其计算公式为：

$$平均增长速度 = 平均发展速度 - 1 \tag{5.24}$$

根据表 5.15 的资料，基期水平 a_0 为 2006 年床位数 94 945 张，报告期水平 a_n 为 2015 年床位数 235 351 张，本例 n=2015-2006=9。

按式（5.23），平均发展速度为：

$$\sqrt[9]{235\,351 / 94\,945} = 1.10$$

按式（5.24），平均增长速度为 1.10-1=0.10 或者 10%。

这说明四川省综合医院实有床位在 2006—2015 年期间，平均每年递增 0.10 倍，或者平均每年以 10%的速度递增。

第七节　统计表与统计图

统计表是统计语言的表达形式，而统计图是统计表形象和直观化的表现，统计表和统计图是表达和分析统计资料不可缺少的工具和手段。

一、统计表

统计资料经汇总加工计算后产生了总量指标和各种派生指标（相对数指标、平均数等）。为了系统地表达统计资料之间的关系，依照研究的需要，将统计数据和指标科学地填写在规定的表格里，以代替烦琐的文字叙述，这种表格就是统计表。统计工作中广义的统计表包括登记表（卡）、统计台账、统计报表等。这里主要介绍用来记载统计汇总结果、公布统计数字及分析资料用的统计表。

（一）统计表的结构

统计表的构成，一般包括标题、横纵标目、线条、统计指标数值和备注等部分。统计表就如完整的一句话，有其描述的对象（主语）和内容（宾语）。通常主语放在表的左边，作为横标目；宾语放在右边，作为纵标目。由左向右读，构成完整的一句话。统计表应简单明了，文字、数字和线条都应尽量从简。

统计表的格式和结构见表 5.16。

表 5.16　某医院 2015 年各科床位构成

科别	床位数（张）	构成比（%）
内科	280	33.8
外科	210	25.3
妇科	120	14.5
产科	113	13.6
儿科	106	12.8
合计	829	100.0

（二）统计表的制表要求

（1）统计表应突出重点，简明扼要，便于比较。如内容繁多，可分开绘制多个统计表。

（2）标题置于表的上方，要确切地概括全表的基本内容及资料的时间、地点。

（3）标目分为横标目和纵标目，分别说明表格每行和每列数字的意义。横标目位于表头左侧，代表研究的对象；纵标目位于表头右侧，表达研究对象的指标，应标明指标的单位。

（4）统计表的数字一律用阿拉伯数字，同一指标小数点位数一致，位次对齐。表内不留空项，当数字为 0 时用"0"表示，当某项不可能出现时用"—"表示，当缺乏某项数据时用"…"标明。

（5）统计表的合计可根据内容需要绘出，一般列合计放在表的下方，行合计放在表的右方。在统计报表和统计整理表中，为汇总方便起见，列合计也可以放在上方，行合计也可放在左方。

（6）统计表多采用三线表，要求顶线和底线比一般线条略粗一些。部分表格可再用短横线将合计分隔开，或用短横线将两重纵标目分割开。其他竖线和斜线一概省去。

（7）统计表的表注如数据来源、变量解释等可放在表的下方。

（三）统计表的种类

统计表的种类按主语是否分组和分组层次可分为简单表和组合表两种。

1. 简单表

简单表即主语未经任何分组的统计表。如主词只列举各单位名称或只按地区、时间排列的统计表（表 5.17）。

表 5.17　四川省 2006—2015 年综合医院床位数情况

年份	床位数（张）
2006	94 945
2007	99 938
2008	107 234
2009	118 233
2010	129 495
2011	147 528
2012	175 479
2013	198 894
2014	217 955
2015	235 351

2. 组合表

组合表即表的主语按两个或两个以上标志进行复合分组的统计表。它主要将更多的分组类型结合起来分析其特征，如表 5.18。

表 5.18　四川省 2015 年综合医院和专科医院数量

医院类型	地区		经济类型	
	城市	农村	公立	民营
综合医院	565	726	439	852
专科医院	258	133	96	295

二、统计图

统计图是用点、线、面等各种几何图形表达统计数据和分析结果的图示。它使事物间的数量关系更直观，更易于对事物进行理解、分析和比较。一般先有统计表，然后才能根据资料的性质和分析目的设计合适的统计图。图与表互相补充、相得益彰。

（一）绘制统计图的基本要求

绘制图形应注意准确、美观，给人以清晰的印象。

（1）首先要根据统计资料的性质和分析目的选用适当的统计图。

（2）与统计表相似，标题应高度概括统计图资料的时间、地点和主要内容。统计图的标题一般放在图的正下方，左侧加图序号。

（3）统计图多在直角坐标上绘制，横轴及纵轴各代表一定的内容，应分别注明标目，明确尺度单位，并在图上标明。

（4）刻度指纵轴和横轴上的坐标尺度。刻度数值按从小到大的顺序排列，纵轴由下至上，横轴由左至右。纵、横轴的比例一般以 5∶7 为宜。

（5）统计图如有不同图案或颜色代表不同的内容时，应在统计图的适当位置绘出图例加以说明。图例的位置比较灵活，应以整张图的平衡美观为原则，一般可放在图的右上角空隙处或下方中间位置等。

（二）统计图的种类及绘制方法

1. 条　图

条图又称直条图，用相同宽度的直条长短表示相互独立的统计指标的数值大小和它们之间的对比关系。常用的条图有如下两种：

① 单式条图，具有一个统计指标，一个分组因素。

② 复式条图，具有一个统计指标，两个分组因素，分别用横坐标刻度和条的不同颜色或花纹表达。直条图适合用于表达各自独立不相连续的资料。

通常横轴安排相互独立的事物（分组因素），纵轴表示欲比较的指标，直条竖放；当分析的事物较多时，可将直条横放，此时纵轴安排相互独立的事物，横轴表示欲比较的指标。直条尺度必须从 0 开始，且等距，否则会改变各对比组间的比例关系。各直条的宽度相等，同类间隔应保持一致。直条排列顺序可按指标值大小排列，也可按分组的自然顺序排列。

【例 5.14】表 5.19 为四川省 2015 年监测地区新生儿死亡率资料。

由于农村地区、城市地区是各自独立的，非连续资料，故选用单式直条图，见图 5.2。

表 5.19 四川省 2015 年监测地区新生儿死亡率（‰）

地区	死亡率
城市	4.23
农村	4.47

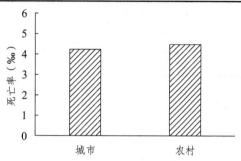

图 5.2 四川省 2015 年监测地区新生儿死亡率

【例 5.15】表 7.20 为四川省 2010 年与 2015 年监测地区新生儿死亡率资料。由于比较了两年各地区新生儿死亡率，故选用复式条图，见图 5.3。

表 5.20 四川省 2010 年与 2015 年监测地区新生儿死亡率（‰）

地区	2010 年	2015 年
城市	3.61	4.23
农村	9.48	4.47

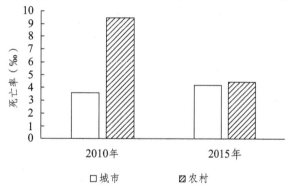

图 5.3 四川省 2010 年与 2015 年监测地区新生儿死亡率比较

2. 圆 图

圆图以圆的总面积表示事物的全部，将其分割成若干扇面表示事物内部各构成部分所占的比重，如表 5.21 中数据的圆图表示见图 5.4。

表 5.21 某医院 2015 年各科床位构成

科别	床位数（张）	构成比（%）
内科	280	33.8
外科	210	25.3
妇科	120	14.5
产科	113	13.6
儿科	106	12.8
合计	829	100.0

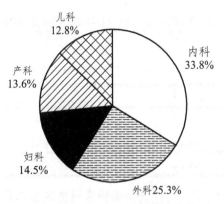

图 5.4　某医院 2015 年各科床位构成

3. 百分比条图

百分比条图是以某一矩形总长度表示事物的全部，将其分割成不同长度的段表示事物内部各构成部分的比重或构成比。百分比条图特别适合作多个构成比的比较，将不同组别、不同时间或不同地区的某分类指标的构成比平行地绘制成多个百分比条图，可以直观地比较其构成比的差异。例如利用表 5.22 的资料绘制百分比条图，见图 5.5。

表 5.22　2013 年四川省城市和农村地区居民两周患病发病时间构成

患病时间	城市		农村	
	病例数（人次）	构成比（%）	病例数（人次）	构成比（%）
慢性病持续到两周内	2 438	66.5	1 743	66.2
两周内新发病	1 096	29.9	774	29.4
急性病两周前发生	132	3.6	116	4.4
合　计	3 666	100.0	2 633	100.0

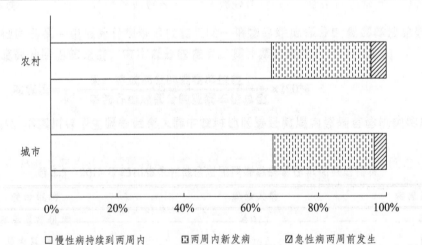

□慢性病持续到两周内　　图两周内新发病　　急性病两周前发生

图 5.5　2013 年四川省城市和农村地区居民两周患病发病时间构成

4. 线　图

线图以线段的升降表示数值变化的趋势，适合于描述某统计量随另一连续型变量变化而变化的趋势，常用来说明不同时间、不同年龄时期资料连续变化的情况。

现以表 5.17 为例，绘出四川省 10 年来综合医院床位数发展情况的统计图，见图 5.6。

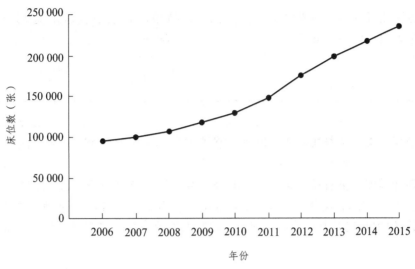

图 5.6　四川省 2006—2015 年综合医院床位数

5. 统计地图

统计地图用于表示研究指标在地域上的分布。如将卫生资源或某病的发病率、死亡率按地域分布，用不同的颜色或阴影表示指标的大小绘在地图上。统计地图多用于分析人口、疾病、资源等地理分布状况。

第八节　主要经济社会指标解释

一、经　济

（1）行政区划：国家对行政区域的划分。根据有关法规规定，我国的行政区域划分如下：① 全国分为省、自治区、直辖市；② 省、自治区分为自治州、县、自治县、市；③ 自治州分为县、自治县、市；④ 县、自治县分为乡、民族乡、镇；⑤ 直辖市和较大的市分为区、县；⑥ 国家在必要时设立的特别行政区。

（2）国内生产总值（GDP）：一个国家（或地区）所有常住单位在一定时期内生产活动的最终成果。国内生产总值有三种表现形态，即价值形态、收入形态和产品形态。从价值形态看，它是所有常住单位在一定时期内生产的全部货物和服务价值与同期中间投入的全部非固定资产货物和服务价值的差额，即所有常住单位增加值之和（生产法）。从收入形态看，它是所有常住单位在一定时期内创造各项收入之和（收入法）。从产品形态看，它是所有常住单位在一定时期内最终使用的货物和服务价值与货物和服务净出口价值之和（支出法）。

（3）国民生产总值（GNP）：一个国家（或地区）所有常住单位在一定时期内收入初次分配的最终结果，也称为国民总收入。它等于国内生产总值与来自国外的净要素收入之和。与国内生产总值不同，国民生产总值是个收入概念，而国内生产总值是个生产概念。国民总收入=国内生产总值+（来自国外的要素收入-对国外的要素支出）。

（4）人均国内生产总值（人均 GDP）：国内生产总值除以年均人口。

（5）三次产业：根据社会生产活动历史发展的顺序对产业结构的划分，产品直接取自自然界的部门称为第一产业，对初级产品进行再加工的部门称为第二产业，为生产和消费提供各种服务的部门称为第三产业。我国三次产业划分：

第一产业：农、林、牧、渔业（不含农、林、牧、渔服务业）。

第二产业：采矿业（不含开采辅助活动），制造业（不含金属制品、机械和设备修理业），电力、热力、燃气及水生产和供应业，建筑业。

第三产业：除第一产业、第二产业以外的其他行业，即服务业。

（6）财政收入：政府通过征税、收费等筹措到的归国家支配的资金，是国家参与国民收入分配的主要形式，是政府履行职能的财力保障。按照分税制财政体制规定，财政收入分为中央财政收入和地方财政收入。中央固定收入包括关税、海关代征消费税和增值税，消费税，中央企业所得税，地方银行和外资银行及非银行金融企业所得税，铁道、银行总行、保险总公司等集中缴纳的营业税、所得税、利润和城市维护建设税，车辆购置税，船舶吨税，增值税的75%部分，纳入分享范围的企业所得税60%部分，个人所得税60%部分，证券交易税（印花税）97%部分和海洋石油资源税，等。地方财政收入包括营业税、固定资产投资方向调节税、固定资产投资方向调节税、城镇维护建设税（不含铁道部门、各银行总行、保险总公司等集中缴纳的营业税和城市维护建设税）、房产税、除证券交易税之外的印花税、城镇土地使用税、车船使用税、屠宰税、农牧业税、农业特产税、耕地占用税、契税、增值税25%部分、纳入分享范围的企业所得税（40%）、个人所得税（40%）、证券交易税（印花税）3%部分和除海洋石油资源税以外的其他资源税。

（7）财政支出：包括中央和地方财政支出。中央财政支出包括国防支出，武装警察部队支出，中央级行政管理费和各项事业费，重点建设支出以及中央政府调整国民经济结构、协调地区发展、实施宏观调控的支出。地方财政支出主要包括地方行政管理和各项事业费，地方统筹的基本建设、技术改造支出，支援农村生产支出，城市维护和建设经费，价格补贴支出，等。

（8）商品零售价格指数：反映城乡商品零售价格变动趋势的一种经济指数。商品的零售价格是商品在流通过程中最后一个环节的价格，是工业、商业、餐饮业和其他零售企业向城乡居民、机关团体出售生活消费品和办公用品的价格。零售物价的调整变动直接影响到城乡居民的生活支出和国家的财政收入，影响居民购买力和市场供需平衡，影响消费与积累的比例。因此，计算零售价格指数，可以从一个侧面对上述经济活动进行观察和分析。

（9）居民消费价格指数（CPI）：度量消费商品及服务项目价格水平随着时间变动的相对数，反映一定时期内城乡居民所购买的商品及服务项目价格水平的变动趋势和变动程度，通常作为观察通货膨胀水平的重要指标。

（10）可比价格：在进行不同时期的价值指标对比时，扣除了价格变动的因素，以确切反映物量的变化，可进行不同时期总量指标的对比。按可比价格计算总量指标有两种方法：一种是直接用产品产量乘某一年的不变价格计算；另一种是用价格指数进行缩减。

（11）不变价格：以同类产品某一时期的平均价格作为固定价格，用于计算各个时期的产品价值。按不变价格计算的产品价值消除了各时期价格变动的影响，不同时期对比可以反映生产的发展速度。新中国成立后，随着工农业产品价格水平的变化，国家统计局先后五次制定了全国统一的工业产品不变价格和农业产品不变价格。

（12）城镇居民家庭可支配收入：被调查的城镇居民家庭在支付个人所得税、财产税等经常税，社会保障缴款和社会福利，其他经常性转移支出后所余下的实际收入。"城镇居民人均可支配收入"指按人口平均的可支配收入。

（13）城镇居民家庭消费性支出：被调查的城镇居民家庭用于日常生活的全部支出，包括购买商品支出和文化生活、服务等非商品性支出。不包括罚没、丢失款和缴纳的各种税款，也不包括个体劳动者在生产经营过程中发生的各项费用。

（14）农村居民家庭纯收入：农村常住居民家庭总收入中，扣除从事生产和非生产经营费用支出、交纳税款、上交承包集体任务金额、集体提留和摊派、生产性固定资产折旧以后剩余的，可直接用于农村居民进行生产性、非生产性建设投资、生活消费和积蓄的那一部分收入。"农民人均纯收入"系按人口平均的纯收入。

（15）农村居民家庭生活消费支出：农村常住居民家庭用于日常生活的全部开支，是反映和研究农民家庭实际生活消费水平高低的重要指标。

（16）资产负债率：该指标既反映企业经营风险的大小，也反映企业利用债权人提供的资金从事经营活动的能力。其计算公式为：资产负债率（%）=负债总额/资产总额×100%。

（17）固定资产投资：固定资产投资是指以货币形式表现的，在一定时期内全社会建造和购置固定资产的工作量以及与此有关的费用的总称。固定资产根据投资的资金来源不同，分为国家预算内资金、国内贷款、利用外资、自筹资金和其他资金来源。固定资产投资按建设项目的性质一般分为新建、扩建、改建、迁建、恢复。固定资产投资活动按其工作内容和实现方式分为建筑安装工程，设备、工具、器具购置，其他费用三个部分。

（18）房屋建筑面积：房屋外墙（柱）勒脚以上各层的外围水平投影面积，包括阳台、挑廊、地下室、室外楼梯等，且房屋为具备上盖、结构牢固、层高 2.20 m 以上（含 2.20 m）的永久性建筑。多层建筑按各层面积总和计算。

（19）施工面积：报告期内施工的全部房屋建筑面积。包括本期新开工面积、上期跨入本期继续施工房屋面积、上期停缓建本期恢复施工的房屋面积、本期竣工的房屋面积及本期施工后又停缓建的房屋面积。

（20）竣工面积：在报告期内房屋建筑按照设计要求已全部完工，达到住人和使用条件，经检查验收鉴定合格，正式移交使用单位的建筑面积。

（21）固定资产交付使用率：一定时期新增固定资产与同期完成投资额的比率。它是反映各个时期固定资产动用速度，衡量建设过程中投资效果的一个综合性指标。

（22）固定资产折旧：一定时期内为弥补固定资产损耗，按照核定的固定资产折旧率提取的固定资产折旧，或按国民经济核算统一规定的折旧率虚拟计算的固定资产折旧，反映了固定资产在当期生产中的转移价值。各类企业和企业化管理的事业单位的固定资产折旧是指实际计提并计入成本费中的折旧费；不计提折旧的政府机关、非企业化管理的事业单位和居民住房的固定资产折旧是按照统一规定的折旧率和固定资产原值计算的虚拟折旧。原则上，固定资产折旧应按固定资产的重置价值计算，但是目前我国尚不具备对全社会固定资产进行重估价的基础，所以暂时只能采用上述办法。

二、人口与社会

（1）人口总数：一个国家或地区在某一特定时间点上存活人口的总和。当人口数在一年当中是均匀变动时，可用年初人口数（1 月 1 日）和年末人口数（12 月 31 日）的平均值来近似表示年平均人口数，也可计算相邻两年年末（12 月 31 日）人口数的平均值。

$$年平均人口数=\frac{1}{2}（年初人口数+年末人口数） \qquad (5.25)$$

$$年平均人口数=\frac{1}{2}（上年底人口数+本年底人口数） \qquad (5.26)$$

（2）城镇人口和农村人口：城镇人口是指居住在城镇范围内的全部常住人口，包括设区的市的区人口和不设区的市所辖的街道人口、不设区的市所辖镇的居民委员会人口和县辖镇的居民委员会人口。农村人口是除上述人口以外的全部人口。

（3）常住人口：在某一地区居住半年以上（或在本地居住不满半年，但离开户口登记地半年以上）的人口。它包括常住该地及临时外出的人口，不包括临时寄住的人口。常住人口是国际上进行人口普查时常用的统计口径之一。我国第六次全国人口普查的常住人口包括：居住在本乡镇街道且户口在本乡镇街道或户口待定的人；居住在本乡镇街道且离开户口登记地所在的乡镇街道半年以上的人；户口在本乡镇街道且外出不满半年或在境外工作学习的人。

（4）户籍人口数：户籍人口是指公民依照《中华人民共和国户口登记条例》已在其经常居住地的公安户籍管理机关登记了常住户口的人。户籍人口数一般是通过公安部门的经常性统计月报或年报取得的。户籍人口可分为农业人口和非农业人口。

（5）出生率（又称粗出生率）：在一定时期内（通常为一年）一定地区的出生人口数与同期内平均人数（或期中人数）之比，用千分率表示。本书中的出生率指年出生率，其计算公式为：

$$出生率 = \frac{年出生人数}{年平均人数} \times 1000‰ \tag{5.27}$$

式中：出生人数指活产婴儿，即胎儿脱离母体时（不管怀孕月数），有过呼吸或其他生命现象；年平均人数指年初、年底人口数的平均数，也可用年中人口数代替。

（6）死亡率（又称粗死亡率）：在一定时期内（通常为一年）一定地区的死亡人数与同期内平均人数（或期中人数）之比，用千分率表示。本书中的死亡率指年死亡率，其计算公式为：

$$死亡率 = \frac{年死亡人数}{年平均人数} \times 1000‰ \tag{5.28}$$

（7）人口自然增长率：在一定时期内（通常为一年）人口自然增加数（出生人数减死亡人数）与该时期内平均人数（或期中人数）之比，用千分率表示。其计算公式为：

$$人口自然增长率 = 人口出生率 - 人口死亡率 \tag{5.29}$$

（8）性别构成：性别构成常用性别比表示。性别比是指出生人口中男性人口与女性人口的比值，即：

$$性别比 = \frac{男性人口数}{女性人口数} \times 100\% \tag{5.30}$$

（9）人口密度：某地区人口数/该地区土地面积（人/平方千米）。

（10）在岗职工：在本单位工作且与本单位签订劳动合同，并由单位支付各项工资和社会保险、住房公积金的人员，以及上述人员中由于学习、病伤、产假等原因暂未工作仍由单位支付工资的人员。在岗职工还包括：① 应订立劳动合同而未订立劳动合同人员（如使用的农村户籍人员）；② 处于试用期人员；③ 编制外招用的人员；④ 派往外单位工作，但工资仍由本单位发放的人员，如挂职锻炼、外派工作等情况。

（11）工资总额：各单位在报告期内（季度或年度）直接支付给本单位全部就业人员的劳动报酬总额。包括计时工资、计件工资、奖金、津贴和补贴、加班加点工资、特殊情况下支付的工资，是在岗职工工资总额、劳务派遣人员工资总额和其他就业人员工资总额之和。

（12）平均工资：企业、事业机关单位的职工在一定时期内平均每人所得的货币工资额。它表示一定时期职工工资收入的高低程度，是反映职工工资水平的主要指标。其计算公式为：

$$平均工资 = 报告期实际支付的全部就业人员工资总额/报告期全部就业人员平均人数$$

（13）总抚养比：又称为总负担系数，是指人口总体中非劳动年龄（14岁及以下和65岁及以上）人口数与劳动年龄（15~64岁）人口数之比。有以下3个常用指标：

$$总抚养比 = \frac{14岁及以下人口数 + 65岁及以上人口数}{15 \sim 64岁人口数} \times 100\% \tag{5.31}$$

$$少年儿童抚养比 = \frac{14岁及以下人口数}{15 \sim 64岁人口数} \times 100\% \tag{5.32}$$

$$老年人口抚养比 = \frac{65岁及以上人口数}{15 \sim 64岁人口数} \times 100\% \tag{5.33}$$

其中老年人口抚养比是从经济角度反映人口老龄化社会后果的指标之一。

（14）总和生育率：假定同时出生的一代妇女，按照某年的年龄别生育水平度过其一生的生育历程，平均每个妇女可能生育的子女数。

（15）适龄儿童小学入学率：到达法定入学年龄后入学接受小学教育的儿童数占总体到达法定入学年龄儿童数的百分比，高一级相同年龄组的儿童的入学数也包括在内。

$$适龄儿童小学入学率 = \frac{入学接受小学教育的儿童数}{达到法定入学年龄的儿童总数} \times 100\% \qquad (5.34)$$

三、其　他

（1）"环比"和"同比"：环比是指相邻期间的比较，如 2 季度与 3 季度比较；同比是同一时期比较，如今年 2 季度同去年 2 季度比较。

（2）权数：在统计计算中，用来衡量总体中各单位标志值在总体中作用大小的数值叫权数。权数决定指标的结构，权数如变动，绝对指标值和平均数也变动，所以权数是影响指标数值变动的一个重要因素。权数一般有两种表现形式：一是用绝对数（频数）表示；另一个是用相对数（频率）表示，又称比重。权数的权衡轻重作用体现在各组单位数占总体单位数的比重大小。产品或行业占比重大的，权数就大，在指数中的作用就大。

（3）指数：一种表明社会经济现象动态的相对数。指数按所反映的现象范围不同，分为个体指数（个别商品的价格指数）和总指数（居民消费价格总指数）。指数按所反映的现象性质的不同，又分为数量指数（商品销售量指数）质量指数（劳动生产率指数）。指数和一般相对数的区别在于：一般的相对数是两个有联系的现象数值之比，而指数是说明复杂社会现象经济发展情况，并可分析各种构成因素的影响程度。

（4）"百分数"与"百分点"及相关表述：百分数是用 100 做分母的分数，用"%"表示。"占计划百分之几"指完成计划的百分之几；"超计划的百分之几"，应扣除原来的基数（−100%）；"为去年的百分之几"指等于或相当于去年的百分之几；"比去年增长百分之几"应扣掉原有的基数（−100%）。百分点是指不同时期以百分数形式表示的相对数指标（如速度、指数、构成等）的变动幅度，一般来说百分点经常用来表示百分数的差值。例如：我国第一产业占 GDP 比重由 1992 年的 21.8%下降到 1993 年的 18.2%，下降了 3.6 个百分点。

（5）恩格尔系数：食物支出在居民生活消费总支出中所占的比例。国际上常用恩格尔系数来衡量一个国家和地区人民生活水平的状况。根据联合国粮农组织 20 世纪 70 年代提出的标准，恩格尔系数在 59%以上为贫困，50%～59%为温饱，40%～50%为小康，30%～40%为富裕，低于 30%为最富裕。

（6）基尼系数：意大利经济学家基尼提出的定量测定收入分配差异程度的指标，指在全部居民收入中用于不平均分配的百分比。基尼系数介于 0 和 1 之间。联合国有关组织规定：低于 0.2 表示收入绝对平均；0.2～0.3 表示收入比较平均；0.3～0.4 表示收入相对合理；0.4～0.5 表示收入差距较大；0.5 以上表示收入差距悬殊。

第六章 医院统计数据分析与利用

第一节 医院统计分析概述

医院统计报表的数字只能说明医疗工作的数量、效率、质量、医疗服务和经济运行情况的一般情况"是什么",而不能回答"为什么",不能说明医疗质量存在什么问题,工作效率不高是什么原因,更不能揭示解决问题的途径是什么。统计分析是医院统计的基本职能之一,统计人员应当观察事物动态及差异,找出规律,为医院管理提供有数据、有分析、有情况、有改进工作建议的统计分析报告,发挥统计监督职能,以数据资源可视化推动医院管理精细化,发挥好医院"参谋部"职责。

一、开展统计分析的基本要素

(一)良好的主体素质

统计分析离不开人——统计分析者,其素质如何直接关系到统计分析的质量。良好的主体素质指对统计分析专业知识的掌握。统计人员应对统计分析的原理和方法有较深入的了解,同时统计人员要具备与统计分析联系密切的相关学科知识,如医院管理学、卫生经济学知识,了解党中央和国家、省、市卫生政策、医改动向等背景知识。除此以外,统计人员还应当具备较强的观察能力、敏捷的思维和较好的文字表达能力。

(二)丰富的统计资料

大量详尽且符合要求的统计资料是统计分析的又一前提条件,统计分析人员要注意搜集、整理和积累统计资料。可供分析的医院统计资料主要有医院信息管理系统(HIS)数据库资料、病案统计信息系统数据、卫生健康统计报表数据,以及统计台账、统计年鉴数据等。

(三)选题原则

选题是撰写统计分析报告的第一步。选题的过程就是发现、选择、确定分析对象和分析目的的过程。医院统计分析选题应当遵循以下 3 条原则:

1. 实事求是原则

医院统计分析时选题的实事求是原则即选题要对客观实际进行周密深入的调查研究,使课题成为客观现象的真实反映,正视存在的各种问题。

2. 价值原则

医院统计分析时选题的价值原则指选题要有实用价值,注重实效性,要有助于解决医院管理中的实际问题,指导医院中心工作。

3. 可行性原则

医院统计分析时选题的可行性原则指对选题分析所需的统计数据、资料具有可获得性，统计人员对于将进行分析的问题要有所了解。如果对于相关情况不熟悉，则无法胜任分析工作。

二、衡量统计分析报告质量的标准

优秀的统计分析报告应具备以下 4 条标准：

（1）选题准确，能紧密结合深化医疗卫生体制改革主题和方向，反映中心任务，反映各项政策执行情况及其效果，对医院管理决策具有较大的参考价值。

（2）资料可靠，分析方法得当，观点鲜明，分析深刻，提出见解。

（3）及时反映情况，时效性强。

（4）主题突出，结构严谨，条理清楚，文字简洁。

三、统计分析报告如何选题

（一）选题准确是关键

撰写统计分析报告是为了给医院管理者当好参谋，因此统计分析的选题要知道领导所需，及时提供分析报告，拿出工作措施建议，谋求统计分析报告就是决策的"指南针"，切忌"雨后送伞"。在进行统计分析时，可参考以下内容选题：

① 围绕医改和卫生政策的实施效果选题。

② 围绕医院中心工作选题。

③ 围绕医院计划推进情况选题。

④ 围绕医院经济效益和社会效益选题。

⑤ 围绕医疗质量或医疗安全选题。

⑥ 观察历史统计资料，总结规律，发现异动选题。

⑦ 围绕运行趋势，对未来发展预测选题。

（二）选题的方法

做好统计分析报告选题，可通过以下方式：

① 随时了解医院的中心工作和领导意图，主动与各职能科室联系，了解医院工作动态。

② 经常研究医院统计资料，将统计报表、统计台账、历史资料等进行纵向和横向对比，注重各种医疗指标的变化，发现问题，为统计分析提供线索。

③ 经常深入科室，进行现场调查，搜集情况，发现问题点、矛盾点。

④ 加强理论学习，阅读卫生报刊（如《中国卫生》），培养自己的观察和思维能力，提高抓住问题和分析问题的能力。

⑤ 请医院领导出题。

（三）统计分析报告标题的要求

一篇好的统计分析报告标题，应当具备以下三点：准确、简练、有吸引力。

四、如何进行统计分析

统计分析可以从以下 6 个方面进行。

（一）分析事物的内部构成

分析事物构成的内在联系，深入掌握事物的构成因素和特点，是认识事物、分析事物规律性及其变化原因的有效方法。

（二）分析事物的相互关系

客观事物都是相互联系、相互依存、相互制约的，只有了解其相互关系，才能掌握主动权。

（三）分析计划指标完成情况

医院的任何一项工作，事前都应有计划和基本目标值的要求。应当逐期对计划指标完成情况进行分析，以检查各项工作的进度是否在控制中。

（四）使用综合对比的方法进行统计分析

这是分析医院一个时期总的情况的一种分析方法，它可以使用全部医疗指标或重点选取指标的方法来说明这一时期内的成绩和存在的问题，可以采用定基比或环比的手段与历史指标对比来予以说明，或采用与其他被评价单位进行横向比较，以及与医院等级评审要求二级或三级医院应达到的标准值进行比较。

（五）多指标综合评价

建立统计指标体系，采用等权或加权方法对医院社会经济效益进行横向或纵向的综合评价。

（六）建立时间序列，进行趋势分析以及统计预测

统计分析可以是专题分析，也可作综合分析；可以是定期分析，也可以是不定期分析；或者几种方法综合使用。只有将统计数据用活，才能发挥医院统计部门在医院管理中的参谋和助手作用。

第二节　医院统计分析示例

一、统计图表的应用

（一）出院病历归档率日常监控曲线图

出院病历完成时效统计的前提，是做好出院病历回收情况的基础登记和统计工作。病案回收是病案管理中的第一步，关系到病案的整理、编码、质量监控、归档能否按时完成，也关系到有关国家统计报表的数据能否及时上报，更关系到患者复印病历，医保费用理赔、其他参考查询病案资料能否及时提供。因此，出院病历归档率应作为日常监控指标，以某三级医院2016年1—12月出院病历归档率为例，规定病历归档率的控制线为90%，绘制曲线如图6.1。

从曲线图可以发现，该三级医院2016年1—12月的七日归档率均在控制线以上，而1月、2月、5月、6月、10月和12月的三日归档率均低于控制线。

该三级医院2016年的出院病历三日归档率和七日归档率分别为90.1%、94.6%。按《三级综合医院评审标准实施细则》，七日归档率≥90%，达"C"，三日归档率≥90%，根据标准该条款评价为"B"。该方法同样适用于二日归档率的日常监控。

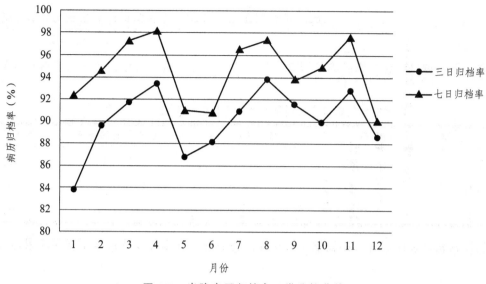

图 6.1　出院病历归档率日常监控曲线

（二）不同科室平均住院日控制的条形图

平均住院日是反映医疗资源利用率和医院总体服务质量的综合指标，根据医院评审标准，医院应制定各临床科室出院患者平均住院日的控制标准。以某三级医院 2016 年各临床科室平均住院日为例，见表 6.1。

表 6.1　不同临床科室平均住院日控制情况

科室	院标准值	实际值	差值
骨科	18	26.90	8.90
心脏外科	16	20.20	4.20
神经外科	17	21.00	4.00
妇科	6	8.00	2.00
肿瘤科	12	13.80	1.80
儿科	6	7.30	1.30
呼吸内科	12	13.20	1.20
神经内科	10	10.80	0.80
普通外科	10	10.70	0.70
血液科	11	10.90	-0.10
眼科	4	3.70	-0.30
产科	6	5.40	-0.60
心血管内科	8	7.00	-1.00
泌尿外科	9	7.90	-1.10
消化内科	8	6.70	-1.30

将不同临床科室平均住院日的实际值与标准值的差值绘制成条形图 6.2。从图可以发现，该医院的骨科、心脏外科、神经外科、妇科、肿瘤科、儿科、呼吸内科、神经内科和普通外科的平均住院日均高于制定的标准值。

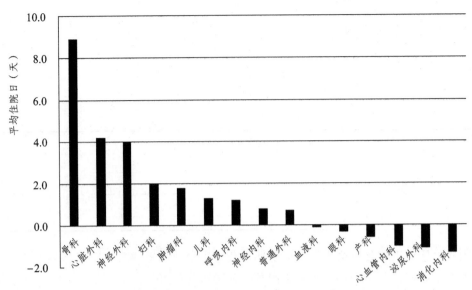

图 6.2　不同临床科室平均住院日控制图

（三）手术台数的时间序列图

有些工作量由于受季节以及不同病种的发病率的影响，往往呈现周期性的季节波动。以某三级医院 2016 年 1—12 月手术台数为例，绘制时间序列如图 6.3。

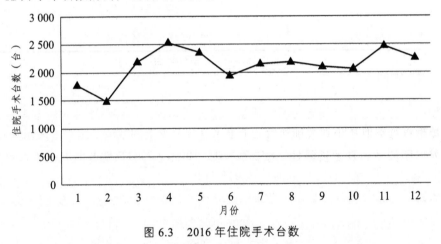

图 6.3　2016 年住院手术台数

通过观察时间序列图可以发现，该医院住院手术随季节上下波动，住院手术台数最高的月份集中在 4—6 月份以及 11—12 月份，提示医院应根据住院手术台数的季节性合理安排医疗服务工作。同时，也可绘制逐年动态趋势图，观察指标的长期增长或降低趋势。

（四）离院方式的构成图

通过对离院方式构成比统计，可以发现医院质量管理中的问题并找出改进措施，使医院医疗质量和服务水平得以提高，加强医院管理。从某三级医院 2016 年病案首页提取的患者离院方式信息数据如表 6.2。

将不同的离院方式的构成比绘制饼形图 6.4。结果发现，该院非医嘱离院患者占 4.75%。非医嘱离院是指根据患者当前的疾病状况，医生认为应当继续接受住院治疗，但患方出于个人原因要求放弃治疗而自动离院。可进一步通过对非医嘱离院方式构成比这一指标统计和原因分析，结合医院实际情况，采取有效改进措施，进一步提高医院医疗质量和服务水平，达到加强医院管理的目的。

表 6.2　某院出院患者离院方式情况

离院方式	例数	构成比（%）
医嘱离院	47 594	91.94
非医嘱离院	2 458	4.75
死亡	857	1.65
医嘱转其他医疗机构	447	0.86
医嘱转社区卫生服务机构/乡镇卫生院	412	0.80
合计	51 768	100

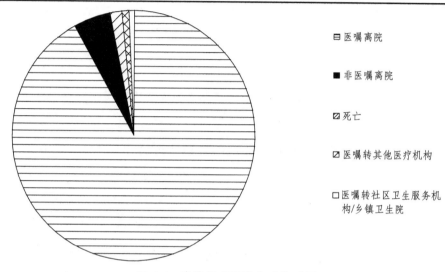

□ 医嘱离院

■ 非医嘱离院

▨ 死亡

▨ 医嘱转其他医疗机构

□ 医嘱转社区卫生服务机构/乡镇卫生院

图 6.4　出院患者离院方式构成图

二、综合评价方法——TOPSIS 法

医疗质量是医院的管理核心，更是一个医院生存的根基。医疗质量因它的多因素多指标的复杂性要求，只有在对其评价时使用多指标的综合评价方法进行分析，才能比较全面地反映医院的医疗工作质量。TOPSIS 法是系统工程中有限方案多目标决策分析常用的一种方法，是对归一化后的原始数据矩阵，找出有限方案中的最优方案和最劣方案。该法对数据分布指标无严格限制，能消除不同指标量纲的影响。下面使用 TOPSIS 法对某医院 2008—2014 年的医疗质量指标进行了综合评价分析，旨在能对医疗工作质量进行全面的、正确的综合评价，为医院管理工作提供参考。

数据选取某医院 2008—2014 年统计室统计年报，将出院人次 X_1、抢救成功率 X_2、治愈率 X_3、好转率 X_4、病床周转次数 X_5、病床使用率 X_6、3 日确诊率 X_7、平均住院日 X_8、病死率 X_9 这 9 个指标作为评价该院住院医疗质量的指标，其中 $X_1 \sim X_7$ 为高优指标，X_9、X_9 为低优指标，见表 6.3。

表 6.3　某医院 2008—2014 年医疗质量指标

年份	X_1	X_2	X_3	X_4	X_5	X_6	X_7	X_8	X_9
2008	21 598	86.10	43.52	51.66	24.60	101.70	98.20	15.10	2.80
2009	24 273	87.60	38.56	54.06	23.30	98.50	99.50	15.50	2.90
2010	28 497	88.80	45.97	48.38	27.90	113.80	99.60	15.00	2.80
2011	36 334	84.80	41.35	47.68	35.80	123.10	99.40	12.70	2.50
2012	42 993	90.10	40.53	52.60	41.80	133.40	99.70	11.80	2.00
2013	46 480	88.60	36.36	55.32	37.30	113.20	96.80	11.20	2.00
2014	49 689	83.70	37.27	56.08	39.80	117.80	94.50	11.90	1.90

将低优指标 X_8，X_9 取倒数后做同趋势化处理，得到同趋势数据矩阵，并且做归一化处理，公式如下：

$$a_{ij} = \frac{x_{ij}}{\sqrt{\sum_{i=1}^{n} x_{ij}^2}}$$
（6.1）

其中式中 x_{ij} 表示第 i 个评价对象在第 j 个指标上的取值，由此得处理后的矩阵 A 为：

$$A = \begin{bmatrix} 0.2197 & 0.3735 & 0.4048 & 0.3731 & 0.2762 & 0.3341 & 0.3777 & 0.3254 & 0.3090 \\ 0.2469 & 0.3800 & 0.3586 & 0.3904 & 0.3904 & 0.2616 & 0.3236 & 0.3827 & 0.3170 \\ 0.2899 & 0.3852 & 0.4276 & 0.3493 & 0.3493 & 0.3133 & 0.3739 & 0.3831 & 0.3276 \\ 0.3696 & 0.3679 & 0.3846 & 0.3443 & 0.3443 & 0.4020 & 0.4045 & 0.3824 & 0.3869 \\ 0.4373 & 0.3909 & 0.3770 & 0.3798 & 0.3798 & 0.4694 & 0.4383 & 0.3835 & 0.4165 \\ 0.4728 & 0.3844 & 0.3382 & 0.3995 & 0.3995 & 0.4188 & 0.3719 & 0.3724 & 0.4388 \\ 0.5054 & 0.3631 & 0.3467 & 0.4049 & 0.4469 & 0.4469 & 0.3870 & 0.3635 & 0.4130 \end{bmatrix}$$

根据矩阵 A 到最优值向量 A^+ 和最劣值向量 A^- 为：

$$A^+ = (0.5054, 0.3909, 0.4276, 0.4049, 0.4694, 0.4383, 0.3835, 0.4388, 0.4614)$$

$$A^- = (0.2197, 0.3631, 0.3382, 0.3443, 0.2616, 0.3236, 0.3635, 0.3170, 0.3006)$$

利用如下公式

$$D_i^+ = \sqrt{\sum_{j=1}^{m}(a_{ij}^+ - a_{ij})^2} \qquad D_i^- = \sqrt{\sum_{j=1}^{m}(a_{ij}^- - a_{ij})^2}$$
（6.2）

计算评价对象与最优值向量 A^+、最劣值向量 A^- 的距离 D^+ 和 D^-，再根据公式

$$C_i = \frac{D_i^-}{D_i^+ + D_i^-}$$
（6.3）

计算评价对象与最优方案的接近程度 C_i。计算结果见表 6.4。

表 6.4　各年度指标值与最优值的相对接近度及排序

年份	D_i^+	D_i^-	C_i	排序
2008	0.1677	0.0060	0.0348	6
2009	0.1689	0.0039	0.0228	7
2010	0.1138	0.0192	0.1442	5
2011	0.0464	0.0581	0.5560	4
2012	0.0088	0.1368	0.9396	1
2013	0.0167	0.1289	0.8855	3
2014	0.0115	0.1588	0.9324	2

根据表 6.4 可以得出，该医院 2012 年医疗质量最好，其次为 2014 年，最差年份为 2009 年。观察其总体趋势可以发现，该医院的住院医疗质量有逐年上升的趋势。

第七章 疾病诊断相关分组

第一节 疾病诊断相关分组概述

"疾病相关诊断分组"（Diagnosis Related Groups，DRGs）诞生于 20 世纪 60 年代末的美国，80 年代应用于美国 "老年医疗保险"（Medicare）的支付制度改革，后传入欧洲、澳大利亚及亚洲部分地区，在世界范围内广泛应用。80 年代末，中国学者开始关注 DRGs，随后进行了大规模的研究。近年，随着新一轮卫生体制改革的推进，我国一些基础条件较好的地区（北京、上海、广东）开始将 DRGs 应用于医疗管理的实际工作中。

2016 年，四川省启动 DRGs 研究工作，省卫生计生委成立省级 DRGs 领导小组及办公室，下设 4 个专业小组，着手搭建四川省 DRGs 应用平台，2017 年年初完成平台研发。在此过程中，在借鉴国际（美国 MS-DRGs 分组器）、国内（北京、上海、广东）相关分组研究的基础上，研发团队按照资源消耗优先，兼顾临床相似性，以住院病人主要诊断、次要诊断、手术操作、重要的合并症和并发症、出院状态、年龄等因素为分组依据，研发出了一个适合四川省医疗卫生机构诊疗模式和病案信息环境的 DRGs 分组模型，完成了分组器的开发，最终形成了 700 多个 DRGs 疾病分组。随后，该研究成果被应用于四川省内医院医疗质量评价、医疗三监管、临床重点专科评价等诸多工作中。

一、重点指标体系

DRGs 评价指标体系包括医疗服务能力指标、医疗服务效率指标、医疗费用控制指标、医疗质量与安全指标。其中医疗服务能力指标包括总权重（总 *RW*）、*CMI*、DRGs 组数，见表 7.1。

表 7.1 DRGs 评价指标体系

一级指标	二级指标
1 医疗服务能力	1-1 医疗卫生机构或专科收治病人总权重
	1-2 医疗卫生机构或专科收治病人 CMI
	1-3 医疗卫生机构或专科开展病种数（DRGs 组数）
2 医疗服务效率	2-1 医疗卫生机构或专科时间效率指数
3 医疗费用控制	3-1 医疗卫生机构或专科费用指数
4 医疗质量与安全	4-1 医疗卫生机构或专科低风险病死率
	4-2 医疗卫生机构或专科标化病死率

二、指标解释

（一）医疗服务能力指标

（1）疾病诊断相关分组——DRGs：DRGs（Diagnosis Related Groups）是一种以病例诊断、操作、

个体特征为依据对疾病组合进行分类管理的工具，它综合考虑病例的主要诊断、其他诊断、手术、并发症或合并症、年龄等因素的影响，将病例进行分类组合形成若干诊断相关组，每一组都有较高的同质性和相近的卫生资源消耗。

（2）总权重——总 RW：RW（Relative Weight）即相对权重，计算如下：

$$RW = \frac{某 DRG 组内病例的平均费用或成本}{本地区所有病例的平均费用或成本} \qquad (7.1)$$

该指标代表的是某个 DRG 组的资源消耗水平相较于地区平均水平的比值。$RW>1$，表明该 DRG 组的资源消耗高于该地区平均水平；$RW<1$，则说明该 DRG 组的资源消耗低于该地区平均水平。

医疗卫生机构或专科的总权重即是该研究对象所有个案的 RW 之和，反映的是医疗卫生机构或专科的总体工作负荷，计算公式如下：

$$总 RW = \sum_{i=1}^{m} RW_i \times n_i \qquad (7.2)$$

总 RW 越高，说明该医疗卫生机构或专科总体工作负荷越高。

（3）病例组合指数——CMI：CMI（Case Mix Index）即该研究对象收治病人 RW 的平均值，体现医疗卫生机构或专科收治病人疾病的资源消耗程度。

$$CMI = \frac{\sum_{i=1}^{k} RW_i \times n_i}{\sum_{i=1}^{k} n_i} \qquad (7.3)$$

CMI 值的大小直接体现了收治病人疾病的资源消耗程度差异，同时资源消耗程度与疾病疑难复杂程度存在较强的相关性，往往间接地体现了收治病人疾病的疑难复杂程度。因此 CMI 值越高，说明医疗卫生机构或专科收治病人疾病资源消耗或疾病疑难复杂程度越高，医疗服务能力越强。

（4）DRGs 组数：医疗卫生机构收治病人疾病最终进入的 DRGs 组数，体现医疗卫生机构病种覆盖的广度。病种覆盖越广，说明医疗卫生机构能收治的疾病类型越多，提供的诊疗服务范围越大，医疗服务也越强。

专科开展 DRGs 病种数则是指该专科收治病人疾病最终进入的该专业相关疾病的 DRGs 组数，体现的是其专科病种覆盖的广度。病种覆盖越广，说明该专科能收治的疾病类型越多，提供的诊疗服务范围越大，医疗服务也越强。

（5）MDC——主要诊断分类：目前，在国内医疗服务能力评价中，一般常将 MDC 作为学科发展均衡性的指标，包括缺失专业、低分专业两个方面的评价。

（二）医疗服务效率——时间消耗指数

时间消耗指数，即将医疗卫生机构或专科的住院时间经 DRGs 标准化变换得到的指标。

医疗卫生机构时间消耗指数，计算方式如下：

计算某家医疗卫生机构第 i 个 DRG 组的平均住院日 $\overline{d_i}$ 与该地区同类医疗卫生机构该 DRG 组的平均住院日 $\overline{D_i}$ 比值：

$$k_i^d = \frac{\overline{d_i}}{\overline{D_i}} \qquad (7.4)$$

计算时间消耗指数：

$$E_d = \frac{\sum_{i=1}^{m} k_i^d \times n_i}{\sum_{i=1}^{m} n_i} \qquad (7.5)$$

时间消耗指数即医疗卫生机构或专科各 MDC 收治病人平均住院日与该地区同一 MDC 平均住院日比值的平均值，反映出治疗同等难度疾病病人，不同医疗卫生机构或专科的耗时差异。总体时间消耗指数为 1，医疗卫生机构或专科的 $E_d>1$，表明该医疗卫生机构或专科治疗同等难度疾病病人花费时间比地区总体水平更长。通常住院时间消耗指数越小，说明医疗卫生机构或专科医疗服务效率越高。

（三）医疗费用控制——费用消耗指数

费用消耗指数，即医疗卫生机构或专科的住院费用经 DRGs 标准化变换得到的指标。

医疗卫生机构时间消耗指数，计算方式如下：

先计算某家医疗卫生机构第 i 个 DRG 组的平均费用 $\overline{c_i}$ 与该地区该 DRG 组的平均费用 $\overline{C_i}$ 的比值：

$$k_i^c = \frac{\overline{c_i}}{\overline{C_i}} \tag{7.6}$$

然后计算费用消耗指数：

$$E_c = \frac{\sum_{i=1}^{m} k_i^c \times n_i}{\sum_{i=1}^{m} n_i} \tag{7.7}$$

费用消耗指数即医疗卫生机构或专科各 MDC 收治病人平均费用与该地区同一 MDC 平均费用比值的平均值，反映出治疗同等难度疾病病人，不同医疗卫生机构或专科费用花费的差异。总体费用指数为 1，医疗卫生机构或专科的 $E_c>1$，表明该医疗卫生机构或专科治疗同等难度疾病病人费用花费比地区总体水平更高。通常费用指数越小，说明医疗卫生机构或专科费用控制越好。

（四）医疗质量与安全

住院病死率作为医疗服务质量的评价指标，具体指标为：中低风险以下组病死率与 DRGs 组标准化病死率。

1. 低风险组病死率

一个地区各 DRGs 组住院病人死亡风险大小判定规则见表 7.2。

表 7.2　死亡风险评分及其定义

风险评分	组别	定义
0	无风险	$M_i = 0$
1	低风险	$\ln M_i < \overline{\ln M_i} - 1s_i$
2	中低风险	$\overline{\ln M_i} - 1s_i \leqslant \ln M_i \leqslant \overline{\ln M_i}$
3	中高风险	$\overline{\ln M_i} \leqslant \ln M_i < \overline{\ln M_i} + 1s_i$
4	高风险	$\ln M_i \geqslant \overline{\ln M_i} + 1s_i$

其中：M_i 为该地区第 i 个 DRG 组的住院病死率，则 $\ln M_i$ 为其对数值，$\overline{\ln M_i}$ 为其均值，而 s_i 为其标准差。

低风险组病死率的理论基础在于研究者认为导致住院病人死亡的原因大致可以分为两类：一是疾病本身很严重，救治困难；二是临床过程发生了失误或偏差。低风险组是指从现有数据分析看来，进入低风险组区段的 DRGs 组的住院病人发生死亡的概率较小，因此如果低风险组发生了死亡，表示由疾病本身导致死亡的可能性极低，临床过程有差错的可能性很大。

2. 标准化病死率

基于 DRGs 组的标准化病死率计算采用间接法，以地区全体住院病人各 DRGs 组实际病死率作为标准，以此消除不同医疗卫生机构或专科 DRGs 组内部构成上的差异，从而实现医疗卫生机构或专科之间住院病死率的比较。计算方式如下：

$$p' = P \times SMR = P \times \frac{r}{\sum n_i P_i} \tag{7.8}$$

其中：r 为实际死亡人数；n_i 为被标化 DRGs 组内部各层的人数；P_i 为研究总体各 DRGs 组的病死率；$\sum n_i P_i$ 是根据标准组的病死率测算出的预期死亡人数；P 则是研究总体的粗病死率。

（五）综合评分标准

医疗卫生机构综合评分标准如表 7.3 所示。医疗服务能力得分满分为 70 分，其中 RW、DRGs、CMI 各占 10%、45%、45%分值；时间消耗指数评分满分为 15 分；费用消耗指数评分满分为 5 分；病死率综合评分满分为 10 分；中低及以下风险组和标准化病死率各占 50%分值。

表 7.3　各指标综合评分标准

指标	综合评分	占比（%）
医疗服务能力	70.0	70
RW	7.0	10
DRGs	31.5	45
CMI	31.5	45
时间消耗指数	15.0	15
费用消耗指数	5.0	5
病死率	10.0	10
中低及以下风险	5.0	50
标准化病死率	5.0	50
合计	100.0	100

第二节　DRGs 综合评价应用示例

一、四川省 DRGs 总体分析

（一）全省疾病负担

1. MDC——主要诊断分类

利用 2017 年全省住院病案首页数据，将 MDC 按全省（地区）医疗卫生机构出院病人占比、内科、外科构成进行排序，出院人数占比较高者（呼吸系统疾患、消化系统疾患、神经系统疾患、肌肉骨骼系统疾患、循环系统疾患）即为全省或地区常见疾病和多发病种，以及常见疾病内科、外科收治情况，见图 7.1。

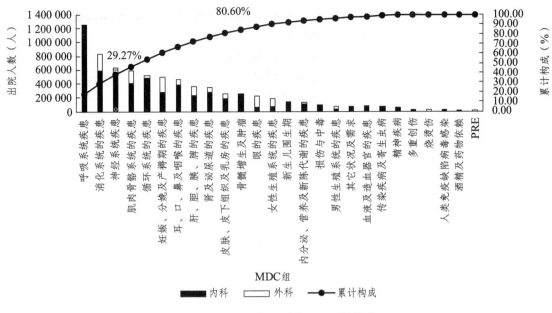

图 7.1 2017 年四川省 MDC 组构成

2. 基于 DRGs 基本组的病人住院需求及疾病负担分析

利用 2017 年全省住院病案首页数据，将全部出院病人归入 305 个 DRGs 基本组，将 DRGs 基本组按照出院人数进行排序，排名前 5 的 DRGs 基本组依次为慢性阻塞性肺部疾病，简单的肺炎和胸膜炎，食管炎、胃肠炎及各种消化系统紊乱，中耳炎&上呼吸道感染，非创伤性颅内出血或者脑梗死，以上病种为我省住院病人常见病、多发病，见图 7.2。

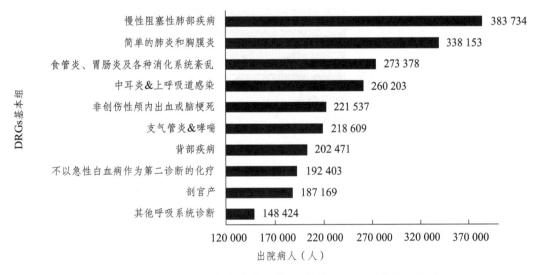

图 7.2 2017 年四川省出院病人前 10 位的 DRGs 基本组及构成

利用 2017 年全省住院病案首页数据，将全部出院病人归入 305 个 DRGs 基本组，将 DRGs 基本组按照总权重进行排序，全省前 5 的 DRGs 基本组依次为慢性阻塞性肺部疾病、非创伤性颅内出血或者脑梗死、简单的肺炎和胸膜炎、剖宫产、背部疾病（图 7.3）。总权重反映了该组病人住院总的资源消耗即成本，因此说明以上病种为我省住院疾病负担较重的病种，见图 7.3。

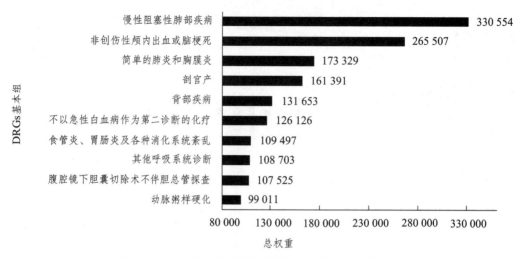

图 7.3　2017 年四川省总权重前 10 位的 DRGs 基本组

（二）死亡分析

1. 基于 DRGs 基本组死亡负担分析

利用 2017 年住院病案首页数据，进行疾病死亡分析，找出死亡人数最多的 DRGs 基本组。2017 年，全省××级医院死亡人数前 5 的 DRGs 基本组分别为非创伤性颅内出血或者脑梗死、呼吸系统肿瘤、慢性阻塞性肺部疾病、消化系统恶性肿瘤、肝胆胰恶性肿瘤，见图 7.4。

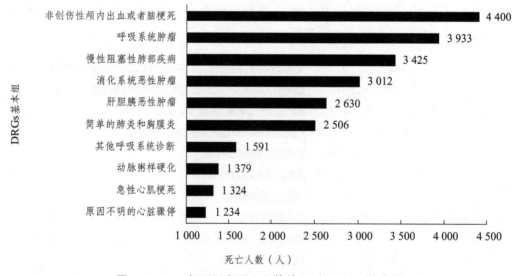

图 7.4　2017 年四川省死亡人数前 10 的 DRGs 基本组

2. 基于 DRGs 基本组死亡强度分析

利用 2017 年住院病案首页数据，进行疾病死亡分析，找出病死率最高的 DRGs 基本组。2017 年，全省××级医院出院病人病死率前 5 的 DRGs 基本组分别为原因不明的心脏骤停，呼吸系统诊断伴呼吸机通气支持，多发严重创伤的开颅手术，ECMO、气管切开伴机械通气 96 小时，肺栓塞，见图 7.5。

（三）疾病疑难程度分布分析

将不同级别医院内、外科的 *RW*（相对权重）分别分为低、中低、中、中高及高 5 段，医院级别越高，出院人数在高权重中的占比越高。外科住院病人中，二级综合医院，出院人数主要集中在 *RW* 小于 0.9474 的中低及以下段；三级综合医院，出院人数在 *RW* 大于 1.7862 的中高及以上段的占比较高，见图 7.6。

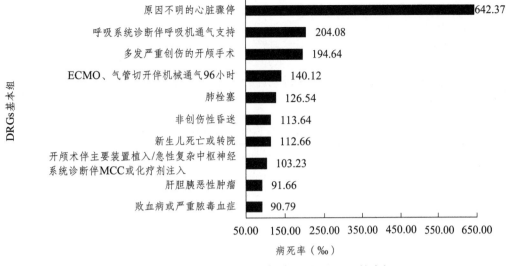

图 7.5　2017 年四川省病死率前 10 的 DRGs 基本组

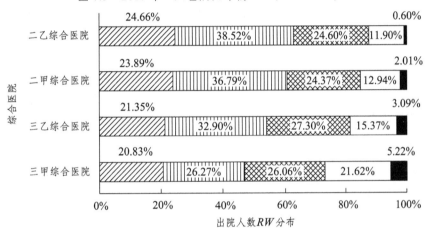

☑<0.6 842　Ⅲ0.6 842~0.9 474　⊠0.9 474~1.7 862　▢1.7 862~4.9 676　■>4.9 676

图 7.6　2017 年四川省二级以上综合医院外科出院人数 *RW* 分布情况

内科住院病人中，二级综合医院，出院人数主要集中在 *RW* 小于 0.615 2 的中低及以下段；三级综合医院，出院人数在 *RW* 大于 0.724 5 的中高及以上段占比较高，见图 7.7。

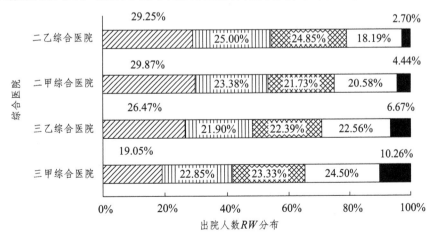

☑<0.4 062　Ⅲ0.4 062~0.6 152　⊠0.6 152~0.7 245　▢0.7 245~1.1 862　■>1.1 862

图 7.7　2017 年四川省二级以上综合医院内科出院人数 *RW* 分布情况

二、市（州）医疗服务能力评价

（一）综合评分

利用 2017 年住院病案首页数据，对不同级别医疗卫生机构各地区医疗服务能力得分进行排名，找出地区间医疗服务能力差距，见表 7.4。

表 7.4　2017 年四川省各市（州）医疗服务能力综合评分

序号	市（州）	能力得分（分）	时间得分（分）	费用得分（分）	低风险组病死率得分（分）	标准化病死率得分（分）	总分值（分）
1	A	70.00	13.90	3.27	3.64	3.01	93.82
2	B	47.29	12.54	4.42	3.66	4.66	72.58
3	C	48.13	13.18	3.68	3.31	3.48	71.78
4	D	45.48	14.46	3.36	3.51	4.37	71.17
5	E	44.73	13.88	3.80	3.77	4.36	70.52
…	…	…	…	…	…	…	…
19	S	42.52	13.69	4.35	0	0	60.56
20	T	32.06	14.31	5.00	3.98	3.98	59.33
21	U	32.77	14.61	4.43	3.15	3.60	58.56

（二）医疗服务能力

利用 2017 年住院病案首页数据，对不同级别医疗卫生机构各地区医疗服务能力具体情况进行展示，找出地区间不同 DRGs 分析指标间服务能力差距，见表 7.5。

表 7.5　2017 年四川省各市（州）医疗服务能力

序号	市（州）	总权重	诊断相关组数	CMI	时间消耗指数	费用消耗指数	低风险组病死率（‰）	标化病死率（‰）
合计		6 078 682.8	735	0.84	0.98	0.76	1.15	7.64
1	A	1 678 390.8	732	0.94	0.95	0.88	0.96	8.33
2	B	387 467.06	698	0.85	1.05	0.65	0.95	5.15
3	C	417 537.92	693	0.87	1.00	0.78	1.12	7.43
4	D	293 694.86	696	0.84	0.91	0.86	1.02	5.70
5	E	253 000.65	675	0.86	0.95	0.76	0.90	5.74
…	…	…	…	…	…	…	…	…
19	S	183 381.68	669	0.82	0.96	0.66	2.72	14.13
20	T	51 185.01	543	0.62	0.92	0.57	0.79	6.47
21	U	57 270.56	550	0.64	0.90	0.65	1.19	7.20

三、医疗卫生机构住院医疗服务 DRGs 综合评价

（一）综合评分

利用 2017 年住院病案首页数据，对××级别医疗卫生机构服务能力得分进行排名，找出同一级别

内，不同医疗卫生机构间医疗服务能力差距，见表 7.6。

表 7.6　2017 年四川省××级医疗卫生机构医疗服务能力综合评分

序号	市（州）	机构	能力得分（分）	时间得分（分）	费用得分（分）	低风险病死率得分（分）	标化病死率得分（分）	总分值（分）
1	A	医院 1	70.00	15.00	3.67	4.92	4.82	98.41
2	S	医院 2	55.03	12.43	3.07	4.80	4.32	79.64
3	C	医院 3	44.95	12.13	4.48	4.64	4.87	71.05
4	F	医院 4	47.13	11.82	3.11	3.90	4.99	70.96
5	Q	医院 5	43.88	11.44	4.11	5.00	5.00	69.44
…	…	…	…	…	…	…	…	…
30	H	医院 30	33.25	11.67	4.20	4.60	5.00	58.72
31	A	医院 31	37.28	9.46	3.97	4.59	3.39	58.69
32	J	医院 32	36.17	10.71	3.99	4.19	3.12	58.19
33	N	医院 33	31.19	12.09	4.12	0	1.66	49.06

（二）医疗服务能力

利用 2017 年住院病案首页数据，对××级别医疗卫生机构 DRGs 分析指标医疗服务能力具体情况进行展示，找出同级别内，不同机构间各 DRGs 分析指标间服务能力差距，见表 7.7。

表 7.7　2017 年四川省××级医疗卫生机构医疗服务能力

序号	市（州）	机构	CMI	诊断相关组数	时间消耗指数	费用消耗指数	中低风险及以下死亡率（‰）	标化死亡率（‰）
1	A	医院 1	1.58	681	0.77	1.07	0.36	5.10
2	S	医院 2	1.27	684	0.92	1.28	0.45	7.52
3	C	医院 3	1.00	663	0.95	0.88	0.56	4.95
4	F	医院 4	1.04	676	0.97	1.26	1.09	5.56
5	Q	医院 5	0.98	654	1.00	0.95	0.08	1.20
…	…	…	…	…	…	…	…	…
30	H	医院 30	0.86	521	0.98	0.93	0.59	3.52
31	A	医院 31	0.89	606	1.21	0.99	0.60	10.57
32	J	医院 32	0.84	583	1.07	0.98	0.88	12.46
33	N	医院 33	0.80	517	0.96	1.08	0.38	6.10

（三）DRGs 与 CMI 综合评价

用 DRGs 组数和病例组合指数（CMI）评价医院的医疗服务广度和整体技术难度，可找出同级别内，不同机构间医疗服务广度和整体技术难度差别，见图 7.8。

（四）时间、费用消耗指数综合分析

利用 2017 年住院病案首页数据，对各医疗卫生机构进行时间、费用消耗指数象限分析，不同机构分布在不同象限，可发现同级别内，不同机构间在时间、费用消耗上的差异，见图 7.9。

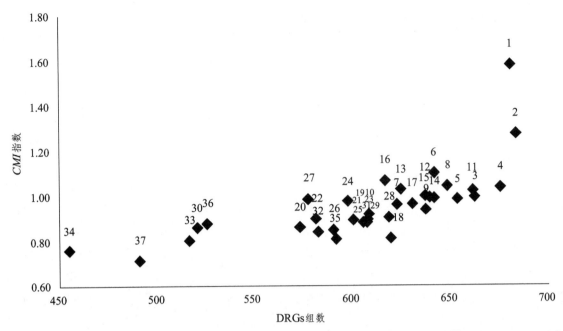

图 7.8　2017 年四川省××级医疗卫生机构 DRGs 组数与 *CMI* 指数

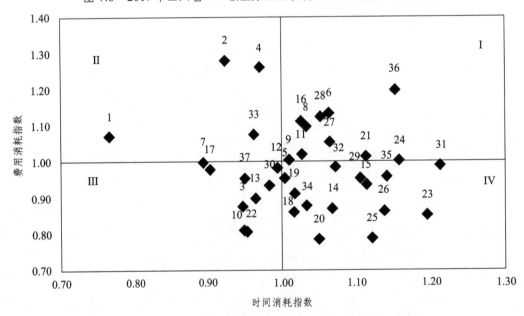

图 7.9　2017 年四川省××级医疗卫生机构时间、费用消耗指数象限图

四、医疗卫生机构临床专科住院医疗服务 DRGs 综合评价

（一）综合评分

利用 2017 年住院病案首页数据，对××级别医疗卫生机构在××专科上服务能力得分进行排名，找出同一级别内，不同医疗卫生机构间在××专科方面医疗服务能力差距，见表 7.8。

（二）医疗服务能力

利用 2017 年住院病案首页数据，对××级别医疗卫生机构××专科方面各 DRGs 分析指标医疗服务能力具体情况进行展示，找出同一级别内，不同机构间在××专科方面各 DRGs 分析指标间服务能力差距，见表 7.9。

表 7.8　2017 年四川省××级医疗卫生机构××科专科能力综合评分

序号	市（州）	机构	能力得分（分）	时间得分（分）	费用得分（分）	低风险组病死率得分（分）	标化病死率得分（分）	总分值（分）
1	A	医院 1	70.00	12.66	1.80	5.00	4.86	94.32
2	S	医院 2	57.24	11.88	1.84	5.00	5.00	80.96
3	C	医院 3	47.20	10.15	1.89	5.00	4.26	68.50
4	F	医院 4	45.42	10.26	1.76	5.00	3.66	66.10
5	Q	医院 5	45.76	10.64	1.55	3.79	3.33	65.07
…	…	…	…	…	…	…	…	…
30	H	医院 30	38.70	12.22	2.52	4.22	4.10	61.76
31	A	医院 31	33.29	12.73	2.62	5.00	4.69	58.34
32	J	医院 32	34.50	11.13	2.79	4.54	4.72	57.68
33	N	医院 33	34.07	10.31	2.44	5.00	4.80	56.61

表 7.9　2017 年四川省××级医疗卫生机构××科专科能力

序号	市（州）	机构	总权重	DRG 组数	CMI	时间消耗指数	费用消耗指数	低风险病死率（‰）	标化死亡率（‰）
		合计	266 890.81	274	0.47	0.90	0.75	0.03	1.74
1	A	医院 1	14 278.97	213	0.98	0.81	1.11	0	0.88
2	S	医院 2	16 209.03	177	0.57	0.86	1.09	0	0.44
3	C	医院 3	3 939.40	169	0.74	1.00	1.06	0	2.68
4	F	医院 4	6 362.92	165	0.58	0.99	1.14	0	4.44
5	Q	医院 5	6 660.75	159	0.62	0.96	1.29	0.28	5.44
…	…	…	…	…	…	…	…	…	…
30	H	医院 30	5 317.78	126	0.60	0.83	0.8	0.18	3.15
31	A	医院 31	4 475.79	111	0.50	0.80	0.76	0	1.37
32	J	医院 32	4 622.43	128	0.43	0.92	0.72	0.11	1.29
33	N	医院 33	3 698.04	119	0.51	0.99	0.82	0	1.04

五、DRGs 在医疗三监管中的应用

利用 DRGs 各分析指标值，对医疗卫生机构、医务人员、医疗行为进行监管，通过统计分析和结果展示，提醒医疗机构和行政部门关注，并采取措施进行干预。做同级同类医疗机构统计，区域排名，见图 7.10、图 7.11。

选取非恶性肿瘤的子宫及附属器官手术不伴 CC/MCC，简单的肺炎和胸膜炎不伴 MCC/CC，慢性阻塞性肺部疾病不伴 MCC/CC，食管炎、胃肠炎及各种消化系统紊乱不伴 MCC，阑尾切除术不伴复杂主要诊断不伴 CC/MCC，糖尿病不伴 CC/MCC，高血压不伴 MCC 等 7 种常见 DRGs 组进行住院总费用监管，利用箱线图方式，以单个病种最大上限值离群病人总费用，通过数据分析初筛，提供精准疑似问题线索到调查核实组，进行现场核实。2019 年，发现省级监管 34 家医疗机构违规超费用、超长住院事件 91 例，为医疗费用控制提供了有效手段。见图 7.12。

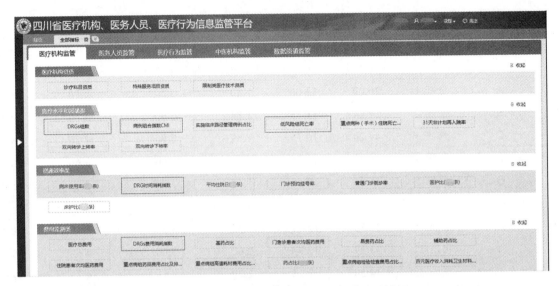

图 7.10 DRGs 分析指标在医疗三监管中的应用

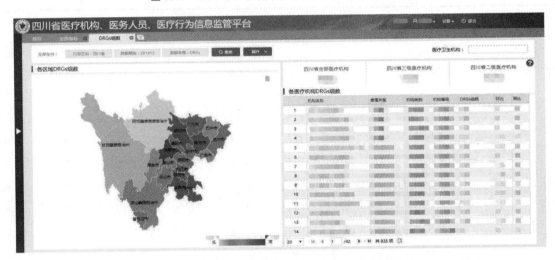

图 7.11 DRGs 组数在医疗三监管中的应用

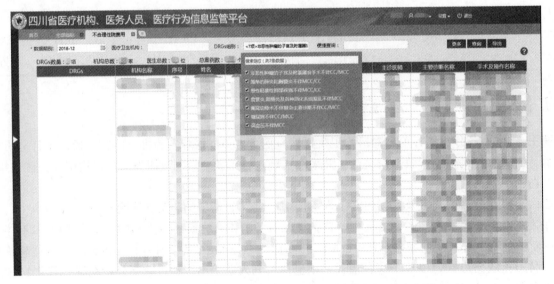

图 7.12 DRGs 分析指标不合理住院费用在医疗三监管中的应用

参考文献

［1］李晓松. 医学统计学[M]. 北京：高等教育出版社，2014.

附录 相关法律法规文件

《中华人民共和国统计法》

中华人民共和国主席令

第十五号

《中华人民共和国统计法》已由中华人民共和国第十一届全国人民代表大会常务委员会第九次会议于 2009 年 6 月 27 日修订通过，现将修订后的《中华人民共和国统计法》公布，自 2010 年 1 月 1 日起施行。

中华人民共和国主席　　胡锦涛

2009 年 6 月 27 日

中华人民共和国统计法

（1983 年 12 月 8 日第六届全国人民代表大会常务委员会第三次会议通过　根据 1996 年 5 月 15 日第八届全国人民代表大会常务委员会第十九次会议《关于修改〈中华人民共和国统计法〉的决定》修正　2009 年 6 月 27 日第十一届全国人民代表大会常务委员会第九次会议修订）

目 录

第一章　总则
第二章　统计调查管理
第三章　统计资料的管理和公布
第四章　统计机构和统计人员
第五章　监督检查
第六章　法律责任
第七章　附则

第一章　总 则

第一条　为了科学、有效地组织统计工作，保障统计资料的真实性、准确性、完整性和及时性，发挥统计在了解国情国力、服务经济社会发展中的重要作用，促进社会主义现代化建设事业发展，制定本法。

第二条　本法适用于各级人民政府、县级以上人民政府统计机构和有关部门组织实施的统计活动。

统计的基本任务是对经济社会发展情况进行统计调查、统计分析，提供统计资料和统计咨询意见，实行统计监督。

第三条　国家建立集中统一的统计系统，实行统一领导、分级负责的统计管理体制。

第四条　国务院和地方各级人民政府、各有关部门应当加强对统计工作的组织领导，为统计工作提供必要的保障。

第五条　国家加强统计科学研究，健全科学的统计指标体系，不断改进统计调查方法，提高统计的科学性。

国家有计划地加强统计信息化建设，推进统计信息搜集、处理、传输、共享、存储技术和统计数据库体系的现代化。

第六条　统计机构和统计人员依照本法规定独立行使统计调查、统计报告、统计监督的职权，不受侵犯。

地方各级人民政府、政府统计机构和有关部门以及各单位的负责人，不得自行修改统计机构和统计人员依法搜集、整理的统计资料，不得以任何方式要求统计机构、统计人员及其他机构、人员伪造、篡改统计资料，不得对依法履行职责或者拒绝、抵制统计违法行为的统计人员打击报复。

第七条　国家机关、企业事业单位和其他组织以及个体工商户和个人等统计调查对象，必须依照本法和国家有关规定，真实、准确、完整、及时地提供统计调查所需的资料，不得提供不真实或者不完整的统计资料，不得迟报、拒报统计资料。

第八条　统计工作应当接受社会公众的监督。任何单位和个人有权检举统计中弄虚作假等违法行为。对检举有功的单位和个人应当给予表彰和奖励。

第九条　统计机构和统计人员对在统计工作中知悉的国家秘密、商业秘密和个人信息，应当予以保密。

第十条　任何单位和个人不得利用虚假统计资料骗取荣誉称号、物质利益或者职务晋升。

第二章　统计调查管理

第十一条　统计调查项目包括国家统计调查项目、部门统计调查项目和地方统计调查项目。

国家统计调查项目是指全国性基本情况的统计调查项目。部门统计调查项目是指国务院有关部门的专业性统计调查项目。地方统计调查项目是指县级以上地方人民政府及其部门的地方性统计调查项目。

国家统计调查项目、部门统计调查项目、地方统计调查项目应当明确分工，互相衔接，不得重复。

第十二条　国家统计调查项目由国家统计局制定，或者由国家统计局和国务院有关部门共同制定，报国务院备案；重大的国家统计调查项目报国务院审批。

部门统计调查项目由国务院有关部门制定。统计调查对象属于本部门管辖系统的，报国家统计局备案；统计调查对象超出本部门管辖系统的，报国家统计局审批。

地方统计调查项目由县级以上地方人民政府统计机构和有关部门分别制定或者共同制定。其中，由省级人民政府统计机构单独制定或者和有关部门共同制定的，报国家统计局审批；由省级以下人民政府统计机构单独制定或者和有关部门共同制定的，报省级人民政府统计机构审批；由县级以上地方人民政府有关部门制定的，报本级人民政府统计机构审批。

第十三条　统计调查项目的审批机关应当对调查项目的必要性、可行性、科学性进行审查，对符合法定条件的，作出予以批准的书面决定，并公布；对不符合法定条件的，作出不予批准的书面决定，并说明理由。

第十四条　制定统计调查项目，应当同时制定该项目的统计调查制度，并依照本法第十二条的规定一并报经审批或者备案。

统计调查制度应当对调查目的、调查内容、调查方法、调查对象、调查组织方式、调查表式、统计资料的报送和公布等作出规定。

统计调查应当按照统计调查制度组织实施。变更统计调查制度的内容，应当报经原审批机关批准或者原备案机关备案。

第十五条　统计调查表应当标明表号、制定机关、批准或者备案文号、有效期限等标志。

对未标明前款规定的标志或者超过有效期限的统计调查表，统计调查对象有权拒绝填报；县级以上人民政府统计机构应当依法责令停止有关统计调查活动。

第十六条　搜集、整理统计资料，应当以周期性普查为基础，以经常性抽样调查为主体，综合运用全面调查、重点调查等方法，并充分利用行政记录等资料。

重大国情国力普查由国务院统一领导，国务院和地方人民政府组织统计机构和有关部门共同实施。

第十七条　国家制定统一的统计标准，保障统计调查采用的指标涵义、计算方法、分类目录、调查表式和统计编码等的标准化。

国家统计标准由国家统计局制定，或者由国家统计局和国务院标准化主管部门共同制定。

国务院有关部门可以制定补充性的部门统计标准，报国家统计局审批。部门统计标准不得与国家统计标准相抵触。

第十八条　县级以上人民政府统计机构根据统计任务的需要，可以在统计调查对象中推广使用计算机网络报送统计资料。

第十九条　县级以上人民政府应当将统计工作所需经费列入财政预算。

重大国情国力普查所需经费，由国务院和地方人民政府共同负担，列入相应年度的财政预算，按时拨付，确保到位。

第三章　统计资料的管理和公布

第二十条　县级以上人民政府统计机构和有关部门以及乡、镇人民政府，应当按照国家有关规定建立统计资料的保存、管理制度，建立健全统计信息共享机制。

第二十一条　国家机关、企业事业单位和其他组织等统计调查对象，应当按照国家有关规定设置原始记录、统计台账，建立健全统计资料的审核、签署、交接、归档等管理制度。

统计资料的审核、签署人员应当对其审核、签署的统计资料的真实性、准确性和完整性负责。

第二十二条　县级以上人民政府有关部门应当及时向本级人民政府统计机构提供统计所需的行政记录资料和国民经济核算所需的财务资料、财政资料及其他资料，并按照统计调查制度的规定及时向本级人民政府统计机构报送其组织实施统计调查取得的有关资料。

县级以上人民政府统计机构应当及时向本级人民政府有关部门提供有关统计资料。

第二十三条　县级以上人民政府统计机构按照国家有关规定，定期公布统计资料。

国家统计数据以国家统计局公布的数据为准。

第二十四条　县级以上人民政府有关部门统计调查取得的统计资料，由本部门按照国家有关规定公布。

第二十五条　统计调查中获得的能够识别或者推断单个统计调查对象身份的资料，任何单位和个人不得对外提供、泄露，不得用于统计以外的目的。

第二十六条　县级以上人民政府统计机构和有关部门统计调查取得的统计资料，除依法应当保密的外，应当及时公开，供社会公众查询。

第四章　统计机构和统计人员

第二十七条　国务院设立国家统计局，依法组织领导和协调全国的统计工作。

国家统计局根据工作需要设立的派出调查机构，承担国家统计局布置的统计调查等任务。

县级以上地方人民政府设立独立的统计机构，乡、镇人民政府设置统计工作岗位，配备专职或者兼职统计人员，依法管理、开展统计工作，实施统计调查。

第二十八条　县级以上人民政府有关部门根据统计任务的需要设立统计机构，或者在有关机构中设置统计人员，并指定统计负责人，依法组织、管理本部门职责范围内的统计工作，实施统计调查，在统计业务上受本级人民政府统计机构的指导。

第二十九条　统计机构、统计人员应当依法履行职责，如实搜集、报送统计资料，不得伪造、篡改统计资料，不得以任何方式要求任何单位和个人提供不真实的统计资料，不得有其他违反本法规定的行为。

统计人员应当坚持实事求是，恪守职业道德，对其负责搜集、审核、录入的统计资料与统计调查对象报送的统计资料的一致性负责。

第三十条　统计人员进行统计调查时，有权就与统计有关的问题询问有关人员，要求其如实提供有关情况、资料并改正不真实、不准确的资料。

统计人员进行统计调查时，应当出示县级以上人民政府统计机构或者有关部门颁发的工作证件；未出示的，统计调查对象有权拒绝调查。

第三十一条　国家实行统计专业技术职务资格考试、评聘制度，提高统计人员的专业素质，保障统计队伍的稳定性。

统计人员应当具备与其从事的统计工作相适应的专业知识和业务能力。

县级以上人民政府统计机构和有关部门应当加强对统计人员的专业培训和职业道德教育。

第五章　监督检查

第三十二条　县级以上人民政府及其监察机关对下级人民政府、本级人民政府统计机构和有关部门执行本法的情况，实施监督。

第三十三条　国家统计局组织管理全国统计工作的监督检查，查处重大统计违法行为。

县级以上地方人民政府统计机构依法查处本行政区域内发生的统计违法行为。但是，国家统计局派出的调查机构组织实施的统计调查活动中发生的统计违法行为，由组织实施该项统计调查的调查机构负责查处。

法律、行政法规对有关部门查处统计违法行为另有规定的，从其规定。

第三十四条　县级以上人民政府有关部门应当积极协助本级人民政府统计机构查处统计违法行为，及时向本级人民政府统计机构移送有关统计违法案件材料。

第三十五条　县级以上人民政府统计机构在调查统计违法行为或者核查统计数据时，有权采取下列措施：

（一）发出统计检查查询书，向检查对象查询有关事项；

（二）要求检查对象提供有关原始记录和凭证、统计台账、统计调查表、会计资料及其他相关证明和资料；

（三）就与检查有关的事项询问有关人员；

（四）进入检查对象的业务场所和统计数据处理信息系统进行检查、核对；

（五）经本机构负责人批准，登记保存检查对象的有关原始记录和凭证、统计台账、统计调查表、会计资料及其他相关证明和资料；

（六）对与检查事项有关的情况和资料进行记录、录音、录像、照相和复制。

县级以上人民政府统计机构进行监督检查时，监督检查人员不得少于二人，并应当出示执法证件；未出示的，有关单位和个人有权拒绝检查。

第三十六条　县级以上人民政府统计机构履行监督检查职责时，有关单位和个人应当如实反映情况，提供相关证明和资料，不得拒绝、阻碍检查，不得转移、隐匿、篡改、毁弃原始记录和凭证、统计台账、统计调查表、会计资料及其他相关证明和资料。

第六章　法律责任

第三十七条　地方人民政府、政府统计机构或者有关部门、单位的负责人有下列行为之一的，由任免机关或者监察机关依法给予处分，并由县级以上人民政府统计机构予以通报：

（一）自行修改统计资料、编造虚假统计数据的；

（二）要求统计机构、统计人员或者其他机构、人员伪造、篡改统计资料的；

（三）对依法履行职责或者拒绝、抵制统计违法行为的统计人员打击报复的；

（四）对本地方、本部门、本单位发生的严重统计违法行为失察的。

第三十八条　县级以上人民政府统计机构或者有关部门在组织实施统计调查活动中有下列行为之一的，由本级人民政府、上级人民政府统计机构或者本级人民政府统计机构责令改正，予以通报；对直接负责的主管人员和其他直接责任人员，由任免机关或者监察机关依法给予处分：

（一）未经批准擅自组织实施统计调查的；

（二）未经批准擅自变更统计调查制度的内容的；

（三）伪造、篡改统计资料的；

（四）要求统计调查对象或者其他机构、人员提供不真实的统计资料的；

（五）未按照统计调查制度的规定报送有关资料的。

统计人员有前款第三项至第五项所列行为之一的，责令改正，依法给予处分。

第三十九条　县级以上人民政府统计机构或者有关部门有下列行为之一的，对直接负责的主管人员和其他直接责任人员由任免机关或者监察机关依法给予处分：

（一）违法公布统计资料的；

（二）泄露统计调查对象的商业秘密、个人信息或者提供、泄露在统计调查中获得的能够识别或者推断单个统计调查对象身份的资料的；

（三）违反国家有关规定，造成统计资料毁损、灭失的。

统计人员有前款所列行为之一的，依法给予处分。

第四十条　统计机构、统计人员泄露国家秘密的，依法追究法律责任。

第四十一条　作为统计调查对象的国家机关、企业事业单位或者其他组织有下列行为之一的，由县级以上人民政府统计机构责令改正，给予警告，可以予以通报；其直接负责的主管人员和其他直接责任人员属于国家工作人员的，由任免机关或者监察机关依法给予处分：

（一）拒绝提供统计资料或者经催报后仍未按时提供统计资料的；

（二）提供不真实或者不完整的统计资料的；

（三）拒绝答复或者不如实答复统计检查查询书的；

（四）拒绝、阻碍统计调查、统计检查的；

（五）转移、隐匿、篡改、毁弃或者拒绝提供原始记录和凭证、统计台账、统计调查表及其他相关证明和资料的。

企业事业单位或者其他组织有前款所列行为之一的，可以并处五万元以下的罚款；情节严重的，并处五万元以上二十万元以下的罚款。

个体工商户有本条第一款所列行为之一的，由县级以上人民政府统计机构责令改正，给予警告，可以并处一万元以下的罚款。

第四十二条　作为统计调查对象的国家机关、企业事业单位或者其他组织迟报统计资料，或者未按照国家有关规定设置原始记录、统计台账的，由县级以上人民政府统计机构责令改正，给予警告。

企业事业单位或者其他组织有前款所列行为之一的，可以并处一万元以下的罚款。

个体工商户迟报统计资料的，由县级以上人民政府统计机构责令改正，给予警告，可以并处一千元以下的罚款。

第四十三条　县级以上人民政府统计机构查处统计违法行为时，认为对有关国家工作人员依法应当给予处分的，应当提出给予处分的建议；该国家工作人员的任免机关或者监察机关应当依法及时作出决定，并将结果书面通知县级以上人民政府统计机构。

第四十四条　作为统计调查对象的个人在重大国情国力普查活动中拒绝、阻碍统计调查，或者提供不真实或者不完整的普查资料的，由县级以上人民政府统计机构责令改正，予以批评教育。

第四十五条　违反本法规定，利用虚假统计资料骗取荣誉称号、物质利益或者职务晋升的，除对其编造虚假统计资料或者要求他人编造虚假统计资料的行为依法追究法律责任外，由作出有关决定的单位或者其上级单位、监察机关取消其荣誉称号，追缴获得的物质利益，撤销晋升的职务。

第四十六条　当事人对县级以上人民政府统计机构作出的行政处罚决定不服的，可以依法申请行政复议或者提起行政诉讼。其中，对国家统计局在省、自治区、直辖市派出的调查机构作出的行政处罚决定不服的，向国家统计局申请行政复议；对国家统计局派出的其他调查机构作出的行政处罚决定不服的，向国家统计局在该派出机构所在的省、自治区、直辖市派出的调查机构申请行政复议。

第四十七条　违反本法规定，构成犯罪的，依法追究刑事责任。

第七章　附　则

第四十八条　本法所称县级以上人民政府统计机构，是指国家统计局及其派出的调查机构、县级以上地方人民政府统计机构。

第四十九条　民间统计调查活动的管理办法，由国务院制定。

中华人民共和国境外的组织、个人需要在中华人民共和国境内进行统计调查活动的，应当按照国务院的规定报请审批。

利用统计调查危害国家安全、损害社会公共利益或者进行欺诈活动的，依法追究法律责任。

第五十条　本法自 2010 年 1 月 1 日起施行。

《中华人民共和国统计法实施条例》

中华人民共和国国务院令

第 681 号

《中华人民共和国统计法实施条例》已经 2017 年 4 月 12 日国务院第 168 次常务会议通过，现予公布，自 2017 年 8 月 1 日起施行。

总理　李克强

2017 年 5 月 28 日

中华人民共和国统计法实施条例

第一章　总　则

第一条　根据《中华人民共和国统计法》（以下简称统计法），制定本条例。

第二条　统计资料能够通过行政记录取得的，不得组织实施调查。通过抽样调查、重点调查能够满足统计需要的，不得组织实施全面调查。

第三条　县级以上人民政府统计机构和有关部门应当加强统计规律研究，健全新兴产业等统计，完善经济、社会、科技、资源和环境统计，推进互联网、大数据、云计算等现代信息技术在统计工作中的应用，满足经济社会发展需要。

第四条　地方人民政府、县级以上人民政府统计机构和有关部门应当根据国家有关规定，明确本单位防范和惩治统计造假、弄虚作假的责任主体，严格执行统计法和本条例的规定。

地方人民政府、县级以上人民政府统计机构和有关部门及其负责人应当保障统计活动依法进行，不得侵犯统计机构、统计人员独立行使统计调查、统计报告、统计监督职权，不得非法干预统计调查对象提供统计资料，不得统计造假、弄虚作假。

统计调查对象应当依照统计法和国家有关规定，真实、准确、完整、及时地提供统计资料，拒绝、抵制弄虚作假等违法行为。

第五条　县级以上人民政府统计机构和有关部门不得组织实施营利性统计调查。

国家有计划地推进县级以上人民政府统计机构和有关部门通过向社会购买服务组织实施统计调查和资料开发。

第二章　统计调查项目

第六条　部门统计调查项目、地方统计调查项目的主要内容不得与国家统计调查项目的内容重复、矛盾。

第七条　统计调查项目的制定机关（以下简称制定机关）应当就项目的必要性、可行性、科学性进行论证，征求有关地方、部门、统计调查对象和专家的意见，并由制定机关按照会议制度集体讨论决定。

重要统计调查项目应当进行试点。

第八条　制定机关申请审批统计调查项目，应当以公文形式向审批机关提交统计调查项目审批申请表、项目的统计调查制度和工作经费来源说明。

申请材料不齐全或者不符合法定形式的，审批机关应当一次性告知需要补正的全部内容，制定机关应当按照审批机关的要求予以补正。

申请材料齐全、符合法定形式的，审批机关应当受理。

第九条　统计调查项目符合下列条件的，审批机关应当作出予以批准的书面决定：

（一）具有法定依据或者确为公共管理和服务所必需；

（二）与已批准或者备案的统计调查项目的主要内容不重复、不矛盾；

（三）主要统计指标无法通过行政记录或者已有统计调查资料加工整理取得；

（四）统计调查制度符合统计法律法规规定，科学、合理、可行；

（五）采用的统计标准符合国家有关规定；

（六）制定机关具备项目执行能力。

不符合前款规定条件的，审批机关应当向制定机关提出修改意见；修改后仍不符合前款规定条件的，审批机关应当作出不予批准的书面决定并说明理由。

第十条　统计调查项目涉及其他部门职责的，审批机关应当在作出审批决定前，征求相关部门的意见。

第十一条　审批机关应当自受理统计调查项目审批申请之日起20日内作出决定。20日内不能作出决定的，经审批机关负责人批准可以延长10日，并应当将延长审批期限的理由告知制定机关。

制定机关修改统计调查项目的时间，不计算在审批期限内。

第十二条　制定机关申请备案统计调查项目，应当以公文形式向备案机关提交统计调查项目备案申请表和项目的统计调查制度。

统计调查项目的调查对象属于制定机关管辖系统，且主要内容与已批准、备案的统计调查项目不重复、不矛盾的，备案机关应当依法给予备案文号。

第十三条　统计调查项目经批准或者备案的，审批机关或者备案机关应当及时公布统计调查项目及其统计调查制度的主要内容。涉及国家秘密的统计调查项目除外。

第十四条　统计调查项目有下列情形之一的，审批机关或者备案机关应当简化审批或者备案程序，缩短期限：

（一）发生突发事件需要迅速实施统计调查；

（二）统计调查制度内容未作变动，统计调查项目有效期届满需要延长期限。

第十五条　统计法第十七条第二款规定的国家统计标准是强制执行标准。各级人民政府、县级以上人民政府统计机构和有关部门组织实施的统计调查活动，应当执行国家统计标准。

制定国家统计标准，应当征求国务院有关部门的意见。

第三章　统计调查的组织实施

第十六条　统计机构、统计人员组织实施统计调查，应当就统计调查对象的法定填报义务、主要指标涵义和有关填报要求等，向统计调查对象作出说明。

第十七条　国家机关、企业事业单位或者其他组织等统计调查对象提供统计资料，应当由填报人员和单位负责人签字，并加盖公章。个人作为统计调查对象提供统计资料，应当由本人签字。统计调查制度规定不需要签字、加盖公章的除外。

统计调查对象使用网络提供统计资料的，按照国家有关规定执行。

第十八条　县级以上人民政府统计机构、有关部门推广使用网络报送统计资料，应当采取有效的网络安全保障措施。

第十九条　县级以上人民政府统计机构、有关部门和乡、镇统计人员，应当对统计调查对象提供的统计资料进行审核。统计资料不完整或者存在明显错误的，应当由统计调查对象依法予以补充或者改正。

第二十条　国家统计局应当建立健全统计数据质量监控和评估制度，加强对各省、自治区、直辖市重要统计数据的监控和评估。

第四章　统计资料的管理和公布

第二十一条　县级以上人民政府统计机构、有关部门和乡、镇人民政府应当妥善保管统计调查中取得的统计资料。

国家建立统计资料灾难备份系统。

第二十二条　统计调查中取得的统计调查对象的原始资料，应当至少保存 2 年。

汇总性统计资料应当至少保存 10 年，重要的汇总性统计资料应当永久保存。法律法规另有规定的，从其规定。

第二十三条　统计调查对象按照国家有关规定设置的原始记录和统计台账，应当至少保存 2 年。

第二十四条　国家统计局统计调查取得的全国性统计数据和分省、自治区、直辖市统计数据，由国家统计局公布或者由国家统计局授权其派出的调查机构或者省级人民政府统计机构公布。

第二十五条　国务院有关部门统计调查取得的统计数据，由国务院有关部门按照国家有关规定和已批准或者备案的统计调查制度公布。

县级以上地方人民政府有关部门公布其统计调查取得的统计数据，比照前款规定执行。

第二十六条　已公布的统计数据按照国家有关规定需要进行修订的，县级以上人民政府统计机构和有关部门应当及时公布修订后的数据，并就修订依据和情况作出说明。

第二十七条　县级以上人民政府统计机构和有关部门应当及时公布主要统计指标涵义、调查范围、调查方法、计算方法、抽样调查样本量等信息，对统计数据进行解释说明。

第二十八条　公布统计资料应当按照国家有关规定进行。公布前，任何单位和个人不得违反国家有关规定对外提供，不得利用尚未公布的统计资料谋取不正当利益。

第二十九条　统计法第二十五条规定的能够识别或者推断单个统计调查对象身份的资料包括：

（一）直接标明单个统计调查对象身份的资料；

（二）虽未直接标明单个统计调查对象身份，但是通过已标明的地址、编码等相关信息可以识别或者推断单个统计调查对象身份的资料；

（三）可以推断单个统计调查对象身份的汇总资料。

第三十条　统计调查中获得的能够识别或者推断单个统计调查对象身份的资料应当依法严格管理，除作为统计执法依据外，不得直接作为对统计调查对象实施行政许可、行政处罚等具体行政行为的依据，不得用于完成统计任务以外的目的。

第三十一条　国家建立健全统计信息共享机制，实现县级以上人民政府统计机构和有关部门统计调查取得的资料共享。制定机关共同制定的统计调查项目，可以共同使用获取的统计资料。

统计调查制度应当对统计信息共享的内容、方式、时限、渠道和责任等作出规定。

第五章　统计机构和统计人员

第三十二条　县级以上地方人民政府统计机构受本级人民政府和上级人民政府统计机构的双重领导，在统计业务上以上级人民政府统计机构的领导为主。

乡、镇人民政府应当设置统计工作岗位，配备专职或者兼职统计人员，履行统计职责，在统计业务上受上级人民政府统计机构领导。乡、镇统计人员的调动，应当征得县级人民政府统计机构的同意。

县级以上人民政府有关部门在统计业务上受本级人民政府统计机构指导。

第三十三条　县级以上人民政府统计机构和有关部门应当完成国家统计调查任务，执行国家统计调查项目的统计调查制度，组织实施本地方、本部门的统计调查活动。

第三十四条　国家机关、企业事业单位和其他组织应当加强统计基础工作，为履行法定的统计资料报送义务提供组织、人员和工作条件保障。

第三十五条　对在统计工作中做出突出贡献、取得显著成绩的单位和个人，按照国家有关规定给予表彰和奖励。

第六章　监督检查

第三十六条　县级以上人民政府统计机构从事统计执法工作的人员，应当具备必要的法律知识和统计业务知识，参加统计执法培训，并取得由国家统计局统一印制的统计执法证。

第三十七条　任何单位和个人不得拒绝、阻碍对统计工作的监督检查和对统计违法行为的查处工作，不得包庇、纵容统计违法行为。

第三十八条　任何单位和个人有权向县级以上人民政府统计机构举报统计违法行为。

县级以上人民政府统计机构应当公布举报统计违法行为的方式和途径，依法受理、核实、处理举报，并为举报人保密。

第三十九条　县级以上人民政府统计机构负责查处统计违法行为；法律、行政法规对有关部门查处统计违法行为另有规定的，从其规定。

第七章　法律责任

第四十条　下列情形属于统计法第三十七条第四项规定的对严重统计违法行为失察，对地方人民政府、政府统计机构或者有关部门、单位的负责人，由任免机关或者监察机关依法给予处分，并由县级以上人民政府统计机构予以通报：

（一）本地方、本部门、本单位大面积发生或者连续发生统计造假、弄虚作假；

（二）本地方、本部门、本单位统计数据严重失实，应当发现而未发现；

（三）发现本地方、本部门、本单位统计数据严重失实不予纠正。

第四十一条　县级以上人民政府统计机构或者有关部门组织实施营利性统计调查的，由本级人民政府、上级人民政府统计机构或者本级人民政府统计机构责令改正，予以通报；有违法所得的，没收违法所得。

第四十二条　地方各级人民政府、县级以上人民政府统计机构或者有关部门及其负责人，侵犯统计机构、统计人员独立行使统计调查、统计报告、统计监督职权，或者采用下发文件、会议布置以及其他方式授意、指使、强令统计调查对象或者其他单位、人员编造虚假统计资料的，由上级人民政府、本级人民政府、上级人民政府统计机构或者本级人民政府统计机构责令改正，予以通报。

第四十三条　县级以上人民政府统计机构或者有关部门在组织实施统计调查活动中有下列行为之一的，由本级人民政府、上级人民政府统计机构或者本级人民政府统计机构责令改正，予以通报：

（一）违法制定、审批或者备案统计调查项目；

（二）未按照规定公布经批准或者备案的统计调查项目及其统计调查制度的主要内容；

（三）未执行国家统计标准；

（四）未执行统计调查制度；

（五）自行修改单个统计调查对象的统计资料。

乡、镇统计人员有前款第三项至第五项所列行为的，责令改正，依法给予处分。

第四十四条　县级以上人民政府统计机构或者有关部门违反本条例第二十四条、第二十五条规定公布统计数据的，由本级人民政府、上级人民政府统计机构或者本级人民政府统计机构责令改正，予以通报。

第四十五条　违反国家有关规定对外提供尚未公布的统计资料或者利用尚未公布的统计资料谋取不正当利益的，由任免机关或者监察机关依法给予处分，并由县级以上人民政府统计机构予以通报。

第四十六条　统计机构及其工作人员有下列行为之一的，由本级人民政府或者上级人民政府统计机构责令改正，予以通报：

（一）拒绝、阻碍对统计工作的监督检查和对统计违法行为的查处工作；

（二）包庇、纵容统计违法行为；

（三）向有统计违法行为的单位或者个人通风报信，帮助其逃避查处；

（四）未依法受理、核实、处理对统计违法行为的举报；

（五）泄露对统计违法行为的举报情况。

第四十七条　地方各级人民政府、县级以上人民政府有关部门拒绝、阻碍统计监督检查或者转移、隐匿、篡改、毁弃原始记录和凭证、统计台账、统计调查表及其他相关证明和资料的，由上级人民政府、上级人民政府统计机构或者本级人民政府统计机构责令改正，予以通报。

第四十八条　地方各级人民政府、县级以上人民政府统计机构和有关部门有本条例第四十一条至第四十七条所列违法行为之一的，对直接负责的主管人员和其他直接责任人员，由任免机关或者监察机关依法给予处分。

第四十九条　乡、镇人民政府有统计法第三十八条第一款、第三十九条第一款所列行为之一的，依照统计法第三十八条、第三十九条的规定追究法律责任。

第五十条　下列情形属于统计法第四十一条第二款规定的情节严重行为：

（一）使用暴力或者威胁方法拒绝、阻碍统计调查、统计监督检查；

（二）拒绝、阻碍统计调查、统计监督检查，严重影响相关工作正常开展；

（三）提供不真实、不完整的统计资料，造成严重后果或者恶劣影响；

（四）有统计法第四十一条第一款所列违法行为之一，1年内被责令改正3次以上。

第五十一条　统计违法行为涉嫌犯罪的，县级以上人民政府统计机构应当将案件移送司法机关处理。

第八章　附　　则

第五十二条　中华人民共和国境外的组织、个人需要在中华人民共和国境内进行统计调查活动的，应当委托中华人民共和国境内具有涉外统计调查资格的机构进行。涉外统计调查资格应当依法报经批准。统计调查范围限于省、自治区、直辖市行政区域内的，由省级人民政府统计机构审批；统计调查范围跨省、自治区、直辖市行政区域的，由国家统计局审批。

涉外社会调查项目应当依法报经批准。统计调查范围限于省、自治区、直辖市行政区域内的，由省级人民政府统计机构审批；统计调查范围跨省、自治区、直辖市行政区域的，由国家统计局审批。

第五十三条　国家统计局或者省级人民政府统计机构对涉外统计违法行为进行调查，有权采取统计法第三十五条规定的措施。

第五十四条　对违法从事涉外统计调查活动的单位、个人，由国家统计局或者省级人民政府统计机构责令改正或者责令停止调查，有违法所得的，没收违法所得；违法所得50万元以上的，并处违法所得1倍以上3倍以下的罚款；违法所得不足50万元或者没有违法所得的，处200万元以下的罚款；情节严重的，暂停或者取消涉外统计调查资格，撤销涉外社会调查项目批准决定；构成犯罪的，依法追究刑事责任。

第五十五条　本条例自2017年8月1日起施行。1987年1月19日国务院批准、1987年2月15日国家统计局公布，2000年6月2日国务院批准修订、2000年6月15日国家统计局公布，2005年12月16日国务院修订的《中华人民共和国统计法实施细则》同时废止。

《中共中央办公厅　国务院办公厅印发〈防范和惩治统计造假、弄虚作假督察工作规定〉》

厅字〔2018〕77号

第一条　为了构建防范和惩治统计造假、弄虚作假督察机制，推动各地区各部门严格执行统计法律法规，确保统计数据真实准确，根据《关于深化统计管理体制改革提高统计数据真实性的意见》、《统计违纪违法责任人处分处理建议办法》等有关规定和《中华人民共和国统计法》、《中华人民共和国统计法实施条例》等法律法规，制定本规定。

第二条　统计督察必须坚持以习近平新时代中国特色社会主义思想为指导，全面贯彻党的十九大和十九届二中、三中全会精神，牢固树立政治意识、大局意识、核心意识、看齐意识，坚持和加强党的全面领导，坚持稳中求进工作总基调，坚持新发展理念，紧扣我国社会主要矛盾变化，按照高质量发展的要求，围绕统筹推进"五位一体"总体布局和协调推进"四个全面"战略布局，聚焦统计法定职责履行、统计违纪违法现象治理、统计数据质量提升，注重实效、突出重点、发现问题、严明纪律，维护统计法律法规权威，推动统计改革发展，为经济社会发展做好统计制度保障。

第三条　根据党中央、国务院授权，国家统计局组织开展统计督察，监督检查各地区各部门贯彻执行党中央、国务院关于统计工作的决策部署和要求、统计法律法规、国家统计政令等情况。

第四条　国家统计局负责统筹、指导、协调、监督统计督察工作，主要职责是制定年度督察计划，批准督察事项，审定督察报告，研究解决督察中存在的重大问题。国家统计局统计执法监督局承担统计督察日常工作。

国家统计局通过组建统计督察组开展统计督察工作，统计督察组设组长、副组长，实行组长负责制，副组长协助组长开展工作。

第五条　统计督察对象是与统计工作相关的各地区、各有关部门。重点是各省、自治区、直辖市党委和政府主要负责同志和与统计工作相关的领导班子成员，必要时可以延伸至市级党委和政府主要负责同志和与统计工作相关的领导班子成员；国务院有关部门主要负责同志和与统计工作相关的领导班子成员；省级统计机构和省级政府有关部门领导班子成员。

第六条　对省级党委和政府、国务院有关部门开展统计督察的内容包括：

（一）贯彻落实党中央、国务院关于统计改革发展各项决策部署，加强对统计工作组织领导，指导重大国情国力调查，推动统计改革发展，研究解决统计建设重大问题等情况；

（二）履行统计法定职责，遵守执行统计法律法规，严守领导干部统计法律底线，依法设立统计机构，维护统计机构和人员依法行使统计职权，保障统计工作条件，支持统计活动依法开展等情况；

（三）建立防范和惩治统计造假、弄虚作假责任制，问责统计违纪违法行为，建立统计违纪违法案件移送机制，追究统计违纪违法责任人责任，发挥统计典型违纪违法案件警示教育作用等情况；

（四）应当督察的其他情况。

对市级及以下党委和政府、地方政府有关部门，可以参照上述规定开展统计督察。

第七条　对各级统计机构、国务院有关部门行使统计职能的内设机构开展统计督察的内容包括：

（一）贯彻落实党中央、国务院关于统计改革发展各项决策部署，完成国家统计调查任务，执行国家统计标准和统计调查制度，组织实施重大国情国力调查等情况；

（二）履行统计法定职责，遵守执行统计法律法规，严守统计机构、统计人员法律底线，依法独立行使统计职权，依法组织开展统计工作，依法实施和监管统计调查，依法报请审批或者备案统计调查项目及其统计调查制度，落实统计普法责任制等情况；

（三）执行国家统计规则，遵守国家统计政令，遵守统计职业道德，执行统计部门规章和规范性文件，落实各项统计工作部署，组织实施统计改革，加强统计基层基础建设，参与构建新时代现代化统计调查体系，建立统计数据质量控制体系等情况；

（四）落实防范和惩治统计造假、弄虚作假责任制，监督检查统计工作，开展统计执法检查，依法查处统计违法行为，依照有关规定移送统计违纪违法责任人处分处理建议或者违纪违法问题线索，落实统计领域诚信建设制度等情况；

（五）应当督察的其他情况。

对国务院有关部门行使统计职能的内设机构开展统计督察的内容还包括：依法提供统计资料、行政记录，建立统计信息共享机制，贯彻落实统计信息共享要求等情况。

对地方政府有关部门行使统计职能的内设机构，可以参照上述规定开展统计督察。

第八条　统计督察主要采取以下方式进行：

（一）召开有关统计工作座谈会，听取被督察地区、部门遵守执行统计法律法规、履行统计法定职责等情况汇报；

（二）与被督察地区、部门有关领导干部和统计人员进行个别谈话，向知情人员询问有关情况；

（三）设立统计违纪违法举报渠道，受理反映被督察地区、部门以及有关领导干部统计违纪违法行为问题的来信、来电、来访等；

（四）调阅、复制有关统计资料和与统计工作有关的文件、会议记录等材料，进入被督察地区、部门统计机构统计数据处理信息系统进行比对、查询；

（五）进行遵守执行统计法律法规等情况的问卷调查，开展统计执法"双随机"抽查，赴被督察地区、部门进行实地调查了解；

（六）经国家统计局批准的其他方式。

第九条　统计督察工作一般按照以下程序进行：

（一）制定方案。国家统计局根据具体任务组建统计督察组，确定统计督察组组长、副组长、成员，明确督察组及其成员职责。统计督察组根据其职责制定实施方案，明确督察目的、对象、内容、方式、期限等。

（二）实地督察。统计督察组赴有关地区、部门督察前应当先收集了解督察对象有关统计工作的基本情况，并向被督察地区、部门送达统计督察通知书。统计督察组到达后应当向被督察地区、部门通报督察内容，严格按照督察实施方案开展督察。

（三）报告情况。统计督察组实地督察结束后应当在规定时间内形成书面督察报告以及督察意见书，经与督察对象沟通后，向国家统计局报告督察基本情况，反映发现的统计违纪违法问题，提出处理建议。

第十条　国家统计局应当及时听取统计督察组的督察情况汇报，研究提出处理意见。对涉及有关国家工作人员涉嫌统计违纪违法、应当依纪依法给予处分处理的，按照有关规定办理。

第十一条　国家统计局应当及时向被督察地区、部门反馈相关督察情况，指出有关统计工作问题，有针对性地提出整改意见，将督察意见书提供给被督察地区、部门，并将督察报告以及督察意见书移交中央纪委国家监委、中央组织部。其中，对各省、自治区、直辖市党委和政府以及国务院有关部门的督察意见应当报经党中央、国务院同意后再反馈。统计督察情况应当以适当方式向社会公开。

第十二条　被督察地区、部门收到统计督察组反馈意见后，应当对存在的问题认真整改落实，并在 3 个月内将整改情况反馈国家统计局。国家统计局应当以适当方式监督整改落实情况。

第十三条　督察中发现统计违纪违法问题和线索的，按照《统计违纪违法责任人处分处理建议办法》有关规定办理。

第十四条　国家统计局每年年初应当向党中央、国务院报告上年度统计督察情况。

第十五条　被督察地区、部门应当支持配合统计督察工作。被督察地区、部门领导班子成员应当自觉接受统计督察监督，积极配合统计督察组开展工作。督察涉及的相关人员有义务向统计督察组如实反映情况。

第十六条　被督察地区、部门及其工作人员违反规定不支持配合甚至拒绝、阻碍和干扰统计督察工作的，应当视为包庇、纵容统计违纪违法行为，依照有关规定严肃处理。

第十七条　统计督察组应当坚持实事求是，深入调查研究，全面准确了解情况，客观公正反映问题。

统计督察工作人员应当严格遵守政治纪律、组织纪律、廉洁纪律、工作纪律等有关纪律要求，有下列情形之一的，视情节轻重，给予批评教育、组织处理或者党纪政务处分；涉嫌犯罪的，移送有关机关依法处理：

（一）对统计造假、弄虚作假问题瞒案不报、有案不查、查案不力，不如实报告统计督察情况，甚至隐瞒、歪曲、捏造事实的；

（二）泄露统计督察工作中知悉的国家秘密、商业秘密、个人信息及其工作秘密的；

（三）统计督察工作中超越权限造成不良后果的；

（四）违反中央八项规定精神，或者利用统计督察工作便利，谋取私利或者为他人谋取不正当利益的；

（五）有其他违反统计督察纪律行为的。

第十八条　国家统计局根据本规定制定具体实施办法。

第十九条　本规定由国家统计局负责解释。

第二十条　本规定自 2018 年 8 月 24 日起施行。

《统计执法检查规定》

中华人民共和国国家统计局令

第 9 号

《统计执法检查规定》已经 2006 年 7 月 12 日国家统计局第 8 次局务会议修改通过，现予公布，自公布之日起实施。

国家统计局局长　邱晓华

二〇〇六年七月十七日

统计执法检查规定

（2001 年 6 月 20 日国家统计局制定　2006 年 7 月 12 日国家统计局修订）

第一章　总　则

第一条　为了科学有效地组织统计执法检查工作，保障统计法和统计制度的贯彻实施，维护和提高统计数据质量，根据《中华人民共和国统计法》及其实施细则，制定本规定。

第二条　县级以上各级人民政府统计机构、国家统计局派出的各级调查队是统计执法检查机关，负责监督检查统计法和统计制度的实施，依法查处违反统计法和统计制度的行为。

县级以上地方各级人民政府统计机构、国家统计局派出的各级调查队应当分工协作、加强沟通，避免重复检查。

第三条　县级以上人民政府各有关部门在同级人民政府统计机构的组织指导下，负责监督检查本部门管辖系统内统计法和统计制度的贯彻实施，协助同级人民政府统计机构查处本部门管辖系统内的统计违法行为。

第四条　各级统计执法检查机关应当建立行政执法责任制，切实保障统计执法检查所需的人员、经费和其他工作条件。

第五条　统计执法检查应当贯彻有法必依、执法必严、违法必究的方针，坚持预防、查处和整改相结合，坚持处罚与教育相结合，合法、公正、公开、高效地进行。

第六条　各级统计执法检查机关鼓励对统计法贯彻实施情况的社会监督。国家统计局设立举报中心，受理社会各界对统计违法行为的举报。

第二章　统计执法检查机构和统计执法检查员

第七条　国家统计局法制工作机构负责统一组织、管理全国的统计执法检查工作。

省及地市级统计执法检查机关应当设置专门的统计执法检查机构，配备专职统计执法检查员。

县级统计执法检查机关可以根据工作需要，设置专门的统计执法检查机构。未设机构的，应当配备必要的统计执法检查员。

县级以上人民政府各有关部门可以根据工作需要，配备统计执法检查员。

第八条　统计执法检查机构的主要职责是：

（一）宣传、贯彻统计法；

（二）组织、指导、监督、管理统计执法检查工作；

（三）受理统计违法举报，查办、转办、督办统计违法案件；

（四）办理统计行政复议和行政应诉事项；

（五）法律、法规和规章赋予的其他职责。

第九条 统计执法检查员应当具备下列条件：

（一）坚持原则、作风正派、忠于职守、遵纪守法；

（二）具有大专以上学历；

（三）具备相关法律知识，熟悉统计业务；

（四）参加统计执法检查员资格培训，经考试合格，取得统计执法检查证。

第十条 统计执法检查员的资格培训及考核由国家统计局统一规划、组织和管理，省级统计执法检查机关负责实施。

第十一条 各级统计执法检查机关应当加强对所属统计执法检查员的职业道德教育和业务技能培训，健全管理、考核和奖惩制度。

第三章 统计执法检查的一般规定

第十二条 各级统计执法检查机关和有关部门应当建立统计执法检查制度，综合运用全面检查、专项检查、重点检查等方式，进行经常性的统计执法检查工作。

第十三条 统计执法检查事项包括：

（一）是否存在侵犯统计机构和统计人员独立行使统计调查、统计报告、统计监督职权的行为；

（二）是否存在违反法定程序和统计制度修改统计数据的行为；

（三）是否存在虚报、瞒报、伪造、篡改、拒报和迟报统计资料的行为；

（四）是否依法设立统计机构或配备统计人员；

（五）是否设置原始记录、统计台账；

（六）统计人员是否具备统计从业资格；

（七）统计调查项目是否依据法定程序报批，是否在统计调查表的右上角标明法定标识；

（八）是否严格按照经批准的统计调查方案进行调查，有无随意改变调查内容、调查对象和调查时间等问题；

（九）统计资料的管理和公布是否符合有关规定，有无泄露国家秘密、统计调查对象的商业秘密和私人、家庭的单项调查资料的行为；

（十）是否依法进行涉外调查；

（十一）法律、法规和规章规定的其他事项。

第十四条 统计执法检查机关在组织实施统计执法检查前应当先拟定检查计划。检查计划包括检查的依据、时间、对象、内容和组织形式等。

对未发现统计违法嫌疑的单位，同一统计执法检查机关每年对其实施统计执法检查不得超过一次。

第十五条 实施统计执法检查，应当提前通知被检查对象，告知统计执法检查机关的名称，检查的依据、范围、内容、方式和时间，对被检查对象的具体要求等。

对有统计违法嫌疑的单位实施检查，检查通知可于统计执法检查机关认为适当的时间下达。

第十六条 检查人员进行统计执法检查时，应当先向被检查对象出示统计执法检查证或法律、法规、规章规定的其他执法证件。未出示合法执法证件的，有关单位和个人有权拒绝接受检查。

统计执法检查证是实施统计执法检查的有效证件，由国家统计局统一印制，国家统计局和省级统计执法检查机关负责核发。

第十七条 统计执法检查机关和检查人员具有下列职权：

（一）依法发出统计检查查询书，向被检查对象查询有关事项；

（二）要求被检查对象提供与检查事项有关的原始记录和凭证、统计台账、统计调查表、会计资料以及其他相关证明、资料，进入被检查对象运用电子计算机管理的数据录入、处理系统检查有关资料；

（三）进入被检查对象的业务场所及货物存放地进行实地检查、核对；

（四）经统计执法检查机关负责人批准，登记保存被检查对象的原始记录和凭证、统计台账、统计调查表、会计资料及其他相关证明和资料；

（五）就与统计执法检查有关的事项，询问统计人员、单位负责人和有关人员；

（六）对与统计违法案件有关的情况和资料，进行记录和复制；

（七）要求被检查对象将有关资料送至指定地点接受检查。

第十八条　统计执法检查机关和检查人员对在检查过程中知悉的被检查对象的商业秘密和私人、家庭的单项调查资料，负有保密义务。

第十九条　被检查对象和有关人员不得拒绝提供情况或提供虚假情况，不得使用暴力或者威胁的方法阻挠、抗拒检查，对统计检查查询书应当按期据实答复。

第二十条　检查人员应当及时向统计执法检查机关提交检查报告，对检查中发现的问题提出处理意见或建议。

统计执法检查机关对发现的统计违法行为应当分别以下情况予以处理：

（一）统计违法行为轻微的，责令被检查对象改正，或者提出统计执法检查意见；

（二）统计违法行为需要立案查处的，依照法定程序办理。

第四章　统计违法案件的查处

第二十一条　统计违法案件由各级统计执法检查机关负责查处。

各级统计执法检查机关可以委托依法成立的统计执法队（室、所）等组织查处统计违法案件。

第二十二条　各级统计执法检查机关及其直属事业单位工作人员的统计违法行为，由该机关或监察机关依干部管理权限负责处理。

第二十三条　县级以上人民政府各有关部门对在统计执法检查中发现的统计违法行为，认为应当给予行政处罚的，应当及时移交给同级人民政府统计机构处理。

第二十四条　查处统计违法案件应当做到事实清楚，证据确凿，定性准确，处理恰当，适用法律正确，符合法定程序。

第二十五条　查处统计违法案件的一般程序为：立案、调查、处理、结案。

对在统计执法检查中发现并已调查清楚的统计违法行为，需要立案查处的，应当补充立案。

第二十六条　符合《中华人民共和国行政处罚法》第三十三条规定，统计违法事实确凿并有法定依据，应对公民处以五十元以下、对法人或者其他组织处以一千元以下罚款或者警告的行政处罚的，可以适用简易处罚程序，当场作出统计行政处罚决定。

第二十七条　对下列统计违法行为，统计执法检查机关应当依法进行查处：

（一）地方、部门、单位的领导人自行修改统计资料、编造虚假数据或者强令、授意统计机构、统计人员篡改统计资料、编造虚假数据的；

（二）地方、部门、单位的领导人对统计人员进行打击报复的；

（三）统计机构、统计人员参与篡改统计资料、编造虚假数据的；

（四）虚报、瞒报、伪造、篡改统计资料的；

（五）拒报、屡次迟报统计资料的；

（六）提供不真实、不完整的普查资料的；

（七）在接受统计执法检查时，拒绝提供情况、提供虚假情况或者转移、隐匿、毁弃原始记录、统计台账、统计报表以及与统计有关的其他资料的；

（八）使用暴力或者威胁的方法，阻挠、抗拒统计执法检查的；

（九）国家机关擅自制发统计调查表的；

（十）违反统计法和统计制度规定，泄露国家秘密、统计调查对象商业秘密或者私人、家庭单项调查资料的；

（十一）利用统计调查窃取国家秘密、损害社会公共利益或者进行欺诈活动的；

（十二）违反《统计从业资格认定办法》，聘请、任用未取得统计从业资格证书的人员从事统计工作的；

（十三）违法进行涉外调查的；

（十四）法律、法规和规章规定的其他违法行为。

第二十八条　县级以上地方各级人民政府统计机构管辖发生在本行政区域内的统计违法案件。其中，在国家统计局派出的各级调查队组织实施的统计调查中发生的统计违法案件，由国家统计局派出的调查队管辖。

国家统计局管辖在全国范围内有重大影响的或认为应当由其查处的统计违法案件。

第二十九条　决定立案查处的案件，应当及时组织调查。一般案件调查人员不得少于二人，重大案件应当组成调查组。

调查人员应当合法、客观、全面地收集证据，不得主观臆断、偏听偏信，不得篡改、伪造证据。

第三十条　调查结束后，调查人员应当将调查情况及处理意见报领导审批。重大案件的处理由统计执法检查机关的负责人集体讨论决定。

第三十一条　统计违法案件审理终结，应当分别以下情况作出处理：

（一）违反统计法律、法规、规章证据不足，或者违法事实情节轻微，依法不应追究法律责任的，即行销案；

（二）违反统计法律、法规、规章事实清楚、证据确凿，尚未构成犯罪的，由统计执法检查机关依法作出处理；

（三）违反统计法，涉嫌犯罪的，移送司法机关依法追究刑事责任。

第三十二条　统计执法检查机关在依法作出统计行政处罚决定前，应当告知当事人作出处罚的事实、理由、依据及拟作出的行政处罚决定，并告知当事人依法享有的权利。

第三十三条　统计执法检查机关在作出对法人或者其他组织二万元以上的罚款，对公民二千元以上的罚款的行政处罚决定前，应当告知当事人有要求举行听证的权利。当事人要求听证的，统计执法检查机关应当依法组织听证。

当事人对县级以上地方各级人民政府统计机构查处的统计违法案件要求听证，省、自治区、直辖市人大常委会或人民政府对较大数额罚款的额度有具体规定的，从其规定。

第三十四条　立案查处的统计违法案件，应当在立案后三个月内处理完毕；因特殊情况需要延长办理期限的，应当按规定报经批准，但延长期不得超过三个月。

统计违法案件处理决定执行后，予以结案。

第五章　备案与报告

第三十五条　下列统计违法案件应当在立案后十日内报上一级统计执法检查机关：

（一）统计违法责任人涉及科级以上党政领导干部的；

（二）对拒绝、抵制篡改统计资料、编造虚假数据行为的统计人员进行打击报复的；

（三）使用暴力或威胁的方法阻挠、抗拒统计执法检查的；

（四）群众集体署名举报或新闻媒介公开报道，在社会上造成较大影响的；

（五）检查机关认为应当报告的其他案件。

第三十六条　下列统计违法案件应当在结案后十日内向上一级统计执法检查机关备案：

（一）给予科级以上党政领导干部行政处分的；

（二）举行听证的；

（三）经复议变更或撤销具体统计行政行为的；

（四）统计行政诉讼案件；

（五）经新闻媒介曝光的；

（六）罚款数额三万元以上的；

（七）立案后已上报上一级统计执法检查机关的各类案件

前款所列（一）（三）（四）项案件，应当在结案后三十日内由省级统计执法检查机关报国家统计局备案。

第三十七条 国家统计局建立统计违法案件查处情况定期统计制度。

统计执法检查机关应当定期向上一级统计执法检查机关报告统计执法检查和统计违法案件查处情况。

第六章 法律责任

第三十八条 任何单位和个人有下列行为之一的，由统计执法检查机关责令改正，予以通报批评，并可以对负有直接责任的主管人员和其他直接责任人员依法给予行政处分或提请有关机关给予行政处分；违反《中华人民共和国治安管理处罚法》的，由公安机关依法给予行政处罚；涉嫌犯罪的，移送司法机关依法追究刑事责任：

（一）在接受统计执法检查时，拒绝提供情况、提供虚假情况或者转移、隐匿、毁弃原始记录、统计台账、统计报表以及与统计有关的其他资料的；

（二）使用暴力或者威胁的方法阻挠、抗拒统计执法检查的；

（三）不按期据实答复统计检查查询书的。

企业事业组织有前款违法行为之一的，根据《中华人民共和国统计法实施细则》的规定，由统计执法检查机关予以警告，并可以处五万元以下的罚款。个体工商户有前款违法行为之一的，由统计执法检查机关予以警告，并可以处一万元以下的罚款。

第三十九条 地方、部门、单位的领导人及其他责任人员有下列行为之一的，由统计执法检查机关予以通报批评，并可以提请主管单位或监察机关依法给予行政处分；涉嫌犯罪的，移送司法机关依法追究刑事责任：

（一）不接受或不按规定组织实施统计执法检查，造成本地区、本部门、本单位重要统计数据失实的；

（二）对抵制、揭发统计违法行为的单位和个人进行打击报复的；

（三）包庇、纵容统计违法行为的。

第四十条 统计执法检查机关有下列行为之一的，对负有直接责任的主管人员和直接责任人员，由主管单位或监察机关给予批评教育；情节严重的，依法给予行政处分；涉嫌犯罪的，移送司法机关依法追究刑事责任：

（一）瞒案不报，压案不查，包庇、纵容统计违法行为的；

（二）不按法定权限、程序和要求执行公务，造成不利后果的；

（三）违反保密规定，泄露举报人或案情的；

（四）滥用职权，徇私舞弊的；

（五）其他违法违纪行为。

统计执法检查人员泄露在检查过程中知悉的被检查对象商业秘密和私人、家庭的单项调查资料，造成损害的，依法给予行政处分，并依法承担民事责任。

第七章 附 则

第四十一条 本规定由国家统计局负责解释。

第四十二条 本规定自公布之日起实施。《统计法规检查暂行规定》和《统计违法案件查处工作暂行规定》同时废止。

《中共四川省委办公厅　四川省人民政府办公厅关于进一步加强和规范统计工作严肃统计工作纪律的通知》

川委办〔2016〕30号

各市（州）党委和人民政府，省直各部门：

党的十八大以来，全省统计工作服务经济社会发展的能力不断增强，统计法治化、规范化建设取得明显成效。但也要看到，面对新形势新任务新要求，统计监测体系还不健全，现代统计制度尚未建立，统计数据真实性、准确性、时效性有待提高等问题依然存在，特别是个别地方统计造假、弄虚作假等现象时有发生，造成了不良影响。党中央、国务院高度重视统计工作，习近平总书记、李克强总理等中央领导同志近期就防范统计造假、弄虚作假作出重要批示，省委、省政府主要领导就贯彻落实中央领导同志重要批示精神提出了明确要求。为进一步净化统计环境，确保统计数据真实可靠，经省委、省政府领导同意，现就进一步加强和规范我省统计工作、严肃统计工作纪律有关事项通知如下。

一、严格依法开展统计工作

（一）强化统计法治意识。各级党委、政府要牢固树立法治理念，严格执行统计法和《四川省统计管理条例》，坚持运用法治思维和法治方式推进统计工作，强化依法履职意识。各部门（单位）要严格执行统计调查项目审批制度，严格依照法律规定组织实施统计调查，严格依法采集统计资料，严格依照法定权限和程序开展统计数据质量审核评估。加强企业统计管理，依法公示统计严重失信企业信息。

（二）加强统计宣传教育。将统计法律法规和统计知识作为各级党委（党组）中心组重要学习内容，列入相关干部教育培训专题计划，对各级领导干部有针对性地开展统计法治宣传教育。对各级统计部门和统计人员加强统计法律法规培训。开展对企业法人、社会公众的统计普法宣传，主动与媒体良性互动，加强数据解读，及时回应社会关切。

（三）维护统计工作的独立性。严禁将统计部门作为各类经济社会发展目标考核的责任单位，保障统计部门和统计人员依照法律法规独立行使统计调查、统计报告、统计监督的职权不受侵犯。完善数据发布制度，加强衔接沟通，避免数出多门。重要统计数据信息以统计调查部门统一对外提供、发布和认定的为准。

二、规范统计数据质量管理

（四）完善数据质量管理体系。坚持把数据真实准确作为统计工作的生命线，切实做到实事求是、应统尽统。健全数据采集处理、审核评估、发布应用等各环节各方面的统计规范，实现基础数据客观真实、统计信息科学准确、宏观数据衔接匹配。严格执行数据查询和质量抽查制度，从源头上防范统计数据弄虚作假。

（五）加强新经济统计调查。紧紧围绕省委、省政府重大决策，健全反映我省重大战略、重大部署、重大政策措施的统计指标体系。加强对供给侧结构性改革、大众创业万众创新、电子商务、"互联网+"、产业园区（开发区）等的统计研究监测。开展新经济统计调查，及时监测反映增速换挡、结构优化、动力转换等方面的发展和成效，为发展新技术新产业新业态新模式、发展现代服务业和先进制造业、发展战略性新兴产业、加快培育新的经济增长点提供数据支撑。

（六）探索数据质量第三方评估。探索建立第三方评估和管理的相关机制，积极研究引入相关评估机构或社会化服务。将探索形成的评估方法和结果与大数据有效衔接，作为提高统计数据质量的重要辅助手段。

（七）开展数据质量年专项活动。由省统计局牵头，扎实开展以法治教育宣传、统计执法检查、基层基础建设等为主要内容的数据质量年专项活动，努力建设独立统计、如实调查的统计生态。

三、创新统计工作方法

（八）创新统计调查手段。推进统计调查与互联网融合发展，探索建立对不同经济体和经济板块的差别化管理。广泛运用大数据、云计算、物联网等先进技术，推进统计调查方式和手段的电子化、网络化、智能化，实现统计调查数据互联互通、在线共享、深度利用。

（九）加强信息共享平台建设。以省级政务云平台为依托，整合人民银行、工商、税务、海关、质监、公安、法院等部门的信用数据资料，探索建立开放共享的政府数据信息体系和平台。加强部门、行业间的协作配合，规范联网直报平台数据监管，完善数据协调性评估机制，确保重要统计数据的协调匹配。

（十）创新统计服务和产品。突出地方和行业特色，开展精准化监测和分析研究，提供更高质量的统计服务和产品。加强宏观经济趋势研判预测，强化统计预警，注重发现和反映苗头性、倾向性、潜在性问题，为经济社会发展提供科学的数据支撑。

四、加强统计能力建设

（十一）夯实统计基层基础。扎实推进县、乡、企业统计基层基础建设，促进统计管理制度化、统计流程规范化、统计调查法制化、统计人员专业化、统计手段现代化。加强基层统计网络建设，提升网络服务水平，确保数据采集准确、数出有源、流程监管到位、数出有据。

（十二）发挥部门统计职能作用。按照规范统一、分工合理、合作共享的原则，加强部门统计工作规范化建设。各部门要健全统计调查行为准则和统计数据质量控制体系，规范使用统计标准，不断提高统计数据质量。各级统计部门要加强对其他部门统计工作的指导、协调和服务，不断提升统计水平。

（十三）加快统计信息体系建设。围绕统计调查、国民经济核算、数据采集处理、统计法治、统计组织、统计服务"六大系统"，加快建立全省经济运行在线监测体系，实现对全省经济运行数据动态收集、整合、分析和呈现。加强对重大事项等的在线监测督查，完善重点部门主要经济指标数据和分析成果收集报送制度，构建功能完备、体系齐全的经济运行数据监测、采集、整合、分析和在线督查系统。

五、严明统计工作纪律

（十四）强化统计执法监督。把反对和防范统计弄虚作假作为重要任务，充实统计执法力量，加大执法监督力度。建立健全专业抽查、专家核查、统计巡查、执法检查相结合的统计综合执法监督体系，完善统计执法检查"双随机"工作机制。重点围绕稳增长、供给侧结构性改革、全面创新改革试验、大众创业万众创新、脱贫攻坚等省委、省政府重大决策部署，扎实开展数据抽查巡查等执法监督。

（十五）严肃查处违纪违法行为。各级党委、政府要加强统计工作督促检查，完善统计部门向纪检监察机关移送统计违法案件并进行责任追究的制度，建立健全统计部门内部执法检查与纪检监察有效联动、案件通报和联合查处制度；完善统计约谈和通报曝光制度，加强案件警示教育，及时曝光数据造假、虚报瞒报等典型案件。对统计数据质量出现重大问题或因统计违法案件在全国被通报的，虚报、瞒报、拒报统计报表和自行修改、伪造、篡改统计资料的，要求和授意统计人员造假、打击报复拒绝或抵制统计违法行为的统计人员的，要依纪依法严肃追究相关人员责任。

（十六）严格执行换届统计纪律。把坚决查处统计数据腐败、严防统计造假作为重要的换届纪律，坚决杜绝跑数改数，严禁虚报瞒报、弄虚作假，坚决防止因换届出现人为干扰统计数据的行为。有关部门要畅通举报渠道，加大监督检查力度，发现一起、严肃处理一起。各地、各部门要牢固树立科学的发展观和正确的政绩观，既重数量，更看质量，凝心聚力、埋头苦干，努力创造经得起历史和人民检验的业绩。

中共四川省委办公厅　四川省人民政府办公厅

2016 年 6 月 30 日

《全国卫生统计工作管理办法》

卫生部令 1999 第 3 号令

第一章　总　则

第一条　为了加强全国卫生统计工作的组织和指导，保障卫生统计现代化建设的顺利进行，充分发挥卫生统计在多层次决策和管理中的信息、咨询与监督作用，更好地适应我国卫生改革与发展的需要，根据《中华人民共和国统计法》及其《实施细则》，特制定本办法。

第二条　卫生统计工作的基本任务是依照《统计法》和国家有关法律、政策，采集卫生资源投入、分配与利用，卫生服务质量和效益，居民健康水平等统计数据，提供统计资料和统计分析，实行统计咨询与统计监督。

第三条　各部门、各级各类卫生事业单位，从事医疗卫生服务的私人开业机构和个体开业人员，必须向当地卫生行政部门报送卫生统计数据。

第四条　各级卫生行政部门和卫生事业单位要把统计工作列入议事日程，加强领导，定期检查并监督统计工作法规、计划和统计报表制度的执行情况。各级卫生行政部门在开展统计工作中应与同级人民政府统计机构密切配合，并在统计业务上接受同级人民政府统计机构的指导。

第五条　各级卫生行政部门和卫生事业单位应按照《统计法》的有关规定，加强统计力量，充实统计人员，提高统计人员的素质。

第六条　各级卫生行政部门和事业单位必须将统计工作经费列入卫生经费计划，从经费上保证统计工作的顺利进行和统计事业的发展。

第七条　各级卫生行政部门和事业单位要加快推广和应用现代计算与信息传输技术，建立统计信息自动化系统，提高卫生统计服务质量和效率。

第八条　各级卫生行政部门和事业单位的统计机构和统计人员按照《统计法》行使卫生统计调查、统计报告和统计监督的职权，执行本部门、本单位统计执法情况检查，不受任何侵犯。

第九条　为了完善统计法制建设，地方各级卫生行政部门和事业单位必须根据本《办法》，结合本地区、本部门和本单位的具体情况，制定统计工作制度。

第二章　卫生统计机构

第十条　卫生部设立统计机构，各司（局）根据本司（局）统计业务的需要配备统计人员。

第十一条　各省（区、市）卫生厅（局）设统计机构或综合统计工作所在处（室）配备专职统计人员，各处（室）配备兼职统计人员。省（区、市）辖市（区）、计划单列市卫生局配备专职统计人员；地（市、州、盟）、县卫生局根据统计工作任务的需要配备专职或兼职统计人员。

第十二条　卫生事业单位统计机构与统计人员

（一）县及县以上医院设立统计机构，充实专职统计人员。乡（镇）卫生院配备与本单位统计工作任务相适应的统计人员。

（二）省（区、市）卫生防疫、防治、妇幼保健等机构设立统计科（室）；地（市、州、盟）、县预防保健机构，门诊部、专科防治所（站）等其他机构根据本单位统计工作任务的需要配备统计人员。

第三章　卫生统计机构职责

第十三条　卫生部统计机构是卫生部统计行政工作的执行机构，直接负责综合统计任务，指导全国卫生统计工作，为制定全国卫生方针政策和卫生事业发展规划，实行宏观调控与科学管理服务。其主要职责是：

（一）在卫生部领导、国家统计局的业务指导下，草拟全国卫生统计工作方针政策和规划；

（二）依据《中华人民共和国统计法》和国家社会统计调查的原则，草拟全国卫生部门统计法规和卫生统计报表制度，组织并执行全国卫生部门统计法规执行情况检查；

（三）负责全国卫生综合统计年报、国家卫生服务调查，针对全国卫生改革与发展中出现的情况和问题开展有关专项调查，管理和协调本部各司（局）的业务统计工作；

（四）负责公布全国卫生事业发展情况统计公报，统一管理、提供全国卫生统计资料，审核和管理本部各司（局）制发的业务统计报表、调查方案，审核本部各司（局）发布的业务统计数据，归口管理全国卫生统计分类标准及其代码的制订工作；

（五）组织建立全国卫生统计信息自动化系统，并对此实行管理和技术指导；

（六）进行统计分析和统计科学研究，实行统计咨询与监督；

（七）组织并指导全国卫生统计人员和各级卫生统计机构计算机人员的业务学习和培训，配合有关部门按照国家有关规定进行本部门统计、计算机人员的技术职务评定工作；

（八）开展卫生统计信息的国际交流；

（九）协调中国卫生统计学会的业务工作。

第十四条　各省（区、市）卫生厅（局）统计机构或综合统计工作所在处（室）执行本厅（局）统计行政工作。其主要职责是：

（一）在卫生厅（局）领导、卫生部统计机构和地方同级人民政府统计机构的业务指导下，按照全国卫生统计法规、规划和统计报表制度的指导原则以及有关规定，草拟本地区卫生统计工作制度、规划和统计报表制度，执行国家卫生统计调查任务，指导本地区卫生统计工作，组织并执行本地区卫生部门统计法规执行情况检查；

（二）负责本地区卫生综合统计年报、卫生服务调查，针对本地区卫生改革与发展中出现的情况和问题开展有关专项调查，管理和协调本厅（局）其他处（室）的业务统计工作；

（三）负责公布本地区卫生事业发展情况统计公报，统一管理、提供本地区卫生统计资料，审核和管理本厅（局）其他处（室）的业务统计报表、调查方案，审核本厅（局）其他处（室）发布的业务统计数据；

（四）组织建立本地区卫生统计信息自动化系统，并对此实行管理和技术指导；

（五）进行统计分析和统计科学研究，实行统计咨询与监督；

（六）组织并指导本地区卫生统计人员和各级卫生统计机构计算机人员的业务学习和培训；配合本地区有关部门按照国家规定进行本部门统计、计算机人员的技术职务评定工作；

（七）开展卫生统计工作的对外交流；

（八）协调本地区卫生统计学会的业务工作。

第十五条　卫生事业单位统计机构执行本单位综合统计职能。其主要职责是：

（一）执行上级卫生行政部门制定的卫生统计规章和卫生统计报表制度；

（二）建立健全本单位统计工作制度；

（三）填报上级卫生行政部门颁发的统计调查表，收集、整理和统一提供本单位卫生统计资料，管理和协调本单位其他科（室）的统计工作；

（四）对本单位的计划执行、业务开展和管理工作等情况进行统计分析，实行统计咨询和统计监督；

（五）管理本单位的统计调查表、各项基本统计资料和数据库。

第四章　卫生统计人员

第十六条　各级卫生事业单位应依照国家规定评定统计干部技术职称，逐步实行统计专业技术职称聘任制度。增加或补充专职卫生统计人员，原则上应从高等院校和中等专业学校毕业生中考核录用。对现有不完全具备统计专业知识的专职卫生统计人员，应由所在部门或单位进行培训，卫生事业单位统计人员并要参加当地人民政府统计机构组织的技术职称资格考试。

第十七条　卫生部、各省（区、市）卫生厅（局）举办在职卫生统计干部或师资培训班、讲习班，委托部分中等卫生学校开办卫生统计专业班，还可根据全国或本地区卫生统计工作发展的需要，委托有条件的高等医学院校开办卫生统计专业后期分化班，培养高级卫生统计专业人员。卫生事业单位应在卫生行政部门的安排下，组织本单位统计人员参加统计培训班、讲习班学习，提高他们的业务水平。

第十八条　各级卫生行政部门和事业单位要为统计人员提供必要的工作条件，帮助他们解决工作、学习和生活中的实际问题，以保证统计人员搞好本职工作。

第五章　卫生统计调查和统计报表制度

第十九条　卫生行政部门管辖范围内的全国卫生统计报表必须由卫生部统计机构审核，经卫生部批准颁发，并报国家统计局备案。统计调查范围超出卫生行政部门管辖范围的全国卫生统计报表，须由卫生部统计机构审核，经卫生部报国家统计局批准后颁发。卫生行政部门管辖范围内的地方卫生统计报表，必须由地方卫生行政部门统计机构或综合统计工作所在机构审核，经地方卫生行政部门批准颁发，并报地方同级人民政府统计机构备案。统计调查范围超出卫生行政部门管辖范围的地方卫生统计报表，须由地方卫生行政部门统计机构或综合统计工作所在机构审核，经地方卫生行政部门报地方同级人民政府统计机构批准后颁发。

第二十条　由各级卫生行政部门制定，经同级人民政府统计机构备案或批准的卫生统计报表，必须在表的右上角标明表号、制表机关名称、备案或批准机关名称、备案或批准文号。卫生统计机构或统计人员必须严格按照统计调查程序、上报日期和有关规定执行统计调查任务，不得拒报、迟报，更不得虚报、瞒报、伪造或篡改。

第二十一条　卫生部制定的《全国卫生统计报表制度》是全国统一的卫生统计标准，其内容包括统计分类目录。指标涵义、计算方法、统计范围、机构代码等。地方各级卫生行政部门可在严格执行《全国卫生统计报表制度》的前提下，制定补充性的地方卫生统计报表制度。卫生统计报表制度未经制定机关同意，任何单位和个人不得修改。

第二十二条　卫生行政部门统计机构或综合统计工作所在机构与本部门其他机构的统计调查必须分工明确，相互协调，不得交叉重复。

第二十三条　卫生统计调查的方式除全面统计报表外，还应积极开展各种类型的专项调查。卫生行政部门管辖范围内的专项调查，须由卫生行政部门统计机构或综合统计工作所在机构审核。超出卫生行政部门管辖范围的专项调查，须由卫生行政部门统计机构或综合统计工作所在机构审核，经卫生行政部门报同级人民政府统计机构批准后实施。专项调查能够满足的不用全面统计调查，一次性调查能够满足的不用经常性调查，专项调查的内容原则上不能和全面统计报表的内容重复。

第二十四条　各级卫生行政部门和事业单位有权拒绝填报违反《统计法》与本《办法》所颁发的各种统计调查表。

第六章　卫生统计资料的管理和公布

第二十五条　卫生行政部门、卫生事业单位统计机构或综合统计工作所在机构分别统一管理本部门、本单位的卫生统计资料，统计数字不得数出多门，各行其是。同一卫生行政部门、卫生事业单位内的其他机构必须向本部门、本单位统计机构或综合统计工作所在机构提供各项业务统计数据。各级卫生部门统计机构或未设统计机构的卫生部门编辑和提供卫生统计资料，须由本机构领导或本部门的主管领导审批。代表国家、地区或单位的卫生综合统计数字，必须由各自主管的卫生行政部门、卫生事业单位统计机构或综合统计工作所在机构对外公布，并以此为准。卫生行政部门、卫生事业单位内其他机构公布业务统计数字，必须经本部门、本单位统计机构或综合统计工作所在机构审核。

第二十六条　各级卫生事业单位应建立健全原始记录、登记表、台账和统计资料档案制度，确保统计数字数出有据，准确无误。

第二十七条　各级卫生行政部门和事业单位要建立统计资料审核、查询、订正制度。上报的统计调查表，由制表人签名或盖章，并经本单位领导审核、签名或盖章后，加盖本单位公章。单位领导和统计人员要对统计数字的准确性负责。

第二十八条　各级卫生行政部门和事业单位要搞好统计服务，充分利用可以公开的卫生统计资料为社会和公众服务。提供卫生统计数据，编辑、出版和发行卫生统计资料实行有偿和无偿服务相结合。

第七章　奖　惩

第二十九条　各级卫生行政部门和事业单位应对下列统计人员或集体给予奖励：

（一）在卫生统计工作中做出显著成绩的；

（二）坚持依法统计，抵制统计违法行为有突出表现的。

第三十条　凡有下列行为之一，应由卫生行政主管部门责令改正，予以通报批评；情节严重的，可对负有直接责任的主管人员或其他直接责任人员依法给予行政处分：

（一）虚报、瞒报、伪造、篡改卫生统计数字的；

（二）拒报或屡次迟报卫生统计数据的；

（三）侵犯卫生统计机构、卫生统计人员行使《统计法》与本《办法》职权的；

（四）对拒绝、抵制篡改统计资料或编造虚假数据行为的统计人员进行打击报复的。

第三十一条　对违反《统计法》构成犯罪的，由司法机关依法追究刑事责任。

第八章　附　则

第三十二条　本《办法》由卫生部负责解释。

第三十三条　本《办法》自发布之日起实施。1992 年 6 月 20 日卫生部发布的《全国卫生统计工作管理办法》同时废止。

《国家卫生计生委办公厅关于印发〈住院病案首页数据填写质量规范（暂行）〉和〈住院病案首页数据质量管理与控制指标（2016版）〉的通知》

〔国卫办医发〔2016〕24号〕

各省、自治区、直辖市卫生计生委，新疆生产建设兵团卫生局：

为加强住院病案首页质量管理与控制，提高住院病案首页填写质量，我委在《卫生部关于修订住院病案首页的通知》（卫医政发〔2011〕84号）中《住院病案首页部分项目填写说明》的基础上，组织制定了《住院病案首页数据填写质量规范（暂行）》和《住院病案首页数据质量管理与控制指标（2016版）》（可从国家卫生计生委网站下载）。现印发给你们，请遵照执行。

附件：1. 住院病案首页数据填写质量规范（暂行）
　　　2. 住院病案首页数据质量管理与控制指标（2016版）

国家卫生计生委办公厅
2016年5月31日

附件一：

住院病案首页数据填写质量规范（暂行）

第一章 基本要求

第一条 为提高住院病案首页数据质量，促进精细化、信息化管理，为医院、专科评价和付费方式改革提供客观、准确、高质量数据，提高医疗质量，保障医疗安全，依据《中华人民共和国统计法》、《病历书写基本规范》等相关法律法规，制定本规范。

第二条 住院病案首页是医务人员使用文字、符号、代码、数字等方式，将患者住院期间相关信息精炼汇总在特定的表格中，形成的病例数据摘要。

住院病案首页包括患者基本信息、住院过程信息、诊疗信息、费用信息。

第三条 住院病案首页填写应当客观、真实、及时、规范，项目填写完整，准确反映住院期间诊疗信息。

第四条 住院病案首页中常用的标量、称量应当使用国家计量标准和卫生行业通用标准。

第五条 住院病案首页应当使用规范的疾病诊断和手术操作名称。诊断依据应在病历中可追溯。

第六条 疾病诊断编码应当统一使用 ICD-10，手术和操作编码应当统一使用 ICD-9-CM-3。

使用疾病诊断相关分组（DRGs）开展医院绩效评价的地区，应当使用临床版 ICD-10 和临床版 ICD-9-CM-3。

第七条 医疗机构应当建立病案质量管理与控制工作制度，确保住院病案首页数据质量。

第二章 填写规范

第八条 入院时间是指患者实际入病房的接诊时间；出院时间是指患者治疗结束或终止治疗离开病房的时间，其中死亡患者是指其死亡时间；记录时间应当精确到分钟。

第九条 诊断名称一般由病因、部位、临床表现、病理诊断等要素构成。

出院诊断包括主要诊断和其他诊断（并发症和合并症）。

第十条 主要诊断一般是患者住院的理由，原则上应选择本次住院对患者健康危害最大、消耗医疗资源最多、住院时间最长的疾病诊断。

第十一条 主要诊断选择的一般原则

（一）病因诊断能包括疾病的临床表现，则选择病因诊断作为主要诊断。

（二）以手术治疗为住院目的的，则选择与手术治疗相一致的疾病作为主要诊断。

（三）以疑似诊断入院，出院时仍未确诊，则选择临床高度怀疑、倾向性最大的疾病诊断作为主要诊断。

（四）因某种症状、体征或检查结果异常入院，出院时诊断仍不明确，则以该症状、体征或异常的检查结果作为主要诊断。

（五）疾病在发生发展过程中出现不同危害程度的临床表现，且本次住院以某种临床表现为诊治目的，则选择该临床表现作为主要诊断。

疾病的临终状态原则上不能作为主要诊断。

（六）本次住院仅针对某种疾病的并发症进行治疗时，则该并发症作为主要诊断。

第十二条 住院过程中出现比入院诊断更为严重的并发症或疾病时，按以下原则选择主要诊断：

（一）手术导致的并发症，选择原发病作为主要诊断。

（二）非手术治疗或出现与手术无直接相关性的疾病，按第十条选择主要诊断。

第十三条 肿瘤类疾病按以下原则选择主要诊断：

（一）本次住院针对肿瘤进行手术治疗或进行确诊的，选择肿瘤为主要诊断。

（二）本次住院针对继发肿瘤进行手术治疗或进行确诊的，即使原发肿瘤依然存在，选择继发肿瘤为主要诊断。

（三）本次住院仅对恶性肿瘤进行放疗或化疗时，选择恶性肿瘤放疗或化疗为主要诊断。

（四）本次住院针对肿瘤并发症或肿瘤以外的疾病进行治疗的，选择并发症或该疾病为主要诊断。

第十四条 产科的主要诊断应当选择产科的主要并发症或合并症。没有并发症或合并症的，主要诊断应当由妊娠、分娩情况构成，包括宫内妊娠周数、胎数（G）、产次（P）、胎方位、胎儿和分娩情况等。

第十五条 多部位损伤，以对健康危害最大的损伤或主要治疗的损伤作为主要诊断。

第十六条 多部位灼伤，以灼伤程度最严重部位的诊断为主要诊断。在同等程度灼伤时，以面积最大部位的诊断为主要诊断。

第十七条 以治疗中毒为主要目的的，选择中毒为主要诊断，临床表现为其他诊断。

第十八条 其他诊断是指除主要诊断以外的疾病、症状、体征、病史及其他特殊情况，包括并发症和合并症。

并发症是指一种疾病在发展过程中引起的另一种疾病，后者即为前者的并发症。

合并症是指一种疾病在发展过程中出现的另外一种或几种疾病，后发生的疾病不是前一种疾病引起的。合并症可以是入院时已存在，也可以是入院后新发生或新发现的。

第十九条 填写其他诊断时，先填写主要疾病并发症，后填写合并症；先填写病情较重的疾病，后填写病情较轻的疾病；先填写已治疗的疾病，后填写未治疗的疾病。

第二十条 下列情况应当写入其他诊断：

入院前及住院期间与主要疾病相关的并发症；现病史中涉及的疾病和临床表现；住院期间新发生或新发现的疾病和异常所见；对本次住院诊治及预后有影响的既往疾病。

第二十一条 由于各种原因导致原诊疗计划未执行、且无其他治疗出院的，原则上选择拟诊疗的疾病为主要诊断，并将影响原诊疗计划执行的原因（疾病或其他情况等）写入其他诊断。

第二十二条 手术及操作名称一般由部位、式式、入路、疾病性质等要素构成。

多个术式时，主要手术首先选择与主要诊断相对应的手术。一般是技术难度最大、过程最复杂、风险最高的手术，应当填写在首页手术操作名称栏中第一行。

既有手术又有操作时，按手术优先原则，依手术、操作时间顺序逐行填写。

仅有操作时，首先填写与主要诊断相对应的、主要的治疗性操作（特别是有创的治疗性操作），后依时间顺序逐行填写其他操作。

第三章 填报人员要求

第二十三条 临床医师、编码员及各类信息采集录入人员，在填写病案首页时应当按照规定的格式和内容及时、完整和准确填报。

第二十四条 临床医师应当按照本规范要求填写诊断及手术操作等诊疗信息，并对填写内容负责。

第二十五条 编码员应当按照本规范要求准确编写疾病分类与手术操作代码。临床医师已作出明确诊断，但书写格式不符合疾病分类规则的，编码员可按分类规则实施编码。

第二十六条 医疗机构应当做好住院病案首页费用归类，确保每笔费用类别清晰、准确。

第二十七条 信息管理人员应当按照数据传输接口标准及时上传数据，确保住院病案首页数据完整、准确。

附件二：

住院病案首页数据质量管理与控制指标（2016 年版）

一、住院病案首页填报完整率

定义：住院病案首页填报完整率是指首页必填项目完整填报的病案份数占同期出院病案总数的比例。

住院病案首页项目填报完整率是指 n 份病案首页填报的必填项目之和占 n 份病案首页全部必填项目总数的比例。

计算公式：

$$病案首页填报完整率=\frac{首页必填项目完整填报的病案份数}{检查出院病案总数}\times100\%$$

$$病案首页项目填报完整率=\frac{n\ 份病案首页填报的必填项目之和}{n\ 份病案首页全部必填项目总数}\times100\%$$

意义：反映医疗机构填报住院病案首页的总体情况，是衡量住院病案首页数据质量的基础指标，是应用首页数据客观评价医院服务能力和医疗质量的工作基础。

二、主要诊断选择正确率

定义：主要诊断选择正确的病案数占同期出院病案总数的比例。

计算公式：

$$主要诊断选择正确率=\frac{病案首页主要诊断选择正确的病案数}{检查出院病案总数}\times100\%$$

意义：主要诊断是病种质量管理、临床路径管理的数据基础，也是应用 DRGs 这一评价工具对医院进行绩效评估的重要依据。主要诊断选择正确率是评估诊疗措施适宜性的重要指标，反映医疗机构及其医师的临床能力及诊治水平。

三、主要手术及操作选择正确率

定义：主要手术及操作选择正确的病案数占同期有手术及操作的出院病案总数的比例。

计算公式：

$$主要手术及操作选择正确率=\frac{主要手术及操作选择正确的病案数}{检查有手术及操作的出院病案总数}\times100\%$$

意义：主要手术及操作信息是病种质量管理、临床路径管理的数据基础，也是对医院进行技术能力及绩效评价的重要依据。

四、其他诊断填写完整正确率

定义：其他诊断填写完整正确的病案数占同期出院病案总数的比例。

计算公式：

$$其他诊断填写完整正确率=\frac{其他诊断填写完整正确的病案数}{检查出院病案总数}\times100\%$$

意义：其他诊断（包括并发症和合并症）体现患者疾病的危重及复杂程度，是保障诊断相关分组（DRGs）客观准确的重要数据。其他诊断填写完整正确率能够更客观地反映医疗机构及其医师的临床能力及诊治水平。

五、主要诊断编码正确率

定义：主要诊断编码正确的病案数占同期出院病案总数的比例。

计算公式：

$$主要诊断编码正确率=\frac{主要诊断编码正确的病案数}{检查出院病案总数}\times100\%$$

意义：主要诊断编码正确率是反映医疗机构病案编码质量的重要指标，对正确统计医院及地区疾病谱、支撑 DRGs 分组和医疗机构绩效评估均具有重要意义。

六、其他诊断编码正确率

定义：其他诊断编码正确的病案数占同期出院病案总数的比例。

计算公式：

$$其他诊断编码正确率=\frac{其他诊断编码正确的病案数}{检查出院病案总数}\times100\%$$

意义：其他诊断编码正确率是反映医疗机构病案编码质量的重要指标，对正确统计医院及地区疾病谱、支撑 DRGs 分组和医疗机构绩效评估均具有重要意义。

七、手术及操作编码正确率

定义：手术及操作编码正确的病案数占同期有手术及操作记录的出院病案总数的比例。

计算公式：

$$手术及操作编码正确率=\frac{手术及操作编码正确的病案数}{检查有手术及操作记录的出院病案总数}\times100\%$$

意义：手术及操作编码正确率是反映医疗机构病案编码质量的重要指标，对重要病种质量评价、临床路径质量分析具有重要意义。编码员应当根据国际疾病分类规则对临床实施的手术操作准确编写 ICD-9-CM-3 手术操作代码。

八、病案首页数据质量优秀率

定义：病案首页数据质量优秀的病案数占同期出院病案总数的比例。

计算公式：

$$病案首页数据质量优秀率=\frac{病案首页数据质量优秀的病案数}{检查出院病案总数}\times100\%$$

意义：病案首页数据质量优秀率是全面反映病案首页数据填报质量的主要指标。医疗机构应当对住院病案首页数据质量进行全面管理，使首页内容填报全面、准确。

九、医疗费用信息准确率

定义：医疗费用信息准确的病案数占同期出院病案总数的比例。

计算公式：

$$医疗费用信息准确率=\frac{医疗费用信息准确的病案数}{检查出院病案总数}\times100\%$$

意义：医疗费用信息准确率是医疗费用分析的重要指标，用于评价医院是否启用标准收费字典库及按照收费分类要求进行信息系统改造，并对照接口标准准确上传住院医疗费用信息。

十、病案首页数据上传率

定义：上传首页数据的病案数占同期出院病案总数的比例。

计算公式：

$$病案首页信息上传率=\frac{上传首页数据的病案数}{同期出院病案总数}\times100\%$$

意义：病案首页数据上传率是反映医疗机构首页数据导出及信息上传的完整性，是利用首页数据客观评价医院服务能力和医疗质量的工作基础。

附件：1. 住院病案首页必填项目列表

　　　 2. 住院病案首页数据质量评分标准

附件1：

住院病案首页必填项目列表

序号	项目	信息分类	序号	项目	信息分类
1	医疗机构	住院信息	39	ABO 血型	诊疗信息
2	组织机构代码	诊疗信息	40	Rh 血型	诊疗信息
3	第　　次住院	住院信息	41	（主要手术）名称	诊疗信息
4	入院途径	住院信息	42	（主要手术）级别	诊疗信息
5	入院时间	住院信息	43	（主要手术）切口愈合等级	诊疗信息
6	入院科别	住院信息	44	（主要手术）麻醉方式	诊疗信息
7	（入院）病房	住院信息	45	（入院前）颅脑损伤时间	诊疗信息
8	转科科别	住院信息	46	（入院后）颅脑损伤时间	诊疗信息
9	出院时间	住院信息	47	（重症监护室）名称	诊疗信息
10	出院科别	住院信息	48	（重症监护室）进入时间	诊疗信息
11	（出院）病房	住院信息	49	（重症监护室）转出时间	诊疗信息
12	实际住院天数	住院信息	50	医疗付费方式	患者信息
13	科主任	住院信息	51	病案号	患者信息
14	主任（副主任）医师	住院信息	52	姓名	患者信息
15	主治医师	住院信息	53	性别	患者信息
16	住院医师	住院信息	54	出生日期	患者信息
17	责任护士	住院信息	55	年龄	患者信息
18	编码员	住院信息	56	国籍	患者信息
19	（主要手术）日期	住院信息	57	出生地（省、市、县）	患者信息
20	（主要手术）术者	住院信息	58	籍贯	患者信息
21	（主要手术）Ⅰ助	住院信息	59	民族	患者信息
22	（主要手术）Ⅱ助	住院信息	60	身份证号	患者信息
23	（主要手术）麻醉医师	住院信息	61	职业	患者信息
24	离院方式	住院信息	62	婚姻	患者信息
25	是否有31天内再次入院计划	住院信息	63	现住址（省、市、县、街道）	患者信息
26	日常生活能力评定量表得分（入院）	住院信息	64	现住址电话	患者信息
27	日常生活能力评定量表得分（出院）	住院信息	65	现住址邮编	患者信息
28	门急诊诊断	诊疗信息	66	户口地址（省、市、县、街道）	患者信息
29	门急诊诊断编码	诊疗信息	67	户口地址邮编	患者信息
30	（主要出院诊断）名称	诊疗信息	68	工作单位及地址	患者信息
31	（主要出院诊断）入院病情	诊疗信息	69	工作单位电话	患者信息
32	（主要出院诊断）疗效	诊疗信息	70	工作单位邮编	患者信息
33	（主要出院诊断）编码	诊疗信息	71	联系人姓名	患者信息
34	损伤中毒的外部原因	诊疗信息	72	联系人关系	患者信息
35	损伤中毒的外部原因编码	诊疗信息	73	联系人地址	患者信息
36	病理号（有一次住院多个标本的可能）	诊疗信息	74	联系人电话	患者信息
37	病理诊断	诊疗信息	75	住院总费用	费用信息
38	有无药物过敏	诊疗信息	76	自付费用	费用信息

注：必填栏不能为空项，没有可填写内容时填写"—"。

附件 2：

住院病案首页数据质量评分标准

医院名称			患者姓名		病案号	
检查项目	项目类别	项目数	评分项		分值	减分
患者基本信息（18分）	A 类	2	新生儿入院体重		4	
			新生儿出生体重		4	
	B 类	1	病案号		2	
	C 类	4	性别		1	
			出生日期		1	
			年龄		1	
			医疗付费方式		1	
	D 类	20	健康卡号、患者姓名、出生地、籍贯、民族、身份证号、职业、婚姻状况、现住址、电话号码、邮编、户口地址及邮编、工作单位及地址、单位电话及邮编、联系人姓名、关系、地址、电话号码		0.5分/项，减至 4 分为止	
住院过程信息（26分）	A 类	1	离院方式		4	
	B 类	5	入院时间		2	
			出院时间		2	
			实际住院天数		2	
			出院科别		2	
			是否有 31 天内再住院计划		2	
	C 类	3	入院途径		1	
			入院科别		1	
			转科科别		1	
诊疗信息（50分）	A 类	6	出院主要诊断		4	
			主要诊断编码		4	
			其他诊断		1分/项，减至 4 分为止	
			其他诊断编码		1分/项，减至 4 分为止	
			主要手术或操作名称		4	
			主要手术或操作编码		4	
	B 类	8	入院病情		2	
			病理诊断		2	
			病理诊断编码		2	
			切口愈合等级		2	
			颅脑损伤患者昏迷时间		2	
			其他手术或操作名称		0.5分/项，减至 2 分为止	
			其他手术或操作编码		0.5分/项，减至 2 分为止	
			手术及操作日期		2	
	C 类	3	门（急）诊诊断		1	
			门（急）诊诊断疾病编码		1	
			麻醉方式		1	
	D 类	12	损伤（中毒）外部原因及疾病编码、病理诊断及编码和病历号、药物过敏史、尸检记录、血型及 Rh 标识、手术级别、术者、第一助手		0.5/项，减至 3 分为止	
费用信息（6分）	A 类	1	总费用		4	
	D 类	10	综合医疗服务类、诊断类、治疗类、康复类、中医类、西药类、中药类、血液和血制品类、耗材类、其他类		每项 0.5分，减至 2 分为止	
总分100分					减分	
					实际得分	
检查人员：				检查时间：		

《四川省卫生和计划生育委员会关于印发〈四川省卫生计生统计工作管理办法〉的通知》

川卫办发〔2015〕59号

各市（州）卫生计生委（卫生局、计生委）、委直属机构：

　　根据《国务院办公厅转发国家统计局关于加强和完善部门统计工作意见的通知》（国发办〔2014〕60号）、《四川省人民政府关于依法统计提高数据质量的意见》（川府发〔2013〕55号）精神，为科学、有效地组织实施卫生计生统计工作，确保统计资料的真实性、准确性、完整性和及时性，发挥统计在卫生计生改革与发展中的信息、咨询与监督作用，特制定《四川省卫生计生统计工作管理办法》。现印发给你们，请认真贯彻执行。

　　附件：四川省卫生计生统计工作管理办法

2015年2月15日

四川省卫生计生统计工作管理办法

第一章　总　则

第一条　为贯彻深化医药卫生体制改革总体要求，提高卫生计生统计数据质量，充分发挥卫生计生统计信息在卫生计生管理和决策中的作用，根据《中华人民共和国统计法》（以下简称《统计法》）及实施细则、《四川省统计管理条例》等相关法律法规，制定本办法。

第二条　本办法适用于全省各级卫生计生行政部门和各级各类医疗卫生机构的统计工作。

第三条　卫生计生统计工作的基本任务是对卫生计生改革与发展情况进行统计调查、统计分析，提供统计资料和信息咨询，实行统计监督。

第四条　卫生计生统计属于部门统计，是政府统计的组成部分，是卫生计生行政部门的基本职能。卫生计生统计工作实行统一领导、分级负责的管理体制。四川省卫生和计划生育委员会（以下简称省卫生计生委）统一管理全省卫生计生统计工作，各级卫生计生行政部门负责管理本辖区卫生计生统计工作。按照行业和属地管理原则，各级各类医疗卫生机构必须服从所在地卫生计生行政部门的统计管理。

第五条　各级卫生计生行政部门和医疗卫生机构等统计调查对象必须按照四川省卫生计生统计调查制度、调查方案、统计标准、卫生信息标准的要求，真实、准确、完整、及时地报送统计资料，不得提供不真实、不完整的统计资料，不得迟报、拒报统计资料，更不得虚报、瞒报、伪造或篡改统计资料。

第六条　卫生计生行政部门和医疗卫生机构应当加强统计服务能力建设，设立专门统计信息机构，配备统计人员，推进统计信息化建设，保障统计工作所需经费。各级卫生计生行政部门和政府办医疗卫生机构应当把统计日常工作经费和统计调查经费列入财政预算。

第七条　各级卫生计生行政部门对统计工作中做出突出贡献、取得显著成绩的单位和个人，应按照国家和我省有关规定给予表彰和鼓励。

第二章　统计调查管理

第八条　卫生计生统计调查项目分为常规统计调查和专项调查。常规调查包括年报、季报、月报、日报和实时报告等常规卫生计生统计报表。专项卫生调查包括调查周期超过 1 年的定期专项调查和一次性专项调查。

卫生计生统计调查项目必须明确分工，互相衔接，不得重复。

第九条　卫生计生统计调查项目应当制订统计调查制度，专项卫生调查项目应当制订调查方案。卫生计生统计调查制度和调查方案应当对调查目的、调查内容、调查方法、调查对象、调查频率、调查表式、分类标准、调查组织方式、统计资料的报送和公布等作出规定。

第十条　四川省卫生计生统计调查制度和专项卫生计生统计调查方案由省卫生计生委统一制订。按程序统一报批和备案，未经批准一律不得随意组织调查。调查表应当标明表号、制表机关、批准或备案文号、有效期等标志。对于无标识的或者超过有效期限的调查表，统计调查对象有权拒绝填报。

第十一条　卫生计生统计补充标准，需报同级统计局审批，保证统计调查采用的指标含义、计算方法、分类目录、统计编码等的标准化。

第十二条　省级卫生计生综合统计和国家下达的相关专项调查由省卫生计生委统计信息行政管理部门负责，省卫生计生统计信息机构具体组织实施；卫生计生业务统计及公共卫生专项调查由省卫生计生委相关业务处室负责，由授权的相关医疗卫生机构具体组织实施。

第三章　统计资料的管理与公布

第十三条　各级卫生计生行政部门和医疗卫生机构应当按照国家有关规定设置原始记录及统计台账。充分利用信息和网络技术，推进卫生计生统计信息采集、处理、传输、存储技术的现代化，建立统一规范的统计信息数据库。

第十四条　卫生计生行政部门和医疗卫生机构应当按照国家有关规定建立健全统计资料审核、订正、签署、交接、归档等管理制度。

统计资料的审核、订正、签署人员应当对其审核、订正、签署的统计资料的真实性、准确性和完整性负责。上报的统计资料，应当由填报人员及单位负责人签字并加盖单位公章。使用网络报送统计资料的，应当按照国家有关规定执行。

妥善保存统计资料，保障数据库安全。统计年鉴要永久保存；医疗卫生机构报送的原始记录数据库至少保存30年，报送的纸质数据至少保存5年。

第十五条　各级疾病预防控制、妇幼保健、卫生计生综合监督执法、采供血等专业公共卫生机构（以下简称公共卫生机构）将各类统计数据报经同级卫生计生行政部门相关业务处（科、股）室审核签字后，在报上级业务部门的同时，必须一式二份送同级卫生计生综合统计信息机构存档。需要报送档案管理机构备案的全省卫生计生统计数据由省卫生计生统计信息机构统一报送。

第十六条　卫生计生行政部门应当建立统计信息发布制度，按月、季、年定期公布统计调查取得的卫生计生统计资料（依法保密的除外），同级卫生计生统计信息机构负责数据发布前的审核工作。

第十七条　省卫生计生委公布由统计调查取得的全省卫生计生统计数据。市（州）、县（市、区）卫生计生行政部门公布其统计调查取得的本地区统计数据。县级及以上卫生计生行政部门应当在公布前将拟公布的重要卫生计生统计数据报上级卫生计生行政部门备案。

第十八条　全省卫生计生综合统计数据，由卫生计生统计信息机构提供；卫生计生系统以外部门（单位）需要查询卫生计生统计数据的，应当持具体数据需求内容和本部门（单位）介绍信，经同级卫生计生行政部门书面批准后，由卫生计生统计信息机构提供。卫生计生业务统计数据由卫生计生行政部门授权的调查单位提供。

第十九条　符合国家有关规定，在《统计法》和统计制度规定之外提供统计信息咨询，可实行有偿服务，但应按发改委相关收费规定执行。

第二十条　统计机构和统计人员对在卫生计生统计调查中获得的原始数据，任何单位和个人不得对外提供、泄露，不得用于统计以外的目的，尤其是在统计工作中知悉的国家秘密、商业秘密和个人信息，应当予以保密。

第四章　统计机构与统计人员

第二十一条　省卫生计生委统计信息行政管理部门具体负责指导全省卫生计生统计工作。

（一）拟定全省卫生计生统计信息事业发展政策和中长期规划、年度计划；

（二）在国家卫生计生统计信息管理制度基础上拟定全省卫生计生信息统计管理和调查制度，组织管理全省卫生计生统计调查，审核公布全省卫生计生事业发展情况统计公报和重点专项调查报告；

（三）研究拟订卫生计生统计信息评价监测体系和预警预报制度，组织开展对统计数据的审核和评估；

（四）指导全省卫生计生统计信息化建设，建立健全卫生计生统计信息共享制度和数据开放政策；

（五）参与拟订并指导实施卫生计生信息统计人才发展规划，指导全省卫生计生统计信息专业技术队伍建设和岗位培训工作。

第二十二条　省卫生计生委设立统计信息技术工作机构，承担全省卫生计生统计技术指导和具体统计任务。

（一）承担卫生计生基础统计，综合和专项调查、数据汇总、统计预判分析等综合统计信息事务；

（二）协调制定全省卫生计生统计指标体系和分类标准，组织实施全省卫生计生统计调查；

（三）会同省卫生计生委各业务处室审核业务统计指标和专项调查方案，协助开展卫生计生统计执法检查；

（四）具体管理全省卫生计生统计资料，承担统计信息管理具体事项；

（五）协助加强卫生计生统计信息人才建设，组织开展卫生计生统计业务培训、科研与交流合作。定期组织召开市（州）和省直属公共卫生机构的卫生计生统计工作例会。

第二十三条　市（州）、县（市、区）卫生计生统计信息行政管理部门具体指导本区域内卫生计生统计工作。市（州）、县（市、区）卫生计生统计信息技术工作机构（部门），承担本区域内卫生计生统计技术指导和具体统计任务。

第二十四条　各级各类医疗卫生机构设置的统计信息部门，负责管理、协调本单位统计工作。主要职责为严格执行全国及地方法定卫生计生统计调查制度和工作制度，建立健全本单位统计工作制度；准确、及时收集报送统计数据，建立基础纸质或电子台账，保证数出有据；管理本单位统计资料和统计数据库，开展统计分析、统计咨询和统计监督；参加相关统计信息机构组织的业务培训并接受检查指导。

第二十五条　各级公共卫生机构除完成本机构统计工作任务外，在卫生计生委相关业务处（室）授权下负责全省相关业务信息的收集、上报及统计资料的管理与提供。对辖区统计工作的职责为严格执行全国及地方卫生计生统计工作制度和调查制度，建立健全相关统计工作制度；开展统计分析、统计咨询和统计监督；组织辖区内相关业务机构统计人员的培训、数据质控及监督指导。

第二十六条　各级各类医疗卫生机构应明确统计分管领导和统计负责人，设立、配备与本机构统计工作任务相适应的统计管理部门和专（兼）职统计人员。

（一）省级设立卫生计生综合统计信息工作管理机构，配备8人以上专职统计人员。各处（室）根据工作需要配备专兼职统计人员；

（二）市（州）设立卫生计生综合统计信息工作管理机构，配备2名及以上专职统计人员；县（市、区）卫生计生行政部门设置统计工作岗位，配备1名及以上专（兼）职统计人员；

（三）二级及以上医疗机构（含500张床位以上未定级的机构）应当设立统计信息部门。不足200张床位的医院配备2名专职统计人员，每增加200张床位增加配备1名专职统计人员；

（四）省级公共卫生机构设立统计信息部门，配备3名以上专职统计人员；

（五）省级以下公共卫生机构、基层医疗卫生机构、其他医疗卫生机构至少配备1名及以上专（兼）职统计人员。

第二十七条　各级卫生计生统计信息机构和统计人员依法行使统计调查、统计报告和统计监督的职权。依法执行统计调查任务时，有权要求有关单位及人员提供统计调查所需的行政记录、财务、人事、业务及其他原始资料。

第二十八条　卫生计生统计人员应当具备相应的统计专业知识并取得统计从业资格；增补专职统计人员原则上应从高等院校的相关专业毕业生中考核录用。统计人员应保证相对稳定，对不称职、不合格的统计人员应当及时进行调整。

各级卫生计生统计机构主要负责人的变动，应当到上一级卫生计生行政部门统计机构备案，各部门、各单位统计机构负责人或者统计工作负责人的变动，应当事先征求同级卫生计生行政部门的意见。

第二十九条　各级卫生计生行政部门应当有计划地对统计人员进行统计和信息技术培训，强化统计法制教育，统计人员所在单位应当支持其定期参加统计继续教育和业务培训。医疗卫生机构应当实行统计专业技术职称聘任制度，为其搞好本职工作、稳定人员队伍创造条件。

第五章　统计信息化建设和数据共享

第三十条　加大统计信息网络等基础建设投入，广泛利用大数据技术、信息化手段增强统计能力。按照信息安全等级保护管理办法的要求做好统计信息系统安全保护工作。加强统计数据资源的建设、管理和整合，逐步实现从卫生计生业务数据库提取统计数据。构建全省综合卫生计生统计数据共享平台，促进卫生计生统计合作与共享。

第三十一条　各级卫生计生行政部门定期向同级卫生计生统计部门提供本级医疗机构执业登记信息和医疗机构等级变化信息等资料。各级各类医疗卫生机构及时将发生变动的其他机构信息书面报告所在地县（市、区）卫生行政部门。

县级卫生计生统计机构负责在机构信息变动10日内，登录"四川省卫生统计数据采集与决策支持系统"更新辖区内的统计单位机构信息，每年年报之前一个月内必须完成辖区内基本单位名录库更新。

省级卫生计生统计机构负责建立统一完整、不重不漏、信息真实的卫生计生统计基本单位名录库。将卫生计生统计基本单位名录库更新信息及时反馈至省级统计基本单位名录库，保证机构信息一致性。

第六章　监督检查

第三十二条　县级以上卫生计生行政部门应当对卫生计生系统开展统计工作情况进行监督检查，协助同级政府统计机构依法查处统计违法违纪行为。

第三十三条　卫生计生行政部门应当加强卫生计生统计调查和数据质量的监督与检查，不得为未经备案或批准的统计调查列支经费。

第三十四条　卫生计生行政部门在履行监督检查职责时，有权要求统计检查对象提供有关原始记录和凭证、统计台账、统计调查表、会计资料及其他相关证明资料，进入检查对象业务场所和有关信息系统进行数据检查、核对，及时将监督检查情况予以通报，并报上一级卫生计生行政部门备案。

第三十五条　任何单位和个人不得拒绝、阻碍对统计工作的监督检查和统计违法案件查处工作，不得包庇、纵容统计违法行为。

第三十六条　建立健全医疗卫生机构统计诚信评价制度和统计从业人员诚信档案，开展医疗卫生机构统计承诺活动，对统计失信行为进行通报和公开曝光。将统计信用记录与医院等级评审、医疗卫生机构年审、财政补助收入、工商注册登记等直接挂钩，切实强化对统计失信行为的惩戒和制约。

第三十七条　卫生计生行政部门应当建立健全统计工作考核制度，定期对本地区卫生计生统计工作进行考核。

第七章　法律责任

第三十八条　卫生计生统计信息工作人员有下列行为之一的，由任免机构或者监察机关依法给予处分：

（一）自行修改统计资料或者编造虚假统计数据的；

（二）要求统计机构、统计人员伪造、篡改统计资料的；

（三）对拒绝、抵制统计违法行为的统计人员打击报复的；

（四）对本辖区、本单位发生的严重统计违法行为失察的；

（五）其他违法违规行为，造成严重后果的。

第三十九条　卫生计生行政部门有下列行为之一的，对直接负责的主管人员和其他负责人员，由任免机关或者监察机关依法给予处分：

（一）未经批准擅自组织实施统计调查的；

（二）伪造、篡改统计资料的；

（三）违法公布统计资料的；

（四）违反国家有关规定，造成统计资料毁损、灭失的。

第四十条　卫生计生统计调查对象有下列行为之一的，卫生计生行政部门可以报请同级政府综合统计机构依法予以查处；其直接负责的主管人员和其他负责人员属于国家工作人员的，由任免机关或者监察机关依法给予处分：

（一）拒绝提供或者经催报后仍未按时提供统计资料的；

（二）提供不真实或者不完整的统计资料的；

（三）拒绝、阻碍统计调查的；

（四）拒绝提供原始记录和凭证、统计台账、统计调查表及其他相关证明资料的。

第四十一条　对违反《统计法》其他规定的，由有关部门依法对相关人员给予行政处分或追究法律责任。

第八章　附　则

第四十二条　本办法所称的"卫生计生综合统计"是指由国家、省统计局批准，国家、省卫生计生委组织实施的卫生计生资源与医疗服务调查（如卫生计生人力基本信息调查、医用设备调查、医疗机构病案首页调查等）；"卫生计生业务统计"是指由国家统计局批准，国家、省卫生计生委组织实施的卫生计生业务调查，包括疾病预防控制、卫生计生综合监督执法、妇幼保健、采供血、新农合等调查。本办法所称统计资料，是指在卫生计生统计工作中所产生的原始统计资料、汇总资料、有关说明、分析材料以及统计报告等。

第四十三条　本办法由四川省卫生计生委负责解释。

第四十四条　本办法自 2015 年 2 月 15 日起实施。

《四川省卫生和计划生育委员会关于进一步提高统计数据质量的通知》

川卫发〔2017〕130号

各市（州）卫生计生委，中央在川医疗卫生机构，委（局）直属各单位：

为进一步建立健全用数据说话、用数据决策、用数据管理、用数据创新的管理体制，大力提高全省卫生计生统计数据质量，现将有关事项通知如下：

一、切实增强提高统计数据质量的紧迫感和责任感

党中央、国务院和省委、省政府高度重视统计数据质量，先后印发了《中央办公厅、国务院办公厅关于深化统计管理体制改革提高统计数据真实性的意见》（中办发〔2016〕76号），《中共四川省委办公厅、四川省人民政府办公厅关于深化统计管理体制改革提高统计数据真实性的实施意见的通知》（川委办〔2017〕28号），对提高统计数据的真实性提出了系列明确要求。统计数据质量是卫生计生事业发展的晴雨表。各地要充分认识提高卫生计生统计数据质量的重要性，切实增强提高统计数据质量的紧迫感和责任感，认真查找和分析当前卫生计生统计数据质量所面临的问题，采取有效措施，坚决遏制卫生计生统计工作中存在的虚报、瞒报、漏报等行为，全面提升全省卫生计生统计数据质量。

二、明确把握提高统计数据质量的重点措施

（一）着力加强对统计工作的领导。各级卫生计生行政主管部门、医疗卫生机构、委（局）直属单位主要负责人要建立定期听取统计工作汇报制度，研究解决统计工作中的重大问题，要加强对统计工作的组织领导，配齐配强专（兼）职队伍，切实加强统计职业素养和专业技能培训，提高统计从业人员业务水平。

（二）着力健全统计数据质量责任体系。各级各单位要建立健全统计数据质量责任体系，其中，主要领导承担统计数据质量主要领导责任、分管领导承担直接领导责任；统计部门和数据源头科（室）主要负责人承担第一责任；有关纪检监察部门承担监督责任。

（三）着力推进统计工作智能化。要依托省、市、县三级全民健康信息平台和全省统一的统计数据采集、存储、共享、使用、安全管理的技术标准，督促医疗卫生机构建立数据中心，逐步实现业务系统自动生成数据，实时上传。同时，要建立和完善数据审核系统，进行数据多维度审核校验，提高上报数据精准性。

（四）着力加大统计执法力度。各地要健全统计数据弄虚作假举报制度，畅通监督和举报渠道。建立和完善统计违规违法惩罚、公示，曝光制度和统计工作约谈制度。会同相关部门加大统计违规违法等行为的查处力度。对统计违法案件，坚持一查到底，经查实的统计违规、违法行为，依纪依法进行问责追责。

三、相关要求

（一）坚持实事求是。各地要坚持"三严三实"要求，遵循卫生计生行业发展规律，严格规范统计调查，保障卫生计生统计源头数据的真实性，切实维护统计工作的严肃性和权威性。

（二）严格依法治统。要认真贯彻《统计法》、《统计违法违纪行为处分规定》、《四川省统计管理条例》、《四川省人民政府关于进一步加强统计工作的意见》等法律法规，落实各级卫生计生行政主管部门及纪检监察部门对统计执法情况的监督职责，压实统计违法行为的主体责任，严肃查处统计违法行为。

（三）建立长效机制。要建立健全统计工作落实的长效机制，层层压实统计数据质量责任，强化跟踪问效，及时发现问题，解决问题，确保统计数据真实准确、完整及时，保证统计工作风清气正。各地各单位要定期或不定期全面开展自查，认真查找统计数据质量存在的问题，剖析根源，扎实整改。我委将对统计数据质量存在问题的单位和主要负责人进行通报和约谈，并视情节予以问责追责。

四川省卫生和计划生育委员会

2017年8月31日

《医院统计报表》

（一）医疗卫生机构年报表——医院类

表号：川卫健统 1-1 表

制定机关：四川省卫生健康委员会

批准机关：四川省统计局

批准文号：川统计函〔××××〕××号

有效期至：××××年××月××日

统一社会信用代码□□□□□□□□□□□□□□□□□□

组织机构代码□□□□□□□□－□

机构名称（签章）: _____　　　_____年

一、基本情况（Y 是；N 否）

1.1 机构属性代码（要求新设机构和属性代码变动机构填写）:

　　1.1.1 登记注册类型代码□□

　　1.1.2 医疗卫生机构类别代码□□□□

　　1.1.3 机构分类管理代码□

　　1.1.4 行政区划代码□□□□□□

　　1.1.5 单位所在乡镇街道名称

　　1.1.5.1 乡镇街道代码 □□□

　　1.1.5.2 所在居委会/村委会区划代码 □□□

　　1.1.6 设置/主办单位代码□

　　1.1.7 政府办医疗卫生机构隶属关系代码□

　　1.1.8 单位所在地是否为民族自治地方 □

　　1.1.9 是否为分支机构□

　　1.1.9.1 如是，上级机构组织机构代码 □□□□□□□□-□

1.2 基本信息:

　　1.2.1 主院地址

　　1.2.1.1 主院地理位置：经度□□□.□□□□□□，纬度□□□.□□□□□□

　　1.2.1.2 分院 1（非分支机构）地址

　　1.2.1.3 分院 2（非分支机构）地址

　　1.2.1.4 分院 1（非分支机构）地理位置：经度□□□.□□□□□□，纬度□□□.□□□□□□

　　1.2.1.5 分院 2（非分支机构）地理位置：经度□□□.□□□□□□，纬度□□□.□□□□□□

　　1.2.2 邮政编码□□□□□□

　　1.2.3 联系电话 □□□□□□□□□□

　　1.2.4 单位电子邮箱

　　1.2.5 单位网站域名

　　1.2.6 单位成立时间□□□□年□□月

　　1.2.7 法人代表（单位负责人）

　　1.2.8 第二名称是否为社区卫生服务中心 □

1.2.8.1 社区卫生服务中心是否取得医疗机构执业许可证　□

1.2.8.2 如取得，组织机构代码　□□□□□□□□-□

1.2.9 下设直属分站（院、所）个数　□□

1.2.9.1 其中：社区卫生服务站个数　□□

1.2.10 政府主管部门确定的医院级别（1 一级；2 二级；3 三级；9 未定级）□
　　　　　　　　评定的医院等次（1 甲等；2 乙等；3 丙等；9 未定等）□

1.2.10.1 医院最近一次等级评定批准文号　_____

1.2.10.2 医院最近一次等级评定批准时间　□□□□年□□月□□日

1.2.11 是否政府主管部门确定的区域医疗中心　□

1.2.11.1 区域医疗中心类别（1 综合性；2 专科性）□

1.2.11.2 区域医疗中心级别（1 国家；2 省级；3 市级）□

1.2.12 政府主管部门确定的临床重点专科个数：国家级□□，　省级□□，　市级□□

1.2.13 年内政府投资的临床重点专科建设项目个数：国家级□□，　省级□□，　市级□□

1.2.14 是否达到建设标准　□

1.2.15 120 急救网络是否覆盖医院　□

1.2.16 是否为国务院或卫生健康行政部门公布的住院医师规范化培训基地（含全科医生临床培养
　　　　基地）□
　　　　当年招生人数□□□　　　其中：全科医生□□□　　　内：中医类别全科医生□□□
　　　　当年在培人数□□□　　　其中：全科医生□□□　　　内：中医类别全科医生□□□
　　　　当年毕业人数□□□　　　其中：全科医生□□□　　　内：中医类别全科医生□□□

1.2.17 是否为政府认定的全科医生实践基地（限第二名称为社区卫生服务中心填）□

1.2.18 医保定点医疗机构（1 基本医保定点机构；2 新农合定点机构；0 非定点机构）□

1.2.19 是否与医保经办机构直接结算　□

1.2.20 是否与新农合经办机构直接结算　□

1.2.21 信息系统建设情况（可多选）□，□，□，□
　　　　1 标准化电子病历；2 管理信息系统；3 医学影像（PACS）；4 实验室检验；0 无

1.2.22 药房总数　□□个　其中：门诊药房　□□个，住院药房　□□个，中药房　□□个

1.2.23 是否取得母婴保健技术服务执业许可证□

1.2.24 是否开展卫生监督协管服务（限开展机构填报）□

1.2.25 是否开展互联网诊疗服务　□

1.2.26 是否第二名称为互联网医院　□

1.2.27 是否参与医联体（1 是；2 否）　□

1.2.28 参与医联体形式（可多选）　□，□，□，□
　　　　1 城市医疗集团；2 医疗共同体；3 跨区域专科联盟；4 远程医疗协作网

1.9 其他信息：

1.9 是否临床用血机构　□

1.9.1 是否设置输血科（血库）□

1.9.2 是否开展自体输血　□

1.9.2.1 开展项目（可多选）□，□，□（1 回收式自体输血；2 急性等容血液稀释；3 储存式自体输血）

1.9.3 是否开展造血干细胞采集　□

1.9.3.1 造血干细胞类别（可多选）□，□（1 外周血；2 脐带血）

指标名称	序号	计量单位	数量
二、年末人员数	—	—	—
编制人数	2.0	人	
在岗职工数	2.1	人	
卫生技术人员	2.1.1	人	
执业医师	2.1.1.1	人	
临床类别	2.1.1.1.1	人	
中医类别	2.1.1.1.2	人	
口腔类别	2.1.1.1.3	人	
公共卫生类别	2.1.1.1.4	人	
执业助理医师	2.1.1.2	人	
临床类别	2.1.1.2.1	人	
中医类别	2.1.1.2.2	人	
口腔类别	2.1.1.2.3	人	
公共卫生类别	2.1.1.2.4	人	
执业（助理）医师中：	—	—	
注册为全科医学专业的人数	2.1.1.2.5.1	人	
取得全科医生培训合格证书的人数	2.1.1.2.5.2	人	
注册多地点执业的医师数	2.1.1.2.5.3	人	
注册护士	2.1.1.3	人	
其中：助产士	2.1.1.3.1	人	
药师（士）	2.1.1.4	人	
西药师（士）	2.1.1.4.1	人	
中药师（士）	2.1.1.4.2	人	
检验技师（士）	2.1.1.5	人	
影像技师（士）	2.1.1.6	人	
其他卫生技术人员	2.1.1.9	人	
其中：见习医师	2.1.1.9.1	人	
其中：中医	2.1.1.9.1.1	人	
其他技术人员	2.1.2	人	
管理人员	2.1.3	人	
工勤技能人员	2.1.4	人	
在岗职工中：在编职工	2.1.9.1	人	
合同制人员	2.1.9.2	人	
返聘和临聘人员（半年及以上）	2.1.9.3	人	
离退休人员	2.2	人	
其中：年内退休人员	2.2.1	人	
年内培训情况	—	—	—
参加政府举办的岗位培训人次数	2.3.1	人次	

指标名称	序号	计量单位	数量
其中：领导干部参加培训人次数	2.3.1.1	人次	
中层干部参加培训人次数	2.3.1.2	人次	
其中：人事干部参加培训人次数	2.3.1.2.1	人次	
接受继续医学教育人数	2.3.2	人	
进修半年以上人数	2.3.3	人	
年内人员流动情况	—	—	
流入	2.4.1	人	
流出	2.4.2	人	
在岗职工中：取得母婴保健技术服务资质的人员	2.5	人	
三、年末床位数	—	—	
编制床位	3.0	张	—
实有床位	3.1	张	
其中：特需服务床位	3.1.1	张	
负压病房床位	3.1.2	张	
实际开放总床日数	3.2	日	
实际占用总床日数	3.3	日	
出院者占用总床日数	3.4	日	
观察床数	3.5	张	
全年开设家庭病床总数	3.6	张	
四、房屋及基本建设	—	—	—
占地面积	4.0	平方米	
房屋建筑面积	4.1	平方米	
其中：业务用房面积	4.1.1	平方米	
其中：危房面积	4.1.1.9	平方米	
租房面积	4.2	平方米	
其中：业务用房面积	4.2.1	平方米	
国家拨付使用但无不动产证的建筑面积	4.2.2	平方米	
本年房屋租金	4.2.9	万元	
本年批准基建项目	4.3	个	
本年批准基建项目建筑面积	4.3.1	平方米	
本年实际完成投资额	4.3.2	万元	
其中：财政性投资	4.3.2.1	万元	
单位自有资金	4.3.2.2	万元	
银行贷款	4.3.2.3	万元	
本年房屋竣工面积	4.3.3	平方米	
本年新增固定资产	4.3.4	万元	
本年因新扩建增加床位	4.3.5	张	

续表

指标名称	序号	计量单位	数量
五、年末设备数	—	—	—
万元以上设备总价值	5.1	万元	
万元以上设备台数	5.2	台	
其中：10（不含）万元以下设备	5.2.1	台	
10万~49万元设备	5.2.2	台	
50万~99万元设备	5.2.3	台	
100万元及以上设备	5.2.4	台	
六、本年度收入与费用	—	—	—
总收入	6.1	千元	
医疗收入	6.1.1	千元	
门诊收入	6.1.1.1	千元	
挂号收入	6.1.1.1.1	千元	
诊察收入	6.1.1.1.2	千元	
检查收入	6.1.1.1.3	千元	
化验收入	6.1.1.1.4	千元	
治疗收入	6.1.1.1.5	千元	
手术收入	6.1.1.1.6	千元	
卫生材料收入	6.1.1.1.7	千元	
高值耗材收入	6.1.1.1.7.1	千元	
药品收入	6.1.1.1.8	千元	
西药收入	6.1.1.1.8.1	千元	
中草药收入	6.1.1.1.8.2	千元	
中成药收入	6.1.1.1.8.3	千元	
中药院内制剂收入	6.1.1.1.8.3.1	千元	
药事服务费收入	6.1.1.1.9	千元	
其他门诊收入	6.1.1.1.10	千元	
门诊收入中：新技术、新项目收入	6.1.1.1.11	千元	
二类疫苗收入	6.1.1.1.12	千元	
健康检查收入	6.1.1.1.13	千元	
住院收入	6.1.1.2	千元	
床位收入	6.1.1.2.1	千元	
诊察收入	6.1.1.2.2	千元	
检查收入	6.1.1.2.3	千元	
化验收入	6.1.1.2.4	千元	
治疗收入	6.1.1.2.5	千元	
手术收入	6.1.1.2.6	千元	
护理收入	6.1.1.2.7	千元	

指标名称	序号	计量单位	数量
卫生材料收入	6.1.1.2.8	千元	
高值耗材收入	6.1.1.2.8.1	千元	
药品收入	6.1.1.2.9	千元	
西药收入	6.1.1.2.9.1	千元	
中草药收入	6.1.1.2.9.2	千元	
中成药收入	6.1.1.2.9.3	千元	
中药院内制剂收入	6.1.1.2.9.3.1	千元	
药事服务费收入	6.1.1.2.10	千元	
其他住院收入	6.1.1.2.11	千元	
住院收入中：新技术、新项目收入	6.1.1.2.12	千元	
门诊和住院药品收入中：基本药物收入	6.1.1.3	千元	
医疗收入中：中医重点专科（专病）收入	6.1.1.4	千元	
其中：国家级中医重点专科（专病）收入	6.1.1.4.1	千元	
省级中医重点专科（专病）收入	6.1.1.4.2	千元	
省级以下中医重点专科（专病）收入	6.1.1.4.3	千元	
中医非药物疗法收入（中医医疗服务收入）	6.1.1.5	千元	
其中：门诊中医非药物疗法收入	6.1.1.5.1	千元	
住院中医非药物疗法收入	6.1.1.5.2	千元	
财政补助收入	6.1.2	千元	
其中：基本支出	6.1.2.1	千元	
项目支出	6.1.2.2	千元	
其中：基本建设资金	6.1.2.2.1	千元	
科教项目收入	6.1.3	千元	
其他收入	6.1.4	千元	
总收入中：城镇职工基本医疗保险	6.1.9.1	千元	
城乡（城镇）居民基本医疗保险	6.1.9.2	千元	
新型农村合作医疗补偿收入	6.1.9.3	千元	
总费用/支出	6.2	千元	
医疗业务成本	6.2.1	千元	
其中：临床服务成本	6.2.1.1	千元	
医疗技术成本	6.2.1.2	千元	
医疗辅助成本	6.2.1.3	千元	
财政项目补助支出	6.2.2	千元	
科教项目支出	6.2.3	千元	
管理费用	6.2.4	千元	
其中：离退休费	6.2.4.1	千元	
其他支出	6.2.5	千元	

续表

指标名称	序号	计量单位	数量
总费用中：人员经费	6.2.9.1	千元	
其中：基本工资	6.2.9.1.1	千元	
津贴补贴	6.2.9.1.2	千元	
奖金	6.2.9.1.3	千元	
社会保障缴费	6.2.9.1.4	千元	
绩效工资	6.2.9.1.5	千元	
内：基础性绩效工资	6.2.9.1.5.1	千元	
奖励性绩效工资	6.2.9.1.5.2	千元	
伙食补助	6.2.9.1.6	千元	
卫生材料费	6.2.9.2	千元	
药品费	6.2.9.3	千元	
其中：基本药物支出	6.2.9.3.1	千元	
七、年末资产与负债	—	—	—
总资产	7.1	千元	
流动资产	7.1.1	千元	
非流动资产	7.1.2	千元	
其中：固定资产	7.1.2.1	千元	
在建工程	7.1.2.2	千元	
无形资产	7.1.2.3	千元	
负债与净资产	7.2.	千元	
流动负债	7.2.1	千元	
非流动负债	7.2.2	千元	
其中：长期负债	7.2.2.1	千元	
净资产	7.2.3	千元	
其中：事业基金	7.2.3.1	千元	
专用基金	7.2.3.2	千元	
其他净资产	7.2.3.3	千元	
八、本年度医疗服务量	—	—	—
总诊疗人次数	8.1	人次	
其中：门诊人次数	8.1.1	人次	
急诊人次数	8.1.2	人次	
其中：死亡人数	8.1.2.1	人	
家庭卫生服务人次数	8.1.3	人次	
互联网诊疗服务人次数	8.1.4	人次	
总诊疗人次中：预约诊疗人次数	8.1.5	人次	
普通门诊就诊人次数	8.1.6	人次	
中医药服务人次数	8.1.7	人次	

续表

指标名称	序号	计量单位	数量
观察室留观病例数	8.2	例	
其中：死亡人数	8.2.1	人	
健康检查人次数	8.3	人次	
入院人数	8.4	人	
出院人数	8.5	人	
其中：转往基层医疗卫生机构人数	8.5.1	人	
死亡人数	8.5.2	人	
住院病人手术人次数	8.6	人次	
门诊处方总数	8.7	张	
其中：使用抗菌药物的处方数	8.7.1	张	
中医处方数	8.7.2	张	
肾透析人次数	8.8	人次	
药物不良反应报告例数	8.9	例	
医疗纠纷例数	8.10	例	
临床用血总量	8.11	U	
其中：全血量	8.11.1	U	
红细胞量	8.11.2	U	
血浆量	8.11.3	U	
血小板量	8.11.4	U	
临床输血例次数	8.12	例次	
其中：不良反应例次数	8.12.1	例次	
开展中医医疗技术类别数	8.13.1	类	
开展中医医疗技术项目数	8.13.2	项	
二类疫苗接种人次数	8.14	人次	
九、基本公共卫生服务（限提供服务的单位填报）	—	—	—
年末服务（常住）人口数	9.1	人	
其中：0~6岁儿童数	9.1.1	人	
内：0~3岁儿童数	9.1.1.1	人	
65岁及以上人口数	9.1.2	人	
年末居民健康档案累计建档人数	9.2	人	
其中：规范化电子建档人数	9.2.1	人	
年内公众健康咨询活动总受益人数	9.3	人次	
年内健康知识讲座总受益人数	9.4	人次	
年内0~6岁儿童预防接种人次数	9.5	人次	
年末0~6岁儿童健康管理人数	9.6	人次	
年末孕产妇早孕建册人数	9.7	人	
年末65岁以上老人健康管理人数	9.8	人	

续表

指标名称	序号	计量单位	数量
年末高血压患者累计管理人数	9.9	人	
年末糖尿病患者累计管理人数	9.10	人	
年末严重精神障碍管理人数	9.11	人	
年末肺结核患者健康管理人数	9.12	人	
年内传染病和突发公共卫生事件报告例数	9.13	例	
年内卫生监督协管巡查次数	9.14	次	
年末中医药健康管理人数	9.15	人	
其中：0~3岁儿童中医药健康管理人数	9.15.1	人	
65岁以上老人中医药健康管理人数	9.15.2	人	

十、分科情况

1. 综合医院及专科医院等填报

序号	科室名称	实有床位（张）	门急诊人次（人次）	出院人数（人）
01	预防保健科			
02	全科医疗科			
03	内科			
04	外科			
05	妇产科			
05.01	产科			
06	妇女保健科			
07	儿科			
08	小儿外科			
09	儿童保健科			
10	眼科			
11	耳鼻咽喉科			
12	口腔科			
13	皮肤科			
14	医疗美容科			
15	精神科			
16	传染科			
17	结核病科			
18	地方病科			
19	肿瘤科			
20	急诊医学科			
21	康复医学科			
22	运动医学科			
23	职业病科			

序号	科室名称	实有床位（张）	门急诊人次（人次）	出院人数（人）
24	临终关怀科			
25	疼痛科			
26	重症医学科			
27	中医科			
28	维吾尔医学科			
29	藏医学科			
30	蒙医学科			
31	彝医学科			
32	傣医学科			
33	其他民族医学科			
34	中西医结合科			
35	其他			

2. 中医医院、中西医结合医院、民族医医院填报

序号	科室名称	实有床位（张）	门急诊人次（人次）	出院人数（人）
01	内科			
02	外科			
03	妇产科			
03.01	产科			
04	儿科			
05	皮肤科			
06	眼科			
07	耳鼻咽喉科			
08	口腔科			
09	肿瘤科			
10	骨伤科			
11	肛肠科			
12	老年病科			
13	针灸科			
14	推拿科			
15	康复医学科			
16	急诊科			
17	预防保健科			
18	其他中医科			
19	维吾尔医学科			
20	藏医学科			

续表

序号	科室名称	实有床位（张）	门急诊人次（人次）	出院人数（人）
21	蒙医学科			
22	彝医学科			
23	傣医学科			
24	其他民族医学科			
25	中西医结合科			

十一、中医特色指标（限中医医院、中西医结合医院、民族医医院填报）

指标名称	序号	计量单位	数量
年内中医治未病服务人次数	11.1	人次	
年末中药制剂室面积	11.2	平方米	
年末中药制剂品种数	11.3	种	
年末5000元以上中医诊疗设备台数	11.4	台	
其中：电针治疗设备台数	11.4.1	台	
中药熏洗设备台数	11.4.2	台	
中医电疗设备台数	11.4.3	台	
中医磁疗设备台数	11.4.4	台	
中医康复训练设备台数	11.4.5	台	
煎药机台（套）数	11.4.6	台（套）	

单位负责人：____；统计负责人：____；填表人：____；联系电话：____；手机：____；报出日期：___年__月__日。

填表说明：

1. 本表由医院、妇幼保健院（所、站）、妇幼保健计划生育服务中心、专科疾病防治院（所、站）、疗养院、护理院（站）、临床检验中心填报。

2. 本表为年报，报送时间为次年1月15日前。通过四川省卫生统计数据采集与决策支持系统报送。

（二）医疗机构月报表——医院与乡镇卫生院类

表号：川卫健统1-8表

制定机关：四川省卫生健康委员会

批准机关：四川省统计局

批准文号：川统计函〔××××〕××号

有效期至：××××年××月××日

统一社会信用代码□□□□□□□□□□□□□□□□□□

组织机构代码□□□□□□□□—□

机构名称（签章）：_____　　　　　___年___月

指标名称	序号	计量单位	数量
一、月末人员及床位数	—	—	—
编制人数	1.0	人	
在岗职工数	1.1	人	

指标名称	序号	计量单位	数量
其中：在编职工	1.1.0.1	人	
合同制人员	1.1.0.2	人	
返聘和临聘人员（半年及以上）	1.1.0.3	人	
卫生技术人员	1.1.1	人	
其中：执业医师	1.1.1.1	人	
其中：在住院部工作的执业医师数	1.1.1.1.1	人	
中医类别执业医师	1.1.1.1.2	人	
执业医师中全科医生	1.1.1.1.3	人	
内：注册为全科医学专业的人数	1.1.1.1.3.1	人	
取得全科医师培训合格证的人数	1.1.1.1.3.1	人	
执业助理医师	1.1.1.2	人	
其中：在住院部工作的执业助理医师数	1.1.1.2.1	人	
中医类别执业助理医师	1.1.1.2.2	人	
执业助理医师中全科医生	1.1.1.2.3	人	
内：注册为全科医学专业的人数	1.1.1.2.3.1	人	
取得全科医师培训合格证的人数	1.1.1.2.3.2	人	
注册护士	1.1.1.3	人	
编制床位（以医疗机构执业许可证为准）	1.2.1	张	
实有床位	1.2.2	张	
实际开放总床日数	1.2.3	日	
实际占用总床日数	1.2.4	日	
出院者占用总床日数	1.2.5	日	
二、本月收入与支出	—	—	—
总收入（当月）	2.1	千元	
医疗收入（医院类、基层医疗卫生机构）	2.1.1	千元	
门诊收入	2.1.1.1	千元	
其中：挂号收入	2.1.1.1.1	千元	
诊察收入	2.1.1.1.2	千元	
检查收入	2.1.1.1.3	千元	
化验收入	2.1.1.1.4	千元	
治疗收入	2.1.1.1.5	千元	
手术收入	2.1.1.1.6	千元	
卫生材料收入	2.1.1.1.7	千元	
高值耗材收入	2.1.1.1.7.1	千元	
药品收入	2.1.1.1.8	千元	
西药收入	2.1.1.1.8.1	千元	
中草药收入	2.1.1.1.8.2	千元	
中成药收入	2.1.1.1.8.3	千元	
中药院内制剂收入	2.1.1.1.8.3.1	千元	

指标名称	序号	计量单位	数量
药事服务费收入	2.1.1.1.9	千元	
其他门诊收入	2.1.1.1.10	千元	
门诊收入中：新技术、新项目收入	2.1.1.1.11	千元	
二类疫苗收入	2.1.1.1.12	千元	
健康检查收入	2.1.1.1.13	千元	
住院收入	2.1.1.2	千元	
其中：床位收入	2.1.1.2.1	千元	
诊察收入	2.1.1.2.2	千元	
检查收入	2.1.1.2.3	千元	
化验收入	2.1.1.2.4	千元	
治疗收入	2.1.1.2.5	千元	
手术收入	2.1.1.2.6	千元	
护理收入	2.1.1.2.7	千元	
卫生材料收入	2.1.1.2.8	千元	
高值耗材收入	2.1.1.2.8.1	千元	
药品收入	2.1.1.2.9	千元	
西药收入	2.1.1.2.9.1	千元	
中草药收入	2.1.1.2.9.2	千元	
中成药收入	2.1.1.2.9.3	千元	
中药院内制剂收入	2.1.1.2.9.3.1	千元	
药事服务费收入	2.1.1.2.10	千元	
其他住院收入	2.1.1.2.11	千元	
住院收入中：新技术、新项目收入	2.1.1.2.12	千元	
门诊和住院药品收入中：基本药物收入	2.1.1.3	千元	
医疗收入中：中医重点专科（专病）收入	2.1.1.4	千元	
其中：国家级中医重点专科（专病）收入	2.1.1.4.1	千元	
省级中医重点专科（专病）收入	2.1.1.4.2	千元	
省级以下中医重点专科（专病）收入	2.1.1.4.3	千元	
中医非药物疗法收入（中医医疗服务收入）	2.1.1.5	千元	
其中：门诊中医非药物疗法收入	2.1.1.5.1	千元	
住院中医非药物疗法收入	2.1.1.5.2	千元	
财政补助收入	2.1.2	千元	
其中：基本支出	2.1.2.1	千元	
项目支出	2.1.2.2	千元	
其中：基本建设资金（医院类、其他机构）	2.1.2.2.1	千元	
上级补助收入（基层医疗卫生机构、其他机构）	2.1.3	千元	
科教项目收入（医院类）	2.1.4	千元	
事业收入（其他机构）	2.1.5	千元	
其他收入	2.1.6	千元	
总支出（费用）	2.2	千元	

指标名称	序号	计量单位	数量
医疗业务成本（医疗支出）（医院类、基层医疗卫生机构）	2.2.1	千元	
公共卫生支出（基层医疗卫生机构）	2.2.2	千元	
财政项目补助支出（医院类）	2.2.3	千元	
科教项目支出（医院类）	2.2.4	千元	
管理费用（医院类）	2.2.5	千元	
其中：离退休费（医院类）	2.2.5.1	千元	
财政基建设备补助支出（基层医疗卫生机构填）	2.2.6	千元	
事业支出（其他机构）	2.2.7	千元	
其中：财政补助支出（其他机构）	2.2.7.1	千元	
其他支出	2.2.8	千元	
总费用中：人员经费	2.2.9.1	千元	
其中：基本工资	2.2.9.1.1	千元	
津贴补贴	2.2.9.1.2	千元	
社会保障缴费	2.2.9.1.3	千元	
绩效工资	2.2.9.1.4	千元	
离退休费（基层医疗卫生机构、其他机构）	2.2.9.1.5	千元	
卫生材料费（医院类、基层医疗卫生机构）	2.2.9.2	千元	
药品支出（药品费）（医院类、基层医疗卫生机构）	2.2.9.3	千元	
其中：中药支出（医院类、基层医疗卫生机构）	2.2.9.3.1	千元	
基本药物支出（医院类、基层医疗卫生机构）	2.2.9.3.2	千元	
三、本月医疗卫生服务量（医院类、基层医疗卫生机构）	—	—	—
总诊疗人次数	3.1	人次	
其中：门诊人次数	3.1.1	人次	
其中：预约门诊人次数	3.1.1.1	人次	
其中：网上预约门诊人次数	3.1.1.1.1	人次	
电话预约门诊人次数	3.1.1.1.2	人次	
通过家庭医生预约门诊人次数	3.1.1.1.3	人次	
急诊人次数	3.1.2	人次	
内：死亡人数	3.1.2.1	人	
家庭卫生服务人次数	3.1.3	人	
互联网诊疗服务人次数	3.1.4	人	
门急诊人次中：	—	—	
双休日和节假日诊疗人次数	3.1.9.1	人次	
普通门诊就诊人次数	3.1.9.2	人次	
健康体检人次数	3.2	人次	
入院人数	3.3	人	
出院人数	3.4	人	
其中：死亡人数	3.4.1	人	

续表

指标名称	序号	计量单位	数量
门诊和急诊医师总工作日	3.5	日	
是否开展日间手术（Y是；N否）	3.6	—	
是否独立设置日间手术中心（Y是；N否）	3.7	—	
日间手术例数	3.8	例	
二类疫苗接种人次数	3.9	人次	
四、房屋建筑	—	—	—
占地面积	4.1	平方米	
房屋建筑面积	4.2	平方米	
租房面积	4.3	平方米	
其中：国家拨付使用但无不动产证的建筑面积	4.3.1	平方米	
五、资产	—	—	—
总资产	5.1	千元	
固定资产	5.1.1	千元	
六、设备			
万元以上设备总价值	6.1	万元	
万元以上设备台数	6.2	台	
七、公立医院填报以下项目	—	—	—
是否公立医院改革试点医院（Y是；N否）	7.1	—	
药品加成情况（1取消基本药物加成；2取消全部药品加成；3实行药品加成）	7.2	—	
是否建立理事会等法人治理结构（Y是；N否）	7.3	—	
是否实行同级医疗机构检查互认（Y是；N否）	7.4	—	
是否实行总会计师制度（Y是；N否）	7.5	—	
是否实行成本核算与控制（Y是；N否）	7.6	—	
是否投保医疗责任险（公立医院、基层医疗卫生机构填报）（Y是；N否）	7.7	—	
是否建立规范化电子病历（Y是；N否）	7.8	—	
病房数	7.9	个	
其中：提供优质护理服务的病房数	7.9.1	个	
开展临床路径管理的病种个数	7.10	个	
本月按临床路径管理的出院人数	7.10.1	人	
开展按病种付费的病种个数	7.11	个	
是否实行院长聘任（Y是；N否）	7.12	—	
是否实行门诊药房社会化（Y是；N否）	7.13	—	
是否与养老机构建立转诊与合作关系（Y是；N否）	7.14	—	
服务床位数	7.15.1	张	
服务人次数	7.15.2	人次	
是否制定章程（Y是；N否）	7.16	—	
是否实行院长年薪制（Y是；N否）	7.17	—	

续表

指标名称	序号	计量单位	数量
是否建立审计机制（Y 是；N 否）	7.18	—	
审计方式（可多选，1 内部审计；2 第三方审计）	7.18.1	—	
是否实行党委领导下的院长负责制（Y 是；N 否）	7.19	—	
是否接入跨省异地就医及时结算系统（Y 是；N 否）	7.20	—	
是否实现院内医疗服务信息互通共享（Y 是；N 否）	7.21	—	
是否提供线上服务（Y 是；N 否）	7.22	—	
八、月末基本公共卫生服务量（限提供服务的机构填报）	—	—	—
上年末服务（常住）人口数	8.1	人	
其中：0~6 岁儿童数	8.1.1	人	
内：0~3 岁儿童数	8.1.1.1	人	
65 岁及以上人口数	8.1.2	人	
月末居民健康档案累计建档人数	8.2	人	
其中：规范化电子建档人数	8.2.1	人	
月内公众健康咨询活动总受益人数	8.3	人次	
月内健康知识讲座总受益人数	8.4	人次	
月内 0~6 岁儿童预防接种人次数	8.5	人次	
月末 0~6 岁儿童健康管理人数	8.6	人	
月末孕产妇早孕建册人数	8.7	人	
月末 65 岁以上老人健康管理人数	8.8	人	
月末高血压患者累计管理人数	8.9	人	
月末糖尿病患者累计管理人数	8.10	人	
月末严重精神障碍管理人数	8.11	人	
月末肺结核患者健康管理人数	8.12	人	
月内传染病和突发公共卫生事件报告例数	8.13	例	
月内卫生监督协管巡查次数	8.14	次	
月末中医药健康管理人数	8.15	人	
其中：0~3 岁儿童中医药健康管理人数	8.15.1	人	
65 岁以上老人中医药健康管理人数	8.15.2	人	

单位负责人：____；统计负责人：____；填表人：____；联系电话：____；手机：____；报出日期：___年__月__日。

填表说明：

1．本表要求除诊所、医务室、卫生所、村卫生室外的医疗卫生机构填报；分支机构不填报本表，其数字计入所属上级单位中。

2．医院类机构指医院、妇幼保健机构、专科疾病防治机构、疗养院、护理院、临床检验中心；基层医疗卫生机构指社区卫生服务中心（站）、卫生院；其他机构指急救中心（站）、采供血机构、疾病预防控制中心、卫生监督机构、卫生监督检验机构、医学科学研究机构、医学在职培训机构、健康教育机构、其他卫生事业机构。

3．2011 年颁布的医院、基层医疗卫生机构财务制度规定，门诊收入包括门诊药品收入，住院收入包括住院药品收入。基本药物收入包括销售国家基本药物和省级政府增补的非国家目录药品收入。

4．本表为月报，报送时间为次月 15 日前。通过四川省卫生统计数据采集与决策支持系统报送。

（三）医疗卫生机构信息表

表号：川卫健统 1-9 表
制定机关：四川省卫生健康委员会
批准机关：四川省统计局
批准文号：川统计函〔××××〕××号
有效期至：××××年××月××日

机构名称（签章）：_____

1.0 机构 ID（由系统自动生成）□□□□□□□□□□□

1.1 机构名称（"医疗机构执业许可证"登记名称）_____

1.2 上级机构 ID □□□□□□□□□□□

2.1 批准文号/注册号_____   2.2 登记批准机构_____

2.3 登记日期□□□□年□□月□□日   2.4 经办人_____

2.5 有效期起□□□□年□□月□□日   2.6 有效期 □□□□年□□月□□日

3 机构变动情况（1 筹建；2 开业；3 停业；4 撤销）□

3.1 开业情况（1 正常开业；2 停业后开业）□   3.2 停业或撤销原因

4 统一社会信用代码 □□□□□□□□□□□□□□□□□□

5 医疗卫生机构类别代码 □□□□

6 行业代码 □□□□

7 机构分类管理代码（1 非营利性医疗机构；2 营利性医疗机构；9 其他医疗卫生机构） □

8 登记注册类型代码□□

9 行政区划代码□□□□□□

10 乡镇街道代码□□□10.1 村委会/居委会代码□□□

11 政府主管部门评定的医院等级：

11.1 级别（1 一级；2 二级；3 三级；9 未定级）□

11.2 等次（1 特等；2 甲等；3 乙等；4 合格；9 未定）□

11.3 最近一次医院等级批准文号

11.4 批准时间□□□□年□□月□□日

12 设置/主办单位（村卫生室除外）□

　　1 卫生行政部门；2 其他行政部门；3 企业；4 事业单位；5 社会团体；6 其他社会组织；7 个人

13 设置/主办单位（村卫生室）（1 村办；2 乡卫生院设点；3 联合办；4 个人；9 其他）□

14 政府办医疗卫生机构隶属关系代码（村卫生室除外）□

　　1 中央属；2 省（自治区、直辖市）属；3 省辖市（地区、州直辖市区）属；

　　4 省级市（省辖市区）属；5 县（旗）属；6 街道属；7 镇属；8 乡属

15 是否代报诊所□   16 是否代报村卫生室□

17 诊所所属代报机构   18 村卫生室所属代报机构

19 成立时间□□□□年□□月   20 法定代表人

21 是否分支机构（1 是；0 否）□   22 单位地址

23 单位所在地邮政编码□□□□□□   24 联系电话□□□□□□□□□□□

25 单位电子邮箱（E-mail）   26 单位网站域名

27 是否内设养老机构（具有民政部门颁发的"养老机构设立许可证"）□

27.1 "养老机构设立许可证"编号 □□□□□□□□□□

27.2 "养老机构设立许可证"发证机关：

单位负责人：____；统计负责人：____；填表人：____；联系电话：____；手机：____；报出日期：___年__月__日。

填表说明：

1．本表由市（州）卫生计生行政部门维护本地区医疗卫生机构变动信息时填报。

2．本表为实时报，机构信息发生变动 10 日内，通过四川省卫生统计数据采集与决策支持系统报送。

（四）医疗机构月报表——双向转诊信息调查表

表号：川卫健统 1-10 表

制定机关：四川省卫生健康委员会

批准机关：四川省统计局

批准文号：川统计函〔××××〕××号

有效期至：××××年××月××日

统一社会信用代码□□□□□□□□□□□□□□□□□□

组织机构代码□□□□□□□□－□

机构名称（签章）：年月

1.1 患者姓名

1.2 身份证件种类（1 身份证；2 军官证；3 港澳台居民通行证；4 护照）□

1.3 身份证件号码 □□□□□□ □□□□□□□□ □□□ □

1.4 性别代码（1 男；2 女）□

1.5 年龄

1.6 档案/病案编号

1.7 家庭住址：市县

1.8 联系电话：□□□□□□□□□□□

2.1 转诊类别（1 门诊；2 住院）□

2.2 转诊时间：年月日

2.3 转诊方式（1 转入；2 转出）□

2.4 转入/转出单位：

2.5 转入科室：

2.6 接诊医生：

2.7 转诊医生：

2.8 转诊医生联系电话：□□□□□□□□□□□

2.9 初步印象（诊断）：

2.9.1 ICD-10 编码：

单位负责人：____；统计负责人：____；填表人：____；联系电话：____；手机：____；报出日期：___年__月__日。

填表说明：

1. 本表要求医院、妇幼保健院、社区卫生服务中心（站）、乡镇卫生院、疗养院及其他医疗机构填报。

2. 双向转诊信息中统计患者包括门诊及住院发生转诊的所有患者。

3. 本表为月报（填本月数），报送时间为次月 15 日前。通过四川省卫生统计数据采集与决策支持系统报送上月本机构双向转诊个案。

（五）医疗卫生机构综合业务月报表

表号：川卫健统 1-11 表
制定机关：四川省卫生健康委员会
批准机关：四川省统计局
批准文号：川统计函〔××××〕××号
有效期至：××××年××月××日

统一社会信用代码□□□□□□□□□□□□□□□□□□
组织机构代码□□□□□□□□－□
机构名称（签章）：_____　　　　　　_____年___月

指标名称	指标序号	单位	指标值
一、基本情况	—	—	—
是否实行养老保险制度改革（Y是；N否）	1.1	—	
是否实行院长（主任）聘任制（Y是；N否）	1.2	—	
是否预留门诊号源给下级转诊机构（Y是；N否）	1.3	—	
是否在基层医疗机构设立延伸病房或延伸门诊（Y是；N否）	1.4	—	
基层机构是否设有三级医院延伸病房（Y是；N否）	1.5	—	
基层机构是否设有三级医院延伸门诊（Y是；N否）	1.6	—	
是否开展"志愿者服务"活动（Y是；N否）	1.7	—	
是否推行就诊患者"居民健康卡"一卡通（Y是；N否）	1.8	—	
是否推行节假日、双休日门诊（Y是；N否）	1.9	—	
是否开展便民门诊（Y是；N否）	1.10	—	
是否开展错峰门诊（Y是；N否）	1.11	—	
是否落实手术分级管理制度（Y是；N否）	1.12	—	
是否建立手术医师准入制度（Y是；N否）	1.13	—	
信息系统建设情况（多选）	1.14	—	
是否设置"分级诊疗经办机构"（Y是；N否）	1.15	—	
是否设立"分级诊疗便捷服务窗口"（Y是；N否）	1.16	—	
是否设立警务室（Y是；N否）	1.17	—	
是否参加医疗风险互助金（Y是；N否）	1.18	—	
二、人员情况	—	—	—
注册多地点执业的执业（助理）医师数	2.1	人	
医院护工人数	2.2	人	
其中：取得护理员执业资格人数	2.2.1	人	
当月到上级医院进修学习人员数	2.3	人	
其中：县级医院骨干医师到三级医院进修学习人员数	2.3.1	人	
其中：到国外医院进修（学习）人员数	2.3.2.1	人	
到省外医院进修人员数	2.3.2.2	人	

指标名称	指标序号	单位	指标值
到省内医院进修人员数	2.3.2.3	人	
内：到部级医院进修人员数	2.3.2.3.1	人	
到省级医院进修人员数	2.3.2.3.2	人	
到市（州）级医院进修人员数	2.3.2.3.3	人	
到县（区、市）级医院进修人员数	2.3.2.3.4	人	
当月医院组织志愿者人数	2.4	人	
新进医学毕业生参加住院医师规范化培训人数	2.5	人	
招聘符合条件的村医数（社区卫生服务中心、卫生院填报）	2.6	人	
派驻到村工作人员数（社区卫生服务中心、卫生院填报）	2.7	人	
签订劳务合同村医数（社区卫生服务中心、卫生院填报）	2.8	人	
三、设备	—	—	—
月内下达中央预算内（省级财政）采购资金	3.1	千元	
月内实际使用中央预算内（省级财政）采购资金	3.2	千元	
四、医疗服务	—	—	—
与本机构签订双向转诊协议的二级及以上医疗机构数	4.1	个	
与本机构签订双向转诊协议的基层医疗机构数	4.2	个	
门诊转诊人次数	4.3	人次	
其中：转入人次数	4.3.1	人次	
内：上级机构转入人次数	4.3.1.1	人次	
下级机构转入人次数	4.3.1.2	人次	
转出人次数	4.3.2	人次	
内：转往上级机构人次数	4.3.2.1	人次	
转往下级机构人次数	4.3.2.2	人次	
住院病人转诊人数	4.4	人	
其中：转入人数	4.4.1	人	
内：上级机构转入人数	4.4.1.1	人	
下级机构转入人数	4.4.1.2	人	
转出人数	4.4.2	人	
内：转往上级机构人数	4.4.2.1	人	
转往下级机构人数	4.4.2.2	人	
是否开展义诊活动（Y是；N否）	4.5.1	—	
当月开展义诊场次	4.5.2	场	
当月开展义诊服务人次	4.5.3	人次	
CT、MRI等大型设备检查人次数	—	—	
CT检查人次数	4.8.1.1	人次	
其中：阳性人次数	4.8.1.1.1	人次	
PET-CT检查人次数	4.8.1.2	人次	

续表

指标名称	指标序号	单位	指标值
其中：阳性人次数	4.8.1.2.1	人次	
SPECT 检查人次数	4.8.1.3	人次	
其中：阳性人次数	4.8.1.3.1	人次	
MRI 检查人次数	4.8.1.4	人次	
其中：阳性人次数	4.8.1.4.1	人次	
DSA 检查人次数	4.8.1.5	人次	
其中：阳性人次数	4.8.1.5.1	人次	
306 道脑磁图检查人次数	4.8.1.6	人次	
其中：阳性人次数	4.8.1.6.1	人次	
大型设备平均候检时间	4.8.2	小时	
急诊留观人次数	4.9.1	人次	
急诊留观时间	4.9.2	小时	
门诊复诊人次数	4.10	人次	
其中：预约就诊人次数	4.10.1	人次	
口腔科复诊人次数	4.10.2	人次	
内：预约就诊人次数	4.10.2.1	人次	
产科复诊人次数	4.10.3	人次	
内：预约就诊人次数	4.10.3.1	人次	
门诊患者分时段预约诊疗人次	4.11.1	人次	
门诊平均候诊时间	4.11.2	分钟	
门诊平均诊疗时间	4.11.3	分钟	
住院病人平均候床时间	4.11.4	日	
预约入院人数	4.11.5	人	
住院患者分时段预约人数	4.11.6	人	
是否开展家庭医生签约服务（Y是；N否）	4.12.1	—	
开展家庭医生签约服务的执业（助理）医师数	4.12.2	人	
家庭医生签约服务户（家庭）数	4.12.3	户	
家庭医生签约服务家庭总人数	4.12.4	人	
家庭医生签约服务人次数	4.12.5	人次	
是否建立"四个联系"相关工作机制（Y是；N否）	4.13.1	—	
医患"手牵手行动"关怀患者人数（月内累计随访人数）	4.13.2	人	
医院志愿者服务量	4.14	人时	
是否开展新技术、新项目（Y是；N否）	4.15.1	—	
开展新技术、新项目数	4.15.2	项（个）	
新技术、新项目检查（诊疗）人次数	4.15.3	人次	
医疗纠纷例数	4.16	例	
其中：经司法途径解决	4.16.1	例	

指标名称	指标序号	单位	指标值
经第三方调解解决	4.16.2	例	
卫生计生行政部门调解解决	4.16.3	例	
医疗机构自行处理解决	4.16.4	例	
医疗纠纷中：内部受理的医疗投诉数	4.16.9.1	例	
赔偿的医疗纠纷数	4.16.9.2	例	
医疗纠纷赔付金额	4.17	万元	
鉴定为医疗事故例数	4.18	例	
其中：一级甲等	4.18.1	例	
一级乙等	4.18.2	例	
二级	4.18.3	例	
三级	4.18.4	例	
四级	4.18.5	例	
医疗事故中：医方负完全责任	4.18.9.1	例	
医方负主要责任	4.18.9.2	例	
医疗事故赔付金额	4.19	万元	
住院病人手术人次数	4.20	人次	
其中：一级手术人次数	4.20.1	人次	
二级手术人次数	4.20.2	人次	
三级手术人次数	4.20.3	人次	
四级手术人次数	4.20.4	人次	
月内多点执业医师累计工作日	4.18	日	
五、远程医疗（互联网医疗）	—	—	—
是否与区域平台对接（Y是；N否）	5.1	—	
是否开展远程医疗服务（Y是；N否）	5.2	—	
其中：是否与基层医疗卫生机构建立远程医疗服务（Y是；N否）	5.2.1	—	
开展远程医疗服务人次数	5.3	人次	
其中：同下级医疗机构开展远程医疗服务的例次数	5.3.1	人次	
是否与三级医院建立远程医疗服务关系（Y是；N否）	5.4	—	
与省内哪些医疗卫生机构建立了远程医疗服务关系（同级和上级5个）	5.5	—	
与省外哪些医疗卫生机构建立了远程医疗服务关系（同级和上级5个）	5.6	—	
发出远程医疗邀请次数	5.7	次	
对方接受邀请实际开展远程医疗次数	5.7.1	次	
接受院外会诊人次数	5.8	人次	
其中：远程会诊人次数	5.8.1	人次	
是否开展诊间结算服务（Y是；N否）	5.9	—	
是否区域远程诊断中心（Y是；N否）	5.10	—	
是否开展远程诊断服务（Y是；N否）	5.11.1	—	

续表

指标名称	指标序号	单位	指标值
远程诊断服务人次数	5.11.2	人次	
其中：远程影像诊断人次数	5.11.2.1	人次	
远程病理诊断人次数	5.11.2.2	人次	
远程心电诊断人次数	5.11.2.3	人次	
远程检验诊断人次数	5.11.2.4	人次	
是否开展远程监测服务（Y是；N否）	5.12.1	—	
远程监测服务人次数	5.12.2	人次	
其中：远程高血压监测人次数	5.12.2.1	人次	
远程糖尿病监测人次数	5.12.2.2	人次	
远程呼吸睡眠监测人次数	5.12.2.3	人次	
远程心电监测人次数	5.12.2.4	人次	
远程胎心监测人次数	5.12.2.5	人次	
是否开展网上检查检验集中预约服务（Y是；N否）	5.13.1	—	
网上检查检验集中预约服务人次数	5.13.2	人次	
是否开展网上分时段预约挂号、预约诊疗服务（Y是；N否）	5.14.1	—	
网上分时段预约挂号服务人次数	5.14.2	人次	
网上分时段预约诊疗服务人次数	5.14.3	人次	
是否开展网上移动支付服务（Y是；N否）	5.15.1	—	
网上移动支付服务人次数	5.15.2	人次	
是否开展网上结果查询服务（Y是；N否）	5.16.1	—	
网上结果查询服务人次数	5.16.2	人次	
是否开展网络咨询服务（Y是；N否）	5.17.1	—	
网络在咨询服务人次数	5.17.2	人次	
是否开展网络诊疗服务（Y是；N否）	5.18.1	—	
网络诊疗服务人次数	5.18.2	人次	
是否开展远程教学服务（Y是；N否）	5.19.1	—	
远程教学服务人次数	5.19.2	人次	
是否开展远程查房服务（Y是；N否）	5.20.1	—	
远程查房服务人次数	5.20.2	人次	
是否开展移动床旁结算服务（Y是；N否）	5.21.1	—	
网上床旁结算服务人次数	5.21.2	人次	
是否开展网上就诊提醒服务（Y是；N否）	5.22.1	—	
网上就诊提醒服务人次数	5.22.2	人次	
是否开展网上信息推送服务（Y是；N否）	5.23.1	—	
网上信息推送服务人次数	5.23.2	人次	
是否开展数字电子签名应用（Y是；N否）	5.24	—	
是否开展网上电子处方服务（Y是；N否）	5.25.1	—	

指标名称	指标序号	单位	指标值
网上电子处方服务人次数	5.25.2	人次	
是否开展电子处方药品配送服务（Y是；N否）	5.26.1	—	
电子处方药品配送服务人次数	5.26.2	人次	
是否开展网上服务评价（Y是；N否）	5.27	—	
是否开展网上双向转诊服务（Y是；N否）	5.28.1	—	
网上双向转诊服务人次数	5.28.2	人次	
是否开展电子健康卡服务（Y是；N否）	5.29.1	—	
电子健康卡服务人次数	5.29.2	人次	
六、对口支援	—	—	—
是否为对口支援派出机构（Y是；N否）	6	—	
当月对口支援派驻医务人员数	6.1	人	
其中：省级卫生行政部门安排的对口支援任务亲新派驻医务人员数	6.1.1	人	
市州卫生行政部门安排的对口支援任务派驻医务人员数	6.1.2	人	
其他系统安排的对口支援任务新派驻医务人员数	6.1.3	人	
其中：三级医院向县级医院新派驻数	6.1.4	人	
二甲医院向民族地区中心卫生院新派驻数	6.1.5	人	
其他医疗卫生机构新下派数	6.1.6	人	
月内下派医务人员诊治基层患者数	6.2	人次	
月内下派医务人员在受援医院开展学术讲座次数	6.3	次	
月内下派医务人员在受援医院开展示范手术台次数	6.4	次	
月内下派医务人员在受援医院培训基层医务人员数	6.5	人	
月内下派医务人员在受援医院开展新技术数	6.6	个	
月内下派民族地区对口帮扶：医务人员数量	6.7.1	人	
在当地诊疗人次数	6.7.2	人次	
巡回医疗活动：当月派出医务人员数	6.8.1	人	
本月开展巡回医疗次数	6.8.3	次	
其中：在贫困地区开展的次数	6.8.3.1	次	
月内诊治农牧民人次数	6.8.4	人次	
巡回医疗活动免费发放药品金额	6.8.5	千元	
七、健康服务业	—	—	—
是否开设老年病科（Y是；N否）	7.1	—	
是否投保医疗意外险（Y是；N否）	7.2	—	
是否提供健康体检、疗养康复、临终关怀、医学美容等特需医疗服务（多选）	7.3	—	
特需医疗服务人次数	7.4	人次	
其中：医疗美容服务人次数	7.4.1	人次	
健康体检人次数	7.4.2	人次	

续表

指标名称	指标序号	单位	指标值
临终关怀人次数	7.4.3	人次	
疗养康复人次数	7.4.4	人次	
是否内设养老机构（Y是；N否）	7.5	—	
是否开通老年人就医绿色通道（Y是；N否）	7.6	—	
是否开设安宁疗护（临终关怀）科（Y是；N否）	7.7.1	—	
安宁疗护（临终关怀）科床位数	7.7.2	张	
八、抗菌药物应用	—	—	—
抗菌药物品种数	8.1	种	
抗菌药物收入	8.2	千元	
住院患者抗菌药物使用强度（DDD）	8.3	DDD	
门诊处方数	8.4	张	
其中：抗菌药物处方数	8.4.1	张	
内：静脉用抗菌药物处方数	8.4.1.1	张	
急诊处方数	8.5	张	
其中：抗菌药物处方数	8.5.1	张	
内：静脉用抗菌药物处方数	8.5.1.1	张	
九、中医服务	—	—	—
是否设有中医科（Y是；N否）	9.1	—	
中医科是否达到建设标准（Y是；N否）	9.1.1	—	
中医科床位数	9.1.2	张	
中医药服务人次数	9.2	人次	
其中：非药物疗法诊疗人次数	9.2.1	人次	
是否与老年人家庭建立医疗契约关系（Y是；N否）	9.3	—	
老年中医药医疗保健人次数	9.4	人次	
是否开展医养融合发展（Y是；N否）	9.5	—	
中医药健康养老服务人次数	9.6	人次	
是否开设中医康复科（Y是；N否）	9.7.1	—	
中医康复科病床数	9.7.2	张	
中医康复服务人次数	9.7.3	人次	
是否开展治未病服务（Y是；N否）	9.8.1	—	
治未病服务人次数	9.8.2	人次	
是否开展互联网+中医医疗服务（Y是；N否）	9.9	—	
是否开展中医诊疗模式创新（Y是；N否）	9.10	—	
门诊处方中：中药处方数	9.11	张	
内：中草药处方数	9.11.1	张	
中成药处方数	9.11.2	张	
中药院内制剂处方数	9.11.3	张	

续表

指标名称	指标序号	单位	指标值
是否设有中药房（Y是；N否）	9.12	—	
中药房面积	9.12.1	平方米	
是否建有中医馆（Y是；N否）	9.13	—	
中医馆是否达到标准（Y是；N否）	9.13.1	—	
中药饮片品种数	9.14	个	
推广实施中医诊疗方案的病种数	9.15	个	
开展中医医疗技术类别数	9.16.1	类	
开展中医医疗技术项目数	9.16.2	项	
配备中医诊疗设备种类数	9.17	种	
临床病区数	9.18	个	
其中：开展中医医疗技术服务的临床病区数	9.18.1	个	
十、健康扶贫	—	—	—
是否实现贫困人口就医精准识别（Y是；N否）	10.1	—	
是否实现贫困人口住院治疗"先诊疗，后结算"（Y是；N否）	10.2	—	
是否落实贫困人口住院治疗"一站式服务"（Y是；N否）	10.3	—	
当月诊治贫困人口数	10.4	人次	
其中：门诊人次	10.4.1	人次	
出院人数	10.4.2	人次	
当月收治贫困人口的门诊费用	10.5	千元	
当月收治贫困人口的住院费用	10.6	千元	
当月免收贫困人口一般诊疗人次	10.7.1	人次	
当月免收贫困人口一般诊疗费	10.7.2	千元	
当月免收贫困人口院内会诊人次	10.8.1	人次	
当月免收贫困人口院内会诊费	10.8.2	千元	
免费开展贫困白内障复明手术例次	10.9.1	例	
开展贫困白内障复明手术减免金额	10.9.2	千元	
月内下派贫困地区对口帮扶：医务人员数量	10.10.1	人	
派驻人员在当地诊疗人次数	10.10.2	人次	
十一、医疗联合体			
是否牵头组建省级城市医疗集团（Y是；N否）	11.1	—	
是否牵头组建市级城市医疗集团（Y是；N否）	11.2	—	
是否牵头组建县域医疗共同体（Y是；N否）	11.3	—	
是否牵头组建专科联盟（Y是；N否）	11.4	—	
是否牵头组建远程医疗协作网（Y是；N否）	11.5	—	
是否参与省级城市医疗集团（Y是；N否）	11.6	—	
参与的省级城市医疗集团的牵头单位是	11.7.1	—	
参与形式（1延伸门诊；2联合病房；3特色专科；4管理帮扶）	11.7.2	—	

续表

指标名称	指标序号	单位	指标值
是否参与市级城市医疗集团（Y是；N否）	11.8	—	
参与的市级城市医疗集团的牵头单位是	11.9.1	—	
参与形式（1延伸门诊；2联合病房；3特色专科；4管理帮扶）	11.9.3	—	
是否参与县域医疗共同体（Y是；N否）	11.10	—	
参与的县域医疗共同体的牵头单位是	11.11.1	—	
参与形式（1紧密型医共体；2松散型医共体）	11.11.2	—	
是否参与专科联盟（Y是；N否）	11.12	—	
参与的专科联盟的牵头单位是（多选）	11.13	—	
是否参与远程医疗协作网（Y是；N否）	11.14	—	
参与的远程医疗协作网的牵头单位是（多选）	11.15	—	

单位负责人：____；统计负责人：____；填表人：____；联系电话：____；手机：____；报出日期：___年__月__日。

填表说明：

1．本表要求医院、乡镇和街道卫生院、社区卫生服务中心（含分支机构）、妇幼保健和专科疾病防治机构、门诊部填报。

2．分支机构（不含社区卫生服务中心）不填报本表，其数字计入所属上级单位中。

3．本表为月报，报送时间为次月15日前。通过四川省卫生统计数据采集与决策支持系统报送。

（六）卫生人力基本信息调查表

表号：川卫健统2-1表

制定机关：四川省卫生健康委员会

批准机关：四川省统计局

批准文号：川统计函〔××××〕××号

有效期至：××××年××月××日

统一社会信用代码□□□□□□□□□□□□□□□□□□

组织机构代码□□□□□□□□－□

机构名称（签章）：

1.1 姓名

1.2 身份证件种类（1身份证；2军官证；3港澳台居民通行证；4护照）□

1.3 身份证件号码 □□□□□□□□□□□□□□□□□□

1.4 出生日期 □□□□年□□月□□日

1.5 性别代码（1男；2女）□

1.6 民族_____，代码 □□

1.7 参加工作日期 □□□□年□□月

1.8 办公室电话号码 □□□□□□□□□□□□

1.9 手机号码（单位负责人及应急救治专家填写）□□□□□□□□□□□

2.0 获得证书类别（1执业医师；2执业助理医师；3注册护士；4其他；9无证书）□

2.1 所在科室（部门）_____，代码□□□□

2.2 科室（部门）实际名称_____

2.3 从事专业类别代码 □□

 11 执业医师；   12 执业助理医师； 13 见习医师； 21 注册护士； 22 助产士；

 31 西药师（士）；   32 中药师（士）； 41 检验技师（士）；42 影像技师（士）；50 卫生监督员；

 69 其他卫生技术人员； 70 其他技术人员； 80 管理人员；   90 工勤技能人员

2.4 医师/卫生监督员执业证书编码 □□□□□□□□□□□□□□□

2.5 医师执业类别代码 （1 临床；2 口腔；3 公共卫生；4 中医）□

2.6 医师执业范围代码 （可多选）①□□，②□□，③□□

2.7 是否注册为多地点执业医师（Y 是；N 否）□

 第 2 执业单位类别代码（1 医院；2 乡镇卫生院；3 社区卫生服务中心/站；9 其他医疗机构）□

 第 3 执业单位类别代码（1 医院；2 乡镇卫生院；3 社区卫生服务中心/站；9 其他医疗机构）□

2.8 取得执业（助理）医师证书的人员，具备以下哪些处方权（可多选）□□□□□

 1 麻醉药品、第一类精神药品处方权； 2 特殊级抗菌药处方权；3 限制性抗菌药处方权；

 4 非限制性抗菌药处方权；   5 本院处方权；

2.9 注册护士执业证书编码 □□□□□□□□□□□□

3.0 行政/业务管理职务代码 □

 1 党委（副）书记；2 单位行政负责人（正职）；3 单位行政负责人（副职）；

 4 科室（部门）正职；5 科室（部门）副职

3.1 专业技术资格（评）名称，代码 □□□

3.2 专业技术职务（聘）代码 （1 正高；2 副高；3 中级；4 师级/助理；5 士级；9 待聘）□

3.3 第一学历代码（1 研究生；2 大学本科；3 大专；4 中专及中技；5 技校；6 高中；7 初中及以下）□

3.4 最高学历代码（1 研究生；2 大学本科；3 大专；4 中专及中技；5 技校；6 高中；7 初中及以下）□

3.5 学位代码（1 名誉博士；2 博士；3 硕士；4 学士）□

3.6 一级学科代码 □□□□

3.7 所学专业名称＿＿＿＿＿＿，代码 □□□□□□

3.8 专科特长（仅要求医院主任、副主任医师填写）：①＿＿＿＿＿＿，②＿＿＿＿＿＿，③＿＿＿＿＿＿

3.9 年内人员流动情况□□

 流入：11 高等、中等院校毕业生；12 其他卫生机构调入；13 非卫生机构调入；14 军转人员；19 其他

 流出：21 调往其他卫生机构；22 考取研究生；23 出国留学；24 退休；25 辞职（辞退）；

26 自然减员（不含退休）；29 其他

4.0 进入本单位方式（限政府办机构填写）□

 1 直接考核招聘进入；2 公开考试招聘进入；3 海外引进人才；4 其他

4.1 流入/流出时间□□□□年□□月

4.2 编制情况（1 编制内；2 合同制；3 临聘人员；4 返聘；5 派遣人员；9 其他）□

4.3 是否获得国家住院医师规范化培训合格证书（Y 是；N 否）□

4.4 住院医师规范化培训合格证书编码□□□□□□□□□□□□□□

4.5 医生取得全科医生培训合格证书情况（限参加培训人员填写）□

 1 住院医师规范化培训合格证（全科医生）； 2 全科医生转岗培训合格证；

 3 全科医师骨干培训合格证；   4 全科医师岗位培训合格证

4.6 是否注册为全科医学专业（Y 是；N 否）□

4.7 注册全科医学专业同时，是否注册其他专业（Y 是；N 否）□

4.8 岗位类别（1 管理岗位；2 专业技术岗位；3 工勤技能岗位）□

4.8.1 管理岗位等级（1 三级；2 四级；3 五级；4 六级；5 七级；6 八级；7 九级；8 十级）□

 4.8.2 专业技术岗位等级 □

　　　　高级岗位（1 一级；2 二级；3 三级；4 四级；5 五级 ；6 六级；7 七级）
　　　　中级岗位（8 八级；9 九级；10 十级）
　　　　初级岗位（11 十一级；12 十二级；13 十三级）
　　4.8.3 技术工岗位等级 （1 一级；2 二级；3 三级；4 四级；5 五级）□
　　4.9 是否由乡镇卫生院或社区卫生服务机构派驻村卫生室工作（"乡招村用"）（限乡镇卫生院人员或社区卫生服务机构填写）（Y 是；N 否）□
　　5.0 是否取得乡村全科执业助理医师证书 （1 是；2 否）
　　5.1 是否从事统计信息化业务工作（Y 是；N 否）□
　　5.2 具体从事统计信息化业务内容包括（可多选）□□□
　　　　1 卫生统计；2 网络运维管理；3 应用系统开发运维；4 信息标准与安全；5 业务管理；9 其他

单位负责人：____；统计负责人：____；填表人：____；联系电话：____；手机：____；报出日期：___年__月__日。
填表说明：
　　1．本表要求各级各类医疗卫生机构和计划生育技术服务机构在岗职工（村卫生室人员除外）
　　2．民族、所在科室、专业技术资格、所学专业只要求录入代码，名称仅供审核用。请核实由身份证产生的出生日期和性别代码。
　　3．本表为实时报告。要求医疗卫生机构和计划生育技术服务机构在人员调入（出）本单位 1 个月内上报增减人员信息，每年 7—9 月更新所有在岗职工变动信息。通过四川省卫生统计数据采集与决策支持系统报送。

（七）卫生人才需求计划年报表

表号：川卫健统 2-3 表
制定机关：四川省卫生健康委员会
批准机关：四川省统计局
批准文号：川统计函〔××××〕××号
有效期至：××××年××月××日

统一社会信用代码□□□□□□□□□□□□□□□□□□
组织机构代码 □□□□□□□□-□
机构名称（签章）：

专业类别	学历构成				
	中专	大专	本科	硕士研究生（完成住培）	博士研究生（完成住培）
1．临床医师	—				
其中：内科	—				
外科	—				
妇产科	—				
全科	—				
儿科	—				
精神科	—				
麻醉科	—				
病理科	—				
影像科	—				
其他	—				

续表

专业类别	学历构成				
	中专	大专	本科	硕士研究生（完成住培）	博士研究生（完成住培）
2. 口腔医师	—				
3. 中医师	—				
4. 公共卫生医师	—				
5. 护理人员					
其中：护理					
助产					
6. 药学人员					
7. 医学技术人员					
其中：检验					
影像					
其他					
8. 乡村医生				—	

单位负责人：____；统计负责人：____；填表人：____；联系电话：____；手机：____；报出日期：___年__月__日。

填表说明：

1. 本表由医疗卫生机构（不包括诊所及村卫生室）填报，乡镇卫生院负责收集汇总并报送所辖村卫生室的乡村医生人才需求计划，属地卫生计生行政部门人事处（科）负责审核。

2. 卫生计生人才需求指医疗卫生机构拟于当年招聘的应届毕业生数。医疗卫生机构填报需求时应考虑编制、预算、人力成本等客观约束因素，填报有望可实际招聘到并长期在本机构服务的人数。

3. 本表为年报，每年 1 月 20 日前上报。通过四川省卫生统计数据采集与决策支持系统报送。

（八）医用设备调查表

表号：川卫健统 3 表

制定机关：四川省卫生健康委员会

批准机关：四川省统计局

批准文号：川统计函〔××××〕××号

有效期至：××××年××月××日

统一社会信用代码□□□□□□□□□□□□□□□□□□

组织机构代码□□□□□□□□－□

机构名称（签章）：

1 设备代号 □□

2 同批购进相同型号设备台数 □□□

3 设备名称 _____

4 产地（1 进口；2 国产/合资）□

5 生产厂家 _____

6 设备型号 _____

7 购买日期：□□□□年□□月

8 购进时新旧情况（1 新设备；2 二手设备）□

9 购买单价（千元，人民币）□□□□□

10 理论设计寿命（年）□□

11 使用情况（1 启用；2 未启用；3 报废）□

12 急救车是否配备车载卫星定位系统（GPS）（Y 是；N 否）□

13 是否放射诊疗设备（Y 是；N 否）□

13.1 是否开展设备年度性能检测（Y 是；N 否）□

13.2 是否开展场所年度防护检测（Y 是；N 否）□

13.3 是否开展设备年度稳定性检测（Y 是；N 否）□

单位负责人：____；统计负责人：____；填表人：____；联系电话：____；手机：____；报出日期：___年__月__日。

填表说明：

1．本表由医院、妇幼保健院、专科疾病防治院、乡镇（街道）卫生院、社区卫生服务中心和急救中心（站）填报。

2．本表为实时报告，要求医疗机构在购进、调出或报废设备 1 个月内上报。通过四川省卫生统计数据采集与决策支持系统报送。

3．放射诊疗设备在开展设备年度性能检测、场所年度防护检测或设备年度稳定性检测后 1 月内需再次上报。

（九）住院病案首页

表　　　号：川卫健统 4-1 表
制定机关：四川省卫生健康委员会
批准机关：四川省统计局
批准文号：川统计函〔××××〕××号
有效期至：××××年××月××日

统一社会信用代码□□□□□□□□□□□□□□□□□□

组织机构代码□□□□□□□□－□

医疗付费方式：□

健康卡号：＿＿＿＿＿＿＿＿＿　　第____次住院　　病案号：＿＿＿＿＿＿＿

姓名＿＿＿＿＿＿＿　性别 □1 男；2 女　出生日期＿＿＿＿年＿＿月＿＿日　　国籍＿＿＿＿

年龄＿＿＿＿岁　（年龄不足 1 周岁的）年龄＿＿＿月（年龄不足 1 月者）年龄＿＿＿日

新生儿出生体重＿＿＿＿＿克　　　新生儿入院体重＿＿＿＿＿克

出生地＿＿＿＿＿＿＿省（区、市）＿＿＿市＿＿＿县　籍贯＿＿＿＿省（区、市）＿＿＿市　民族＿＿＿

身份证号＿＿＿＿＿＿＿＿＿＿＿＿　职业＿＿＿＿　婚姻 □1 未婚；2 已婚；3 丧偶；4 离婚；9 其他

现住址＿＿＿＿＿省（区、市）＿＿＿市＿＿＿县＿＿＿＿＿电话＿＿＿＿＿邮编＿＿＿＿

户口地址＿＿＿＿＿省（区、市）＿＿＿市＿＿＿县＿＿＿＿＿邮编＿＿＿＿

工作单位及地址＿＿＿＿＿＿＿＿＿＿＿＿＿＿＿＿＿单位电话＿＿＿＿＿邮编＿＿＿＿

联系人姓名＿＿＿＿＿　关系＿＿＿＿　地址＿＿＿＿＿＿＿＿＿＿＿电话＿＿＿＿

入院途径 □1 急诊；2 门诊；　3 其他医疗机构转入 名称＿＿＿＿＿＿＿＿；9 其他

入院时间＿＿＿年＿＿月＿＿日＿＿时＿＿分　　入院科别＿＿＿＿病房＿＿＿　转科科别＿＿＿

出院时间＿＿＿年＿＿月＿＿日＿＿时＿＿分　　出院科别＿＿＿＿病房＿＿＿实际住院＿＿＿天

门（急）诊诊断＿＿＿＿＿＿＿＿＿＿＿　疾病编码＿＿＿＿＿＿＿＿

入院诊断＿＿＿＿＿＿＿＿＿＿＿＿＿＿　疾病编码＿＿＿＿＿＿＿＿

住院期间是否告病危或病重 □1 是；2 否

出院诊断	疾病编码	入院病情	出院诊断	疾病编码	入院病情
主要诊断:			其他诊断:		
其他诊断:					

入院病情:1有;2临床未确定;3情况不明;4无

损伤、中毒的外部原因_____ 疾病编码_____

病理诊断:_____ 疾病编码_____ 病 理 号_____

药物过敏 □1无;2有,过敏药物:_____ 死亡患者尸检 □1是;2否

血型　　 □1A;2B;3O;4AB;5不详;6未查　　Rh □1阴;2阳;3不详;4未查

输血品种　1红细胞____U;2血小板____治疗量;3血浆____毫升;4全血____毫升;5自体血回输____毫升;
　　　　　6白蛋白____克;7冷沉淀____U;8其他　　输血反应 □1是;2否;3未输

随诊　　 □1是;2否　　随诊期限 ____周____月____年

科 主 任_____ 主任(副主任)医师_____ 主诊医师_____ 主治医师_____ 住院医师_____
责任护士_____ 进修医师_____ 实习医师_____ 编码员_____

病案质量 □　1甲;2乙;3丙　　　　　　质控医师_____ 质控护士_____
质控日期_____年____月____日

Ⅰ类手术切口预防性应用抗菌药物使用持续时间:_____小时　联合用药 □1是;2否

是否急诊手术	手术及操作编码	手术及操作日期	手术级别	手术及操作名称	手术及操作医师			切口愈合等级	麻醉方式	麻醉医师
					术者	Ⅰ助	Ⅱ助			
								—		
								—		
								—		
								—		
								—		
								—		
								—		
								—		

是否实施临床路径管理 □1是;2否　是否完成临床路径 □1是;2否,退出原因:_____
是否变异 □1是;2否　变异原因 □1正变异;2负变异;3系统原因

离院方式 □1医嘱离院;2.医嘱转院,拟接收医疗机构名称:_____;
　　　　　3医嘱转社区卫生服务机构/乡镇卫生院,拟接收医疗机构名称:_____;
　　　　　4非医嘱离院;5死亡;9其他

续表

检查情况 CT□　PETCT□　双源CT□　B超□　X片□　超声心动图□　MRI□ 　　　　同位素检查□1 阳性；2 阴性；3 未做
是否有出院31天内再住院计划 □1 无；2 有，目的：＿＿＿＿＿＿＿＿＿＿＿＿＿＿＿＿＿
颅脑损伤患者昏迷时间：入院前＿＿＿＿天＿＿＿＿小时＿＿＿＿分钟　　入院后＿＿＿＿天＿＿＿＿小时＿＿＿＿分钟
住院费用（元）：总费用＿＿＿＿＿＿（自付金额：＿＿＿＿＿＿＿＿＿其他支付：＿＿＿＿＿＿＿） 1.综合医疗服务类:（1）一般医疗服务费：＿＿＿＿＿；（2）一般治疗操作费：＿＿＿＿＿；（3）护理费：＿＿＿＿＿； 　　　　　　（4）其他费用：＿＿＿＿＿＿ 2.诊断类：（5）病理诊断费：＿＿＿＿＿＿；（6）实验室诊断费：＿＿＿＿＿＿ 　　　　（7）影像学诊断费：＿＿＿＿＿＿；（8）临床诊断项目费：＿＿＿＿＿＿ 3.治疗类：（9）非手术治疗项目费：＿＿＿＿＿（临床物理治疗费：＿＿＿＿＿＿） 　　　　（10）手术治疗费：＿＿＿＿＿（麻醉费：＿＿＿＿＿；手术费：＿＿＿＿＿＿） 4.康复类：（11）康复费：＿＿＿＿＿ 5.中医类：（12）中医治疗费：＿＿＿＿＿ 6.西药类：（13）西药费：＿＿＿＿＿（抗菌药物费用：＿＿＿＿＿＿） 7.中药类：（14）中成药费：＿＿＿＿＿；（15）中草药费：＿＿＿＿＿ 8.血液和血液制品类：（16）血费：＿＿＿＿＿；（17）白蛋白类制品费：＿＿＿＿＿；（18）球蛋白类制品费： 　　　　　　（19）凝血因子类制品费：＿＿＿＿＿；（20）细胞因子类制品费：＿＿＿＿＿＿； 9.耗材类：（21）检查用一次性医用材料费：＿＿＿＿＿；（22）治疗用一次性医用材料费：＿＿＿＿＿； 　　　　（23）手术用一次性医用材料费：＿＿＿＿＿ 10.其他类：（24）其他费：＿＿＿＿＿＿

单位负责人：＿＿＿；统计负责人：＿＿＿；填表人：＿＿＿；联系电话：＿＿＿；手机：＿＿＿；报出日期：＿＿年＿月＿日。

填表说明：

1．本表要求综合医院、专科医院、妇幼保健院（所、站）、妇幼保健计划生育服务中心、专科疾病防治院（所、站）、疗养院、护理院（站）、临床检验中心、门诊部、乡镇卫生院、街道卫生院、社区卫生服务中心（站）等开展住院服务的医疗卫生机构填报出院病人个案数据。

2．本表为月报，报送时间为次月15日前。通过四川省卫生统计数据采集与决策支持系统报送。

（十）中医住院病案首页

表　　　号：川卫健统 4-2 表

制定机关：四川省卫生健康委员会

批准机关：四川省统计局

批准文号：川统计函〔××××〕××号

有效期至：××××年××月××日

统一社会信用代码□□□□□□□□□□□□□□□□□□

组织机构代码□□□□□□□□－□

医疗付费方式：□

健康卡号：＿＿＿＿＿＿＿＿＿＿　　　　第＿＿＿次住院　　　　病案号：＿＿＿＿＿＿＿＿＿

病案质量 □1甲； 2乙； 3丙　　　　质控医师_____　　质控护士_____

质控日期_____年____月___日

Ⅰ类手术切口预防性应用抗菌药物 □1是； 2否　使用持续时间：_____小时　联合用药 □1是　2否

手术及操作编码	手术及操作日期	手术级别	手术及操作名称	手术及操作医师			切口愈合等级	麻醉方式	麻醉医师
				术者	Ⅰ助	Ⅱ助			
							—		
							—		
							—		
							—		
							—		
							—		

姓名_____ 性别 □1男； 2女　出生日期_____年____月____日 年龄_____国籍_____

（年龄不足1周岁的)年龄_____月　　　新生儿出生体重_____克　　　新生儿入院体重_____克

出生地_____省（区、市）_____市_____县　籍贯_____省（区、市）_____市 民族____

身份证号_____职业_____ 婚姻 □1未婚；2已婚；3丧偶；4离婚；9其他

现住址_____省（区、市）_____市_____县_____电话_____邮编_____

户口地址_____省（区、市）_____市_____县_____邮编_____

工作单位及地址_____单位电话_____邮编_____

联系人姓名_____ 关系_____ 地址_____电话_____

入院途径 □1急诊；2门诊；3其他医疗机构转入 名称_____；9其他

治疗类别 □1中医（1.1中医；1.2民族医）；2中西医；3西医

入院时间_____年____月____日____时　　　入院科别_____病房_____ 转科科别_____

出院时间_____年____月____日____时　　　出院科别_____病房_____ 实际住院_____天

门（急）诊诊断（中医诊断）_____疾病编码_____

门（急）诊诊断（西医诊断）_____疾病编码_____

实施临床路径：□1中医；2西医；3否

是否完成临床路径 □1是； 2否　退出原因：_____ 是否变异 □1是；2否　变异原因：_____

使用医疗机构中药制剂：□1是；2否　　辨证使用中成药：□1是；2否

使用中医诊疗设备：□ 1是；2否　　使用中医诊疗技术：□1是；2否　　辨证施护：□1是；2否

入院情况 □1危；2急；3一般

入院诊断_____ 疾病编码_____

主要诊断确诊日期_____年____月_____日　　住院期间是否告病危或病重 □1是；2否

出院中医诊断	疾病编码	入院病情	出院情况	出院西医诊断	疾病编码	入院病情	出院情况
主病				主要诊断			
主证				其他诊断			

续表

入院病情：1 有；2 临床未确定；3 情况不明；4 无　　　出院情况：1 治愈；2 好转；3 未愈；4 死亡；5 其他

损伤、中毒的外部原因＿＿＿＿＿＿＿＿＿＿＿＿＿＿＿＿＿＿＿　疾病编码＿＿＿＿＿＿

病理诊断：＿＿＿＿＿＿＿＿＿＿＿＿　疾病编码＿＿＿＿＿＿　病 理 号＿＿＿＿＿

TNM 分期：□1　Ⅰ期；2　Ⅱ期；3　Ⅲ期；4　Ⅳ期

药物过敏 □1 无；2 有，过敏药物：＿＿＿＿＿＿＿＿＿　死亡患者尸检 □1 是；2 否

血型 □1 A；2 B；3 O；4 AB；5 不详；6 未查　　　Rh □　1 阴；2 阳；3 不详；4 未查

随诊 □1 是　2 否　　随诊期限 ＿＿＿＿周＿＿＿月＿＿＿年

科 主 任＿＿＿＿＿　主任（副主任）医师＿＿＿＿＿　主诊医师＿＿＿＿＿　主治医师＿＿＿＿＿　住院医师＿＿＿

责任护士＿＿＿＿＿　进修医师＿＿＿＿＿　　　实习医师＿＿＿＿＿　编 码 员＿＿＿＿＿

						—	
						—	
						—	

离院方式 □1 医嘱离院；　2 医嘱转院，拟接收医疗机构名称：＿＿＿＿＿＿＿＿＿

3 医嘱转社区卫生服务机构/乡镇卫生院，拟接收医疗机构名称：＿＿＿＿＿＿＿＿；4 非医嘱离院；5 死亡；

9 其他

是否有出院 31 天内再住院计划 □1 无；　2 有，目的：＿＿＿＿＿＿＿＿＿

颅脑损伤患者昏迷时间：入院前＿＿＿＿天＿＿＿小时＿＿＿分钟　　入院后＿＿＿＿天＿＿＿小时＿＿＿分钟

是否因同一病种再入院 □1 是；　2 否　　与上次出院日期间隔天数＿＿＿天

住院费用（元）：总费用＿＿＿＿＿＿（自付金额：＿＿＿＿＿＿其他支付：＿＿＿＿＿＿）

1.综合医疗服务类:（1）一般医疗服务费：＿＿＿＿（中医辨证论治费：＿＿＿＿＿；中医辨证论治会诊费：＿＿＿＿）

　　　　　　　（2）一般治疗操作费：＿＿＿＿＿；（3）护理费：＿＿＿＿＿；（4）其他费用：＿＿＿＿＿

2.诊断类:（5）病理诊断费：＿＿＿＿＿；（6）实验室诊断费：＿＿＿＿＿

　　　　（7）影像学诊断费：＿＿＿＿＿；（8）临床诊断项目费：＿＿＿＿＿

3.治疗类:（9）非手术治疗项目费：＿＿＿＿＿（临床物理治疗费：＿＿＿＿＿）

　　　　（10）手术治疗费：＿＿＿＿＿（麻醉费：＿＿＿＿＿手术费：＿＿＿＿＿）

4.康复类:（11）康复费：＿＿＿＿＿

5.中医类（中医和民族医医疗服务）（12）中医诊断：＿＿＿＿＿；（13）中医治疗：＿＿＿＿（中医外治：＿＿＿＿＿；

中医骨伤：＿＿＿＿＿；针刺与灸法：＿＿＿＿＿；中医推拿治疗：＿＿＿＿＿；中医肛肠治疗：＿＿＿＿＿；

中医特殊治疗：＿＿＿＿＿）

（14）中医其他：＿＿＿＿（中药特殊调配加工：＿＿＿＿＿；辨证施膳：＿＿＿＿＿）

6.西药类:（15）西药费：＿＿＿＿＿（抗菌药物费用：＿＿＿＿＿）

7.中药类:（16）中成药费：＿＿＿＿＿（医疗机构中药制剂费：＿＿＿＿＿）;（17）中草药费：＿＿＿＿＿

8.血液和血液制品类:（18）血费：＿＿＿＿＿；（19）白蛋白类制品费：＿＿＿＿＿；（20）球蛋白类制品费：＿＿＿＿＿

　　　　　　（21）凝血因子类制品费：＿＿＿＿＿；（22）细胞因子类制品费：＿＿＿＿＿

9.耗材类:（23）检查用一次性医用材料费：＿＿＿＿＿；（24）治疗用一次性医用材料费：＿＿＿＿＿

　　　　（25）手术用一次性医用材料费：＿＿＿＿＿

10.其他类:（26）其他费：＿＿＿＿＿

单位负责人：＿＿＿＿；统计负责人：＿＿＿＿；填表人：＿＿＿＿；联系电话：＿＿＿＿；手机：＿＿＿＿；报出日期：＿＿＿年＿＿月＿＿日。

　填表说明：

　1. 本表要求中医医院、中西医结合医院、民族医医院填报出院病人个案数据。

　2. 本表为月报，报送时间为次月15日前。通过四川省卫生统计数据采集与决策支持系统报送。

（十一）医院管理附页

表号：川卫健统 4-3 表
制定机关：四川省卫生健康委员会
批准机关：四川省统计局
批准文号：川统计函〔××××〕××号
有效期至：××××年××月××日

机构名称：　　　　　　　　　　第＿＿＿次住院　　　　病案号：＿＿＿＿＿＿＿＿＿＿＿

一、手术操作补充填写表

填写项目	主要手术及操作 1	其他手术及操作 2	其他手术及操作 3	其他手术及操作 4
手术及操作名称				
手术及操作编码				
择期手术	□ 1 是；2 否	□ 1 是；2 否	□ 1 是；2 否	□ 1 是；2 否
手术开始时间	＿＿年 ＿＿月 ＿＿日 时　分	＿＿年 ＿＿月 ＿＿日 时　分	＿＿年 ＿＿月 ＿＿日 时　分	＿＿年 ＿＿月 ＿＿日 时　分
手术结束时间	＿＿年 ＿＿月 ＿＿日 时　分	＿＿年 ＿＿月 ＿＿日 时　分	＿＿年 ＿＿月 ＿＿日 时　分	＿＿年 ＿＿月 ＿＿日 时　分
术前预防性抗菌药物给药时间	＿＿年 ＿＿月 ＿＿日 时　分	＿＿年 ＿＿月 ＿＿日 时　分	＿＿年 ＿＿月 ＿＿日 时　分	＿＿年 ＿＿月 ＿＿日 时　分
麻醉开始时间	＿＿年 ＿＿月 ＿＿日 时　分	＿＿年 ＿＿月 ＿＿日 时　分	＿＿年 ＿＿月 ＿＿日 时　分	＿＿年 ＿＿月 ＿＿日 时　分
麻醉方式				
ASA 麻醉分级	□ I 　□ II 　□ III □ IV 　□ V	□ I 　□ II 　□ III □ IV 　□ V	□ I 　□ II 　□ III □ IV 　□ V	□ I 　□ II 　□ III □ IV 　□ V
切口部位				
手术切口感染	□ 1 有；2 无	□ 1 有；2 无	□ 1 有；2 无	□ 1 有；2 无
手术并发症	□ 1 有；2 无	□ 1 有；2 无	□ 1 有；2 无	□ 1 有；2 无
手术并发症名称（可	□□□□	□□□□	□□□□	□□□□
术者或 I 助				
麻醉医师				

手术并发症：1 伤口裂开、出血或血肿；2 手术过程中异物遗留；3 医源性气胸；4 医源性意外穿刺伤；5 医源性撕裂伤；6 肺部感染；7 肺栓塞；8 深静脉血栓；9 髋关节骨折；10 生理与代谢紊乱；11 呼吸衰竭；12 败血症；90 其他

二、医院感染情况　□ 1 有；2 无　　　医院感染是否与手术相关：□ 1 是；2 否
　　　医院感染是否与侵入性操作性相关　□ 1 有；2 无

三、抗菌药物使用情况　□ I 种　□ II 联□　□ III 联　□ IV 联　□＞IV 联
抗菌药物名称 1＿＿＿＿＿＿＿＿；抗菌药物名称 2＿＿＿＿＿＿＿＿；抗菌药物名称 3＿＿＿＿＿＿；
抗菌药物名称 4＿＿＿＿＿＿＿＿；抗菌药物名称 5＿＿＿＿＿＿＿＿；抗菌药物名称 6＿＿＿＿＿＿；

四、患者护理相关情况

是否发生压疮 □1是；2否　　是否住院期间发生□1是；2否　　压疮分期 □1 1期；2 2期；3 3期；4 4期
输液反应□　　0未输；1无；2有，引发反应的药物：＿＿＿＿＿＿＿＿＿＿，临床表现＿＿＿＿＿＿＿＿＿
住院期间是否发生跌倒或坠床　　　□1是；2否 住院期间跌倒或坠床的伤害程度　　□1一级；2二级；3三级；4未造成伤害 跌倒或坠床的原因　　　　　　　　□1健康原因；2治疗、药物、麻醉原因；3环境因素；9其他原因
住院期间身体约束 □1有；2无
离院时透析（血透、腹透）尿素氮值：＿＿＿＿＿＿＿＿

单位负责人：＿＿＿；统计负责人：＿＿＿；填表人：＿＿＿；联系电话：＿＿＿；手机：＿＿＿；报出日期：＿＿＿年＿＿月＿＿日。

填表说明：

1. 本表要求二级及以上医疗机构填报。

2. 本表为月报，报送时间为次月 15 日前。通过四川省卫生统计数据采集与决策支持系统报送。

医院统计主要指标计算公式

（一）卫生资源

（1）每千人口卫生技术人员数=年末卫生技术人员数/年末常住人口数×1000

（2）每千人口执业（助理）医师数=年末执业（助理）医师数/年末常住人口数×1000

（3）每千人口注册护士数=年末注册护士数/年末常住人口数×1000

（4）每千农业人口村卫生室人员数=年末村卫生室人员数/年末农业人口数×1000，年末农业人口数为户籍人口数

（5）每万人口公共卫生人员数（人）=年末公共卫生机构人员数/年末常住人口数×10 000

（6）每万人口全科医生数（人）=年末全科医师数/年末常住人口数×10 000

（7）每千人口政府办基层医疗机构编制人数=年末政府办基层医疗卫生机构编制人数/年末常住人口数×1000

（8）医护比=1：（年末注册护士总数/年末执业（助理）医师总数）

（9）人均基本公共卫生服务经费补助标准=某年中央和地方财政拨付的基本公共卫生服务项目经费/年末常住人口数

（10）财政补助收入占总支出的比例=某年医疗卫生机构财政补助收入/该年医疗卫生机构总支出×100%

（11）医疗收入构成=某年某项医疗卫生机构医疗收入/该年医疗卫生机构医疗收入总额×100%

（12）门诊收入成本率=某年医疗卫生机构每门诊人次支出/该年医疗卫生机构每门诊人次收入×100%

（13）住院收入成本率=某年医疗卫生机构每住院人次支出/该年医疗卫生机构每住院人次收入×100%

（14）医疗业务成本构成（医疗支出构成）=某年医疗卫生机构某项医疗业务成本（医疗支出）/该年医疗卫生机构医疗业务成本（医疗支出）总额×100%

（15）平均每床固定资产=年末医疗卫生机构固定资产原值/年末医疗卫生机构实有床位数

（16）资产负债率=年末医疗卫生机构负债总额/年末医疗卫生机构资产总额×100%

（17）流动比率=年末医疗卫生机构流动资产/年末医疗卫生机构流动负债×100%

（18）在岗职工年平均工资=某年医疗卫生机构在岗职工工资总额/该年医疗卫生机构在岗职工数

（19）药品收入占医疗收入比重=某年医疗卫生机构药品收入/该年医疗卫生机构医疗收入×100%

（20）总资产增长率=医疗卫生机构（年末总资产−年初总资产）/医疗卫生机构年初总资产×100%

（21）净资产增长率=医疗卫生机构（年末净资产−年初净资产）/医疗卫生机构年初净资产×100%

（22）固定资产净值率=年末医疗卫生机构固定资产净值/年末医疗卫生机构固定资产原值×100%

（23）公共卫生支出占总支出比例=某年基层医疗卫生机构公共卫生支出/该年医疗卫生机构总支出×100%

（24）非公医疗机构占医疗机构床位总数的比例=年末非公医疗机构床位数/年末医疗机构床位总数×100%

（25）民营医院床位数占医院床位数的比例=年末民营医院床位数/年末医院床位总数×100%

（26）每千人口医疗卫生机构床位数=年末医疗卫生机构床位数/年末常住人口数×1000

（27）每千农业人口乡镇卫生院床位数=年末乡镇卫生院床位数/年末农业人口数×1000

（28）医师与床位之比=1：（年末医疗卫生机构实有床位数/年末医疗卫生机构执业（助理）医师数）

（29）护士与床位之比=1：（年末医疗卫生机构实有床位数/年末医疗卫生机构注册护士数）

（30）设备配置率=年末配置某种医用设备的机构数/年末同类机构总数×100%

（31）每床占用业务用房面积=年末医疗卫生机构业务用房面积/年末医疗卫生机构实有床位数

（32）危房所占比例=年末医疗卫生机构危房面积/年末医疗卫生机构业务用房面积×100%

（33）提供中医服务的基层医疗卫生机构所占比例=年末提供中医药服务的社区卫生服务中心数（或社区卫生服务站数、乡镇卫生院数、村卫生室数）/年末同类机构总数×100%

（34）乡镇卫生院基础设施建设达标率=某年末某地区有 1 所由主管部门审核达到基础设施建设标准的乡镇卫生院的乡镇数/同年末同地区乡镇总数×100%

（35）实行乡村一体化管理的村卫生室所占比例=年末实行乡村一体化管理的村卫生室数/年末村卫生室总数×100%

（36）实行乡村一体化管理的乡镇卫生院所占比例=年末实行乡村一体化管理的乡镇卫生院数/年末乡镇卫生院总数×100%

（二）医疗服务

（1）每百门急诊入院人数=报告期内入院人数/同期（门诊人次+急诊人次）×100

（2）非公医疗机构门诊量占门诊总量的比例=报告期内非公医疗机构诊疗人次数/同期医疗卫生机构总诊疗人次数×100%

（3）平均就诊次数=年末总诊疗人次数/年末常住人口数

（4）年住院率=年内入院人数/同年末常住人口数×100%

（5）出院病人疾病构成=报告期内某病种出院人数/同期出院人数×100%

（6）非公医疗机构住院量占住院总量的比例=报告期内非公医疗机构出院人数/同期医疗卫生机构出院人数×100%

（7）民营医院住院量占医院住院量的比例=年内民营医院出院人数/同期医院出院人数×100%

（8）平均开放病床数=报告期内实际开放总床日数/报告期内日历天数

（9）病床使用率=报告期内实际占用总床日数/同期实际开放总床日数×100%

（10）平均住院日=报告期内出院者占用总床日数/同期出院人数

（11）病床周转次数=报告期内出院人数/同期平均开放病床数

（12）医师日均担负诊疗人次=报告期内诊疗人次数/同期平均执业（助理）医师数/报告期内工作日数

（13）医师日均担负住院床日=报告期内实际占用总床日数/同期平均执业（助理）医师人数/报告期内日历天数

（14）急诊死亡率=报告期内急诊死亡人数/同期医疗卫生机构急诊人次数×100%

（15）住院死亡率=报告期内出院人数中的死亡人数/同期医疗卫生机构出院人数×100%

（16）入院与出院诊断符合率=报告期内医院入院与出院诊断符合人数（主要诊断的入院情况为①有②临床未确定）/同期医院出院人数×100%

（17）Ⅰ类切口甲级率=报告期内医院Ⅰ类切口甲级愈合例数/同期医院Ⅰ类切口愈合例数×100%

（18）Ⅰ类切口感染率=报告期医院Ⅰ类切口丙级愈合例数/同期医院Ⅰ类切口愈合例数×100%

（19）健康档案电子建档率=某年末城乡居民累计建立规范化电子健康档案人数/同年末同地区常住人口数×100%

（三）医药费用

（1）基本医疗保险收入占医疗收入比重=报告期内医疗卫生机构基本医疗保险收入/同期医疗卫生

机构医疗收入总额×100%

（2）门诊病人次均医药费用=报告期内门诊医疗收入/同期总诊疗人次数

（3）住院病人人均医药费用=报告期内住院医疗收入/同期出院人数

（4）住院病人日均医药费用=报告期内住院医疗收入/同期出院者占用总床日数

（5）病人医药费用构成=报告期医疗卫生机构某项医药费用/同期医疗卫生机构全部医药费用×100%

（6）病人医药费用增长率=（报告期病人医药费用-上期病人医药费用）/上期病人医药费用×100%

（7）医疗服务收入占比=（医疗收入（不含药品）-检查收入-化验收入-卫生材料收入）/医疗收入（不含药品）×100%

（8）药占比=药品收入/医疗收入（含药品）×100%

（9）公立医院药占比=（药品收入-中草药收入）/医疗收入（含药品）×100%

（10）百元医疗收入消耗的卫生材料费=卫生材料费/医疗收入（不含药品）×100，单位为元